版权声明

Interpersonal Psychotherapy for Adolescents: A Clinician's Guide
© 2021 Robert McAlpine and Anthony Hillin
All Rights Reserved.
Authorized translation from the English language edition published by Routledge, a member of the Taylor & Francis Group.
Copies of this book without a Taylor & Francis sticker on the cover are unauthorized and illegal.

本书原版由Taylor & Francis出版集团旗下Routledge出版公司出版，并经其授权翻译出版。

本书封面贴有Taylor & Francis公司防伪标签，无标签者不得销售。

保留所有权利。非经中国轻工业出版社"万千心理"书面授权，任何人不得以任何方式（包括但不限于电子、机械、手工或其他尚未被发明或应用的技术手段）复印、拍照、扫描、录音、朗读、存储、发表本书中任何部分或本书全部内容，以及其他附带的所有资料（包括但不限于光盘、音频、视频等）。中国轻工业出版社"万千心理"未授权任何机构提供源自本书内容的电子文件阅览、收听或下载服务。如有此类非法行为，查实必究。

Interpersonal Psychotherapy for Adolescents:
A Clinician's Guide

青少年人际心理治疗

临床指南

［澳］罗伯特·麦卡尔平（Robert McAlpine）／著
　　　安东尼·希尔林（Anthony Hillin）

李卫晖 等／译
刘学军／审校

中国轻工业出版社

图书在版编目（CIP）数据

青少年人际心理治疗：临床指南／（澳）罗伯特·麦卡尔平（Robert McAlpine），（澳）安东尼·希尔林（Anthony Hillin）著；李卫晖等译. —北京：中国轻工业出版社，2023.10（2024.7重印）

ISBN 978-7-5184-4225-6

Ⅰ.①青⋯ Ⅱ.①罗⋯ ②安⋯ ③李⋯ Ⅲ.①青少年－人际关系学－社会心理学－指南 ②青少年－精神疗法－指南 Ⅳ.①C912.11-62 ②R749.940.5-62

中国国家版本馆CIP数据核字（2023）第018386号

责任编辑：刘　雅　　　　　责任终审：张乃柬
文字编辑：朱胜寒　李若寒　　责任校对：刘志颖
策划编辑：刘　雅　　　　　　责任监印：吴维斌

出版发行：中国轻工业出版社（北京鲁谷东街5号，邮编：100040）

印　　刷：三河市鑫金马印装有限公司

经　　销：各地新华书店

版　　次：2024年7月第1版第2次印刷

开　　本：710×1000　1/16　印张：28

字　　数：232千字

书　　号：ISBN 978-7-5184-4225-6　定价：108.00元

读者热线：010-65181109

发行电话：010-85119832　010-85119912

网　　址：http://www.chlip.com.cn　http://www.wqedu.com

电子信箱：1012305542@qq.com

版权所有　侵权必究

如发现图书残缺请拨打读者热线联系调换

240971Y2C102ZYW

Interpersonal Psychotherapy for Adolescents:
A Clinician's Guide

青少年人际心理治疗

临床指南

[澳] 罗伯特·麦卡尔平（Robert McAlpine） / 著
安东尼·希尔林（Anthony Hillin）

李卫晖　刘光亚　程明　康传媛　刘芳 / 译
黄满丽　田于胜　张春燕　马雯瑾

刘学军 / 审校

中国轻工业出版社

中文版推荐序

青少年的心理健康一直备受关注，尤其此次新型冠状病毒感染疫情后。近年来，青少年抑郁症也呈上升趋势，2020年中国科学院心理研究所发布的《中国国民心理健康发展报告（2019—2020）》显示，24.6%的青少年有抑郁，重度抑郁达7.4%。青少年抑郁症占10—24岁青少年/青年人群疾病总负担的前五位。青少年抑郁症的药物治疗虽然有效，但很多涉及超药品说明书用药。

人际心理治疗作为有Ⅰ级证据的抑郁症一线心理治疗方法，已被写入了各大权威抑郁症治疗指南，也被推荐为青少年抑郁症治疗的有效方案。人际心理治疗倡导的生物-心理-社会-文化-心灵五个维度的整体观，为青少年精神障碍的干预提供了更开阔的视野，也更容易被治疗师和来访者所接受。另外，人际关系在青少年的心理发展中非常重要，青少年对人际依恋的需求反映在人际心理治疗的临床方法及其在治疗联盟中的应用上。这是青少年人群所独有的。因此，青少年人际心理治疗指南的推出就非常有必要。

心理治疗的教科书与其他教科书不同，不仅需要传授心理治疗的理论和方法，还需要指导治疗师如何使用这些方法和技巧，需要真实案例和场景来帮助治疗师学习、理解、实践。一本好的心理治疗教科书在传授理论和技巧的同时，还要注意灵活性，以便治疗师根据每个个案的情况实施具体的方法和技巧。本书的原作者分别是临床心理学家和临床医生，长期为青少年提供服务，也提供人际心理治疗（Interpersonal Psychotherapy，IPT）和青少年人际心理治疗（Interpersonal Psychotherapy for Adolescents，IPT-A）相关的初级、高级培训以及案例督导，有深厚的理论知识储备和丰富的个案及督导经验。从目录中就可以清晰感知到本书具有理论结合实践、实战性强的特点。本书译者都是长期从事心理治疗的精神科医师——和 IPT 的创始人之一杰拉德·克勒曼（Gerald Klerman）博士一样。这些中国的精神科医师热爱心理治疗，长期为青少年群体提供服务，受过良好的 IPT 理论培训以及个案督导，也具备理论结合实践的特点，翻译本书恰到好处。如果本书的出版能促进青少年人际心理治疗的传播和应用，为维护和促进青少年心理健康的发展尽微薄之力，就足矣。

中南大学精神卫生研究所所长　王小平

2022 年 12 月

译者序

自2017年我们团队开始学习人际心理治疗（IPT）以来，我们在美国西弗吉尼亚大学华人精神科医师郑万宏老师的带领下，参与翻译了米娜·M.魏斯曼（Myrna M. Weissman）主编的《人际心理治疗指南》（*The Guide to Interpersonal Psychotherapy*），获益匪浅。此后我们参加了美国人际心理治疗督导师为期16周的线上督导，更是感觉犹如战士增添了一把好兵器，在临床中能更好地应用IPT去帮助我们的患者。在临床实践中，我们逐渐更多地将IPT应用于青少年群体，这些青少年给了我们很多正面的反馈，让我们信心大涨。于是，我们团队开始寻求青少年群体IPT的教科书，并找到了这本《青少年人际心理治疗：临床指南》（*Interpersonal Psychotherapy for Adolescents: A Clinician's Guide*）。后来的一切就非常顺利，中国轻工业出版社"万千心理"的编辑团队愿意帮助我们完成本书中文版本的出版。

当版权尘埃落定后，我们发布翻译召集令，国内有很多治疗师响应，由于人数受限，不得已，我们选择了报名在前面的治疗师。在此，感谢所有报名的治疗师。IPT在中国的壮大，离不开你们的支持！

所有参与翻译的治疗师，都是国内大型三甲医院的精神科医师。他们不仅有丰富的精神科临床经验，而且都喜爱心理治疗、从事心理治疗、接受过IPT学习和督导。并且，随着精神科门诊中青少年群体的增加，我们的译者也都在为青少年群体提供IPT，并获得了比较满意的疗效。因此，所有的译者也是具备理论和实战经验的IPT治疗师。

当然，我们团队学习和应用IPT的时间并不长。翻译心理治疗的教科书，对治疗师来说是一个巨大的挑战，也是很好的学习机会。但对某些文字或含义的领悟，可能需要更久的时间。我们希望 IPT 的爱好者能和我们一起学习这本书，多提出宝贵意见，为中国 IPT 的发展壮大做一点小小的贡献，也为我们的患者 / 来访者提供更优质的服务，提升他们的心理健康水平。这也是我们精神心理从业人员的最终目标。

李卫晖

致 谢

非常感激所有我有幸一起工作过的年轻人。我无时无刻不在感叹你们分享自己生活经历时的那份开放和慷慨。谢谢你们。我也同样感动于你们在面对人生的艰难时刻时所展现的领悟力和决心。你们的韧性（resilience）总是提醒我：治愈你们的种子其实就在你们自己身上。我只是一名园丁，为你们浇水，并且，像你们常说的那样，为你们提供"肥料"（有时可能太多）。虽然"肥料"并不是你们当时的原话。

非常感谢我的朋友兼同事妮莎·达尼（Nisha Dhani）阅读了本书原稿，并提供了周全的编辑建议。

最后，饱含爱意与感恩，感谢温蒂（Wendy）。

罗伯特·麦卡尔平（Robert McAlpine）

此书并不只是近几年的产物。我在其中负责的部分源自个人经历和职业经验，可以追溯到我的青春期。从最初对社会工作产生兴趣，后来遇到艾滋病病毒疫情的挑战，再到近几十年来处理年轻人的心理健康和幸福问题，期间我一直受到来访者、同事和朋友的启发。在面对死亡、不确定性和生活中的诸多挑战时，你们向我展示了倾听、尊重和善良的改变性力量。与你们相识给我上了人生中最丰富的一课，让我接触到人际心理治疗，并认识到它对年轻人的潜力。

我还要感谢许多人，他们直接或间接地帮助我完成了这本书。感谢已故的贝弗利·拉斐尔（Beverley Raphael）教授、尊敬的玛丽·巴希尔（Marie Bashir）爵士、罗斯·蒙塔古（Ros Montague）博士、路易丝·纽曼（Louise Newman）教授、丹妮尔·拜尔斯（Dannielle Byers）

教授和西莫内·凯斯（Simone Cayes）博士对我们工作的支持以及对青少年健康的热情；感谢斯科特·斯图尔特（Scott Stuart）教授鼓励我们写这本书；感谢我们的出版商乔安妮·福肖（Joanne Forshaw）、亚历克·塞尔温（Alec Selwyn）、达拉迪·帕塔尔（Daradi Patar）、娜奥米·威尔金森（Naomi Wilkinson）和夏洛特·泰勒（Charlotte Taylor），感谢他们及时的帮助，并对我们的延迟给予耐心；我的父母在我写这本书的时候去世了，感谢他们的爱和支持，未来这也将继续支撑我；还有我的搭档科林（Colin），感谢他的爱、幽默和编辑技巧。

安东尼·希尔林（Anthony Hillin）

前　言

经验充分地表明,在参加心理治疗研讨会时,学生在最开始的一二分钟内便会对一些事做出快速的判断。第一个判断是,如果自己需要去看治疗师,那么自己是否愿意去找这位演讲的专家当治疗师。在这一点上,研究资历、声望、学术背景都不是决定性因素。重要的是演讲者是不是一个真正的人,是否能够表达共情,是否善于倾听,是否愿意花时间去理解他人。从本质上来说,这位演讲的专家是否也是治疗的专家。

第二则是判断专家所呈现的材料在直觉上是否讲得通。这种方法适合现实中的患者吗?还是它仅仅是一种深奥的"象牙塔"方法,没有现实层面的相关性?治疗中涉及的理论是否对治疗师本人来说都过于复杂(更不用说对患者了)?抑或其中蕴涵着简单的生活原则?该方法是不切实际地宣称优于其他方法,还是愿意承认其他疗法或疗法组合对实际临床实践中的各种患者的价值?

第三是判断呈现的患者是否真实,他们是否像初学者每天遇到的患者一样?换句话说,介绍的方法和患者是否与临床实践相关?演讲者只是做所谓的临床"个案"报告,还是反映了真实的求助者的故事?

这些判断同样适用于心理治疗教科书。它们也必须是真实的,涉及我们每天与之工作的个体的真实经历。教科书需具有灵活性。与许多需要严格使用的研究手册不同,有影响力的心理治疗教科书应该能够指导实践、通过临床判断帮助初学者应用该方法,而不是要求初学者使用哪些结构和技术。最重要的是,作者需要在讲述故事、表达共情以及强调心理治疗必备的关怀和关系时体现出真实性。我们必须首先理解和关怀患者,然后才可以帮助他们。

在青少年的治疗中，我们一直以来都迫切需要一份这样的心理治疗指南，特别是在人际心理治疗（IPT）方面。

现在有大量青少年领域的 IPT 研究做出了优秀的贡献，循证实践就建立在这种实证研究的基础上。但是，当与真实的人在真实的临床环境中工作时，循证实践的基础必须是治疗联盟以及关怀和理解患者。这也是本指南的精髓。

本书中有几个关键要素建立在青少年 IPT 的实证研究的基础上。第一，临床工作基于依恋理论，反映了人际关系在青少年发展中的重要性。对依恋的需求反映在 IPT 的临床方法及其在治疗联盟中的应用上。治疗师的首要任务是倾听、关怀并向青少年传达，他们能被看到，以及，他们很重要。

第二个要素是强调整体模型下的治疗和概念化。希尔林（Hillin）和麦卡尔平（McAlpine）介绍了近十年来更广泛的生物心理社会/文化/心灵（spiritual）模型，以理解 IPT 工作中的来访者。他们的创新使我们有了更强的能力去理解来访者。整体模型明确强调治疗师需要倾听和理解患者，特别是患者在文化和心灵层面表达的痛苦。如果不理解青少年的文化和心灵背景，治疗师几乎不可能与经历过哀伤和丧失、令人虚弱的冲突、艰难的生活变动以及社交能力不足的青少年工作。

作者在本书中强调的内容也来自个人经验，因为他们几十年来一直与少数民族和澳大利亚原住民（Aboriginal）中经受困扰和创伤的青少年工作。他们与来自各行各业的人在一起时展现的共情和意愿在他们的作品中熠熠生辉。

作者强调的第三个要素是与接受治疗的患者合作。在这本指南中，IPT（就像所有其他疗法一样）是与患者一起做些什么，而不是对患者做什么。这体现在 IPT 重视帮助年轻人理解治疗过程的心理教育。还体现在与患者一起做临床决策上，甚至 IPT 使用的术语是"治疗协议（agreement）"而不是"治疗合同（contract）"中。这项工作是协作性的，鼓励患者参与其中。这也体现在治疗师的理解和倾听能力上，在与青少年工作时尤其重要。

最后，作者将 IPT 视为一种可持续，而不是有期限的治疗。实证数据表明，IPT 维持治疗可有效预防复发。这些数据本身就提示临床医生不应终止治疗，特别是对高危人群。然而，更重要的是，作者认识到，我们与患者（特别是青少年）建立的关系对他们来说至关重要，终止治疗是对患者真正意义上的抛弃。终止治疗会严重破坏良好治疗联盟中发生的所有依恋和矫正性治疗体验，而提供在需要时可以重返治疗的机会，即必要的维持治疗，才能为青少年提供安全基地——一段真正的支持性的关系。

就我个人而言，我有幸与罗伯特（Robert）和安东尼（Anthony）共事多年，与他们一起培训、观察他们的工作，并与他们合作开展各种项目。他们在这本书中传达的内容，与他们作为治疗师的工作以及作为个体的身份一样，都是真实的。善于倾听、理解和欣赏多样性以及关怀他人、始终如一的正直是他们在写作和关系中传达的品质。这些品质更能造就一名优秀的治疗师和一本优秀的临床指南，远远胜过研究资历或临床经验。同时，这些品质也造就了优秀的个体。

毫无疑问，读者会发现这本书对 IPT 的工作，特别是针对青少年的工作非常有帮助。本书详尽描述了 IPT 的结构和技术，理论和概念化部分对该领域中先前的工作做了重要补充。但最重要的是，认真倾听、真实、真诚地关怀他人的要求非常清晰地贯穿了整个指南。这也是 IPT 的精髓。

斯科特·斯图尔特（Scott Stuart），*IPT 协会主席*

目　录

第一部分　导　论

第一章　本指南的介绍与引导 ………………………………… 003
第二章　整体评估模型 …………………………………………… 021
第三章　青少年的依恋 …………………………………………… 059
第四章　临床技术 ………………………………………………… 089

第二部分　IPT-A 的初始阶段

第五章　IPT-A 的初始阶段 ……………………………………… 147

第三部分　IPT-A 的中期阶段

第六章　IPT-A 的中期阶段 ……………………………………… 199
第七章　复杂性哀伤 ……………………………………………… 209
第八章　人际冲突 ………………………………………………… 257
第九章　角色转换 ………………………………………………… 303
第十章　人际隔阂 ………………………………………………… 351

第四部分　IPT-A 的巩固阶段

第十一章　急性期治疗的总结 ························· 395

第十二章　延续和维持治疗 ···························· 415

第五部分　结语

第十三章　结束语 ······································· 425

第一部分

导 论

第一章
本指南的介绍与引导

欢迎与介绍

欢迎使用《青少年人际心理治疗：临床指南》，这篇介绍提供了本书的概要，并对于如何使用本书提供了一些建议。

青少年人际心理治疗是一种循证支持的干预方法，在年轻人中非常受欢迎，也很易于临床工作者学习。IPT教授的东西正是年轻人感兴趣的：自我、关系、情绪，以及如何高效沟通。IPT还会教他们关于痛苦和症状以及这些内容与人际问题之间的关联。IPT-A可以帮助年轻人发展他们渴求的人际能力。

IPT-A的关键之一在于，如果来访者能够就自己对亲密和支持的需求与他人有效地沟通，那么他们的依恋需求得到满足的可能性就会增加。对一些年轻人来说，这是一个颠覆性的理念，尤其是那些认为自己无法创造出想要的关系的年轻人。他们可以主动地创造和引导人际关系的性质和能够获得支持的质量。IPT-A不仅鼓励有希望创造成功的人际关系的观点，还教授青少年来访者所需的技能，并提供必要的支持，让他们把这些能力融入重要的人际关系。

本书目标

本书基于 IPT-A 的创立者穆夫森等人（Mufson et al., 1993, 2004）的工作。该干预方法相对较新，基于早期手册的临床工作提供了实践证据，从而平衡和加强了研究中提出的循证实践（综述见 Pu et al., 2017）。

本临床指南旨在增强 IPT-A 的内在吸引力，使从青少年到成年早期的年轻人更容易获得这种治疗。本书对 IPT-A 进行了如下几个主要修订。

1. 我们扩展了生物心理社会模型，加入了文化和心灵维度在 IPT-A 的评估和治疗中的作用。这些维度的经历可能会对青少年的人际世界产生深远的影响，但在临床实践中经常被忽视。

2. 我们说明了依恋行为的评估，以及如何应用 IPT-A 解决青少年的依恋问题。IPT-A 的一个核心目标是通过提高重要关系中的沟通技巧来改善人际功能。另一种说法是"帮助来访者更有效地实现依恋需求"。此外，对依恋的良好理解可以极大地帮助治疗师避免功能失调的和惯性的互动，从而影响与来访者的关系，导致来访者的心理痛苦和症状。

3. 我们将 IPT-A 的应用范围扩大到年轻的成年人。之前的 IPT-A 文献主要集中于 12—18 岁的青少年。由于一些原因，一些年轻的成年人更适应青少年的评估和治疗框架。青春期和年轻成人之间的界线并不确定。发育和成熟的时间及进度是由一系列个人和外部因素决定的。越来越多的年轻人直到 20 多岁才能实现独立、经济自由并与父母分居。在世界上的许多地方，在 20 多岁时继续处理 10 多岁遇到的问题的情况并不少见。对其中一些年轻人来说，伴随而来的发展动力和人际关系受到的影响在他们 18 岁以后仍在继续。

出于这些原因，为了保持治疗的连续性，一些心理健康服务机构做出了改变，过去他们以18岁为界线，将病例分为青少年和成人，现在他们为12—25岁的患者提供服务。

4. 我们将治疗延续期和维持期的关键角色作为治疗的核心组成部分，纳入修订后的第三阶段，即巩固阶段。IPT-A的一个重要特征是限时性。然而，仅仅因为已经达到了规定的疗程就终止治疗，对一些年轻人可能也不合适。

5. 我们大幅扩大了IPT-A的临床工具和技术的范围。这些技术和工具都整合在本书中。

作者简介

罗布*和安东尼在使用IPT-A前有多年使用其他方法治疗年轻人和成年人的经验。我们在学校、公共心理健康服务机构和私人诊所遇到的很多来访者都不愿意寻求心理健康服务机构的帮助，但他们自杀、抑郁或产生其他不良后果的风险很高。包括原住民（Indigenous）、语言和文化多样性的、性少数（LGBTQIA）[①]、无家可归的、接受家庭外照护的以及卷入刑事案件的年轻人。

让各种各样的年轻人获得并参与治疗的挑战一直是我们工作的核心。在全球各地（澳大利亚、欧洲和美国）的工作进一步让我们坚定了IPT-A对青少年有普遍价值的信念。这推动了我们传播这种不断发展的具有吸引力的干预措施的愿望。

---

* 本书作者罗伯特的昵称。——译者注

目标读者及使用介绍

这本书是为心理健康临床工作人员写的,包括心理学家、社会工作者、精神科医生、精神科护士、职业治疗师、心理治疗师、心理咨询师、关注心理健康的全科医生和相关专业的学生。这本书也可以帮助为临床工作人员提供培训和督导的人。

有些读者会想仔细阅读每一章。当然,你也可以直接选择自己特别感兴趣的章节,例如,当你在为某个来访者的下一次会谈做准备时。

案例介绍

本书中,有一系列主要案例,这些案例包含了大多数青少年和年轻成人的特征和经历过的情境。在每一章中,你将看到如何定制IPT-A以适应特定青少年的个人需求。除了主要案例外,本书还使用了许多简短的案例来说明IPT-A应用的多样性。这些案例是根据真实个案编写的。出于保密的考虑,案例中的个人信息已被更改。

以下是对主要案例的简要描述。

埃琳(Erin),16岁,发现自己是色盲后患上了抑郁症。当得知自己不再有资格从事希望的职业时,她非常绝望。埃琳觉得家人和朋友忽视了这一点和其他丧失带给她的影响。她变得退缩,越来越孤立。

米歇尔(Michelle),14岁,澳大利亚原住民。在经历多次丧失后,她患上了抑郁症。心灵和文化因素,加上丧失对她的家族和社区的影响,增加了她悲伤的复杂性。

阿德米尔(Admir),16岁,与母亲法蒂玛(Fatima)发生了严重的冲突,并且在他的抑郁发作之前冲突不断升级。法蒂玛也有精神问题，但她拒绝去看精神科医生。

马努（Manu），20岁，和母亲住在一起。他渴望离开家但又觉得有责任照顾母亲，因为他们居住的社区不安全。母亲对待他的方式使他在朋友面前感到尴尬。他对自己想离开家的渴望以及与母亲的冲突感到内疚，这导致了他的抑郁症。

皮帕（Pippa），14岁，在父母分居后变得抑郁。皮帕怀念过去的生活，害怕父亲的新家庭会取代父亲对她的感情。她不知道该如何适应重组后的家庭生活。

格兰特（Grant），15岁，由于对自己性取向的认识日益加深，他患上了抑郁症和焦虑症。他是同性恋，但这是自我矛盾的。他经历过霸凌，害怕遭到父亲和教会的拒绝。

塔尼娅（Tanya），14岁，在一次自杀未遂后来接受治疗，与母亲发生冲突让她感到疏离和绝望，因而尝试自杀。

克丽丝特尔（Crystal），22岁，与男朋友分手后患上抑郁症和焦虑症。她对这段关系的结束和在友谊中遇到的困难感到惊讶。ITP-A初始阶段显示她维持人际关系的能力有缺陷。

斯特芙（Steph），16岁，在向家庭医生透露自己有自残行为后被转介。在第一次会谈后，治疗师发现她有明显的抑郁心境，但没有达到抑郁症的诊断标准。

这些案例将在后续章节中逐步展开，以展示IPT-A在具有不同临床表现的青少年身上的应用。本书探讨了IPT-A如何通过教青少年学习应对这些经历的新方法来帮助他们减轻症状。

将 IPT-A 定位于阶梯式照护中

如果把 IPT-A 这类特定干预措施定位在精神障碍干预方法的范围中,我们就能更好地理解它的作用。

对没有精神障碍的来访者提供精神健康治疗,可能会使正常的适应性过程病态化。阶梯式照护(stepped care)方法表明,根据疾病严重程度来调整照护水平是很有效的,能更好地利用稀缺的心理健康资源,也更容易被青少年和家属接受(Cross and Hickie, 2017)。在精神疾病被污名化的文化和环境中更是如此。

图 1.1 展示了英国国家健康与护理卓越研究所(National Institute for Health and Care Excellence, NICE)的青少年抑郁症指南中的阶梯式照护方法(2017)。图的左边是一个倒三角,表明痛苦程度越高、功能受损越严重的疾病,其发病率越低。

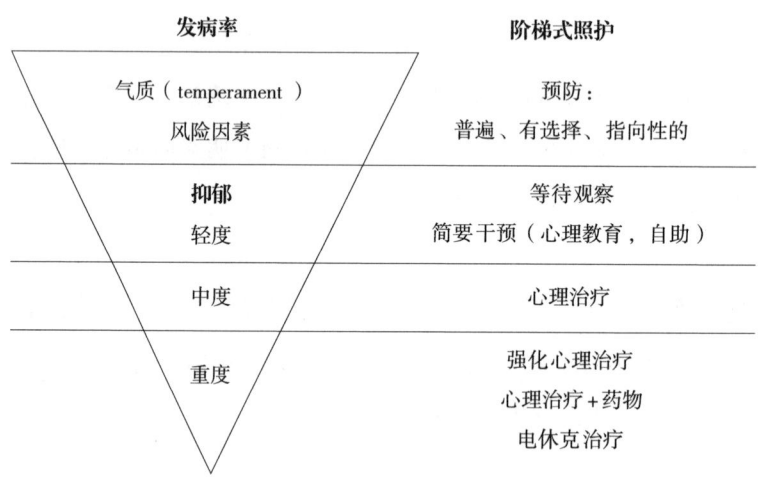

图 1.1 青少年抑郁的阶梯式照护(改编自 NICE, 2017)

与来访者需求相匹配的干预方法(从低强度到高强度)可能包

括：预防方案、等待观察、心理教育、社会支持、非指导的支持性治疗（non-directive supportive therapy）、引导自助、团体方案、心理治疗、药物、电休克治疗（electroconvulsive therapy, ECT）和住院治疗。低强度选项可能包括在线干预。对有抑郁表现的患者，都应该关注其自杀风险。

在这种阶梯式照护方法中，IPT-A很适合中度至重度抑郁及有相关表现的青少年，并可以用患者及其父母可以接受的方法实施。

早期干预对年轻人的心理健康至关重要（RANZCP, 2010）。为那些能注意到精神障碍早期迹象和症状的人（如父母、青少年、教师和其他的心理工作者）提供教育，是早期干预的关键部分——例如，青少年心理健康急救（Gryglewicz et al., 2018）。心理健康服务机构与这些关系人之间的合作可以加强早期干预，并提高他们支持患有精神障碍的青少年的能力。这可以让心理健康临床工作者有更多时间治疗更严重的病例（McAlpine et al., 2008）。

个性化治疗

IPT-A适合年轻人的原因之一是，它提供了许多机会，根据每个来访者的情况量身定制心理治疗。本指南概述了如何根据以下情况开展IPT-A：

- 青少年人际交往的技能水平和当前可获得的支持水平
- 与抑郁症或其他障碍发作相关的问题领域（problem areas）
- 他们的依恋行为模式
- 他们对治疗的参与度
- 适当地让父母或他人参与治疗

这些个性化干预的因素是IPT-A所固有的。我们还展示了额外的考虑如何为 IPT-A 的个性化提供具体的途径，包括在整体评估过程中产生的因素、青少年对改变的意愿、自助策略以及延续或维持治疗的需要。

术　语

书中使用的青少年（adolescent）、年轻人（young people）、青年（young person）或来访者（client），都指代年龄范围较广的青少年和年轻的成年人群体。

那些对年轻人很重要的人有时被称为重要他人（significant others）。这可能包括父母、养育者、家族（extended family）、朋友、教师、运动教练或其他在来访者生活中有重要地位的人。为了行文流畅，"父母"一词有时被用来表示"父母或养育者"。

IPT-A 概述

穆夫森等人（Mufson et al., 2004）把 IPT-A 构建为三阶段模型，包括初始阶段、中期阶段和终止阶段。每个阶段包括 4 次会谈，干预全程共 12 次。虽然本书保留了穆夫森的模型中的一些核心元素，但我们在初始阶段中删除了评估和概念化，把终止阶段改为巩固阶段，其中包括对急性治疗期的总结，然后是延续和维持治疗。这些变化反映了治疗的顺序：在完成彻底的评估之前，治疗师不会选择 IPT-A 作为干预措施。治疗师也不会因为 12 次会谈结束就"终止"干预。图 1.2 展示了 IPT-A 干预的顺序阶段。

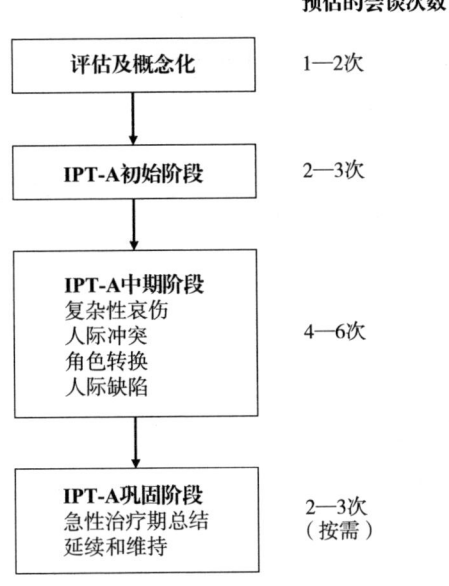

图 1.2　IPT-A 干预的顺序阶段

评估和个案概念化

第二章详细描述了评估和个案概念化的过程。在多数案例中，评估过程会分别与来访者及其父母或其他重要他人（如果合适）进行单独和共同的会谈。

乔治·L.恩格尔（George L. Engel）在 1977 年提出了生物心理社会评估模型，从那时起，该模型就被当作整体评估的黄金标准，探索生物、心理和社会因素如何相互作用而影响个体（Engel, 1977）。最近，这种模式已扩展到文化和心灵领域（APA, 2013; Ravishankar, 2012; Hillin and McAlpine, 2005），承认这些因素在许多来访者生活中的中心地位，以及它们在心理健康和幸福方面发挥的作用。

对这五个领域的探索，将涉及那些导致易感、诱发、维持、保护痛苦或障碍的因素，从而形成包括但不限于症状学的青少年的侧写。青少年并不仅仅是症状的集合。该过程的目标是：(1) 得出一个广泛适用的模式，帮助来访者了解他们当前的困境及背景；（2）开始实现一定程度的希望和信念，相信事情会变得更好；（3）确定后续干预的性质。是选择 IPT-A，还是长程动力学或认知为主的干预更合适？

在开始 IPT-A 初始阶段之前，治疗师将与年轻人讨论初步的概念化。人际关系概念化将在 IPT-A 初始阶段对青少年的人际关系世界探索后进行讨论。

在评估和概念化以及随后的阶段，治疗师将努力与青少年建立强大的治疗联盟。对这种关系本质的最合适的描述是"过渡性依恋（transitory attachment）"（见第二至第四章、第十一至第十二章）。

IPT-A 初始阶段

治疗师在初始阶段会提供心理教育，帮助来访者更了解自己的症状，它们是如何产生的、治疗如何起效，以及治疗将如何帮助他们。一旦来访者明白自己为什么变得痛苦，开始看到一条合理的前进道路，他们就会更相信治疗过程将使自己受益。心理教育的两个结果——理解和相信——将共同促进最佳临床结果的实现。

初始阶段的核心是人际关系清单（interpersonal inventory），它由五个任务组成。该清单的目的是将青少年的痛苦或症状与人际关系联系起来。

第一个任务是详细探讨青少年的重要人际关系。治疗师将引导来访者讨论自己的人际关系，以及人际关系可能如何改变，自己通常会向谁寻求支持和照护。

人际关系清单的第二项任务是将青少年的症状放在一个时间框架内。用时间轴记录重大事件对青少年生活的影响，并探索其对人际关系造成的后果。

第三项任务与其他治疗方法有很大不同。治疗师需要与来访者合作，共同确定以下四个问题领域中的哪一个与来访者的痛苦相关最密切。

1. **复杂性哀伤（Complex Grief）**：当来访者的痛苦或症状与某重大丧失密切相关时，则确定为该问题领域。这个问题领域包括丧亲和一系列其他形式的丧失，包括失去一段关系、宠物、友谊、文化、因地点变化引发的丧失、移民等。来访者通常没有机会哀悼丧失，未解决的哀伤发展成为抑郁或其他症状（第七章）。

2. **人际冲突（Interpersonal Disputes）**：当未解决的冲突主导了临床表现时，人际冲突将被确定为问题领域。人际冲突的关键特点是，来访者感到"被困住了"，由于不妥协而无法行动。冲突通常发生在来访者和重要他人之间，包括父母、兄弟姐妹、男女朋友、教师、雇主、同伴或运动教练。在这个问题领域中，通常会出现对其他人的未满足的期望。冲突导致了痛苦，当痛苦看不到尽头时，就会发展成精神症状（第八章）。

3. **角色转换（Role Transition）**：当被赋予新角色时，角色转换就会发生，这个角色会导致年轻人的重大痛苦。例如，家庭破裂、新兄弟姐妹的到来、新工作或新学校、成为父母、父母生病、离开家、完成学业和健康问题等。当青少年缺乏心理社会支持且依恋需求受损时，这些变化会带来压力，并可能发展为抑郁或焦虑障碍。角色转变通常伴随着对新角色的矛盾心理、对失去旧角色的悲伤、失去与旧角色相关的社会支持、对新角色的不熟悉引发的焦虑，以及对新的技能和社会支持的需求（第九章）。

4. **人际隔阂（Interpersonal Gaps）**：指缺乏社交和沟通技巧，因此损害了启动和维持人际关系的能力。尽管这些青少年可能渴望人际关系，但他们在与他人交往的尝试中多次失败，并在被拒绝和孤独中变得抑郁或焦虑（第十章）。

在人际清单的第四个任务中，治疗师强调问题领域和心理痛苦或症状之间的联系，并向来访者解释，随着问题领域成为治疗的焦点，症状将逐渐缓解。通过对现实生活中的人际事件的讨论，青少年开始更好地理解这种联系，并迅速发展出这样的理解：随着问题领域得到解决，痛苦就会减轻。

第五项任务是建立关于来访者依恋类型的假设，这项任务在治疗师第一次见到青少年时就要开始进行。了解青少年的主要依恋风格是IPT-A不可分割的一个组成部分。当来访者的依恋需求没有得到充分的满足时，心理问题就会出现，人际关系就会破裂。IPT-A的目标不是改变来访者的依恋类型，而是帮助他们发展能更有效地满足依恋需求的人际交往能力。依恋类型将影响IPT-A对来访者的个性化程度，包括来访者对治疗的期望、治疗进展、咨访关系策略以及采用的特定治疗技术。第三章和书中的其他地方将说明依恋相关的内容。

在完成人际清单的五个任务之后，治疗师可以开始讨论人际关系概念化（第五章），并将其增加到整体评估之后的初始概念化中（第二章）。

IPT-A初始阶段的最后一个任务是讨论来访者、来访者的家庭和治疗师的责任，并为中期阶段的治疗做准备。

IPT-A 中期阶段

在IPT-A的中期阶段，治疗师和来访者一起工作，解决在初始阶段确定的问题领域。治疗师将使用与特定领域相关的策略以达到以下目的。

- 帮助来访者有效地哀悼丧失，并与（失去亲人或其他客体后的）新生活建立联结（复杂性哀伤）。
- 提高来访者理解人际冲突的洞察力，发展解决冲突的技能（人际冲突）。
- 帮助来访者脱离与旧角色的联系，发展和管理新角色相关的人际交往能力（角色转换）。
- 发展建立和维持人际关系的社交及人际技能（人际隔阂）。

治疗室可以成为来访者的实验室，在这里，他们了解自己现有的人际交往策略并探索潜在的新策略。治疗师将帮助来访者确定"安全他人（safe others）"，与这些人演练新的人际关系技能后，来访者回到治疗室讨论和处理这些技能。在中期阶段使用的临床技术，包括角色扮演和空椅技术等，详见第四章。

IPT-A 巩固阶段

一旦中期的工作取得了充分的进展，通常是4—6次会谈后，治疗将进入巩固阶段。在此期间，问题领域仍然是治疗的焦点，但治疗强调不同的重点。巩固期是对急性治疗的总结以及延续和维持治疗。在对急性治疗的总结中，治疗师有四个主要任务：

1. 从过渡性依恋对象的角色中后退一步
2. 通过协助年轻人内化和推广迄今为止在治疗中取得的心理社会进步，促进其独立的能力
3. 为年轻人和父母做好准备，以便他们能够识别再燃（relapse）或复发（recurrence）的早期预警迹象，并制订应对计划
4. 评估延续和维持治疗的需要

这些目标将在第十一章中讨论。

对急性治疗的总结提供了一个机会，以解决来访者可能对治疗师（或治疗）产生的依赖。治疗师可以战略性地退出过渡性依恋对象的角色，同时保持必要时可以重新激活的治疗联盟。当治疗师退出时，其他人可以填补这个空间。治疗师和青少年将共同研究如何实现这一点。

急性治疗总结的第二项任务是强化来访者在治疗过程中发展起来

的新的人际行为，以实现其独立。这项任务旨在帮助青少年内化收益，即，将治疗过程中获得的心理社会技巧融入自己的人际交往系统。治疗师将帮助青少年在面对治疗室外出现的心理社会挑战时使用这些技巧。

第三，治疗师将帮助来访者和父母（如果合适）对可能提示再燃（或复发）风险的变化保持警惕，并制订计划来应对这些可能性。个体的"关爱图"（见第十一章）可以用来确定抑郁症或其他障碍的迹象是否又出现了，并确定适当的步骤来防止复发。

第四，在急性治疗总结的最后一次会谈中，治疗师将评估延续和维持治疗的需求并制订计划。虽然 IPT-A 是一种有时间限制的治疗模式，但研究表明，为了减少再燃或复发的可能性，需要进行延续和维持治疗，但可以降低频率。

如果青少年的症状没有显著的缓解，可以协商是否继续治疗。但从另一方面来说，维持治疗是 IPT-A 的一部分，即使是对于症状已经完全解决的来访者。维持性会谈的目的是提供持续的支持，以便前面的治疗阶段取得的进展能尽量降低再燃或复发的可能性。IPT-A 的延续和维持阶段见第十二章。

总　　结

青少年人际心理治疗是一种有时间限制的、循证的干预方法。IPT-A 从整体评估开始，从初始阶段和中期阶段到巩固阶段，其中巩固阶段包括急性治疗期的总结和延续与维持治疗。之后，鼓励来访者警惕复发的迹象，并在复发前重新开始治疗。协作性的治疗关系是整个治疗过程的基础。

本临床指南为使用 IPT-A 的临床工作者提供了详细的步骤。本书及时扩展了可用于实现 IPT-A 目标的临床技术和活动，适用于不同的年轻人。

注　释

① LGBTQIA，即女同性恋（lesbian）、男同性恋（gay）、双性恋（bisexual）、跨性别者（transgender）、"酷儿"（queer）或疑性恋（questioning）、兼具两性特征者（intersex）及无性恋（asexual）的缩写。

参考文献

American Psychological Association. (2013). *Diagnostic and statistical manual for mental disorders: Fifth edition.* Washington, DC: American Psychiatric Association.

Birmaher, B., Brent, D., et al. (2007). Practice parameter for the assessment and treatment of children and adolescents with depressive disorders. *Journal of the American Academy of Child and Adolescent Psychiatry, 46*(11), 1503-1526.

Cross, S. & Hickie, I. (2017). Transdiagnostic stepped care in mental health. *Public Health Research and Practice. E7*(2):e2721712.

d'Souza, R. (2002). Do patients expect psychiatrists to be interested in spiritual issues? *Australasian Psychiatry, 10*(1), 44-47.

Engel, G. (1977). The need for a new medical model: A challenge for biomedicine. *Science, 196*, 129-136.

Hillin, A. & McAlpine, R. (2005) *Interpersonal psychotherapy for adolescents: Workshop handouts,* Sydney, Australia. Hillin and McAlpine.

Gryglewicz, K., Childs, K., & Soderstrom, M. (2018). An evaluation of youth mental health first aid training in school settings. *School Mental Health,*

10(1), 48-60.

McAlpine, R., Hillin, A. & Montague R., (2008). The NSW school-link training program: The impact of training on mental health service provision to adolescents in New South Wales, Australia, *International Journal of Mental Health Promotion, 10*, 5-13.

Mufson, L., Moreau, D., Weissman, M. & Klerman, G. (1993). *Interpersonal psychotherapy for depressed adolescents.* New York: The Guilford Press.

Mufson, L., Dorta, K., Moreau, D. & Weissman, M. (2004). *Interpersonal psychotherapy for depressed adolescents (2nd Edition).* New York: The Guilford Press.

Mufson, L., Gallagher, T., Dorta, K. & Young, J. (2004). A group adaptation of interpersonal psychotherapy for depressed adolescents. *American Journal of Psychotherapy, 58*(2), 220-237.

National Institute for Health and Care Excellence (NICE). (2017). *Depression in children and young people: Identification and management.* London (UK): NICE.

Procter, E. (2011). *The spiritual and religious beliefs of adolescents. Royal College of Psychiatrists*, Monograph.

Pu, J., Zhou, X., Liu, L., Zhang, Y., Yang, L. et al. (2017). Efficacy and acceptability of interpersonal psychotherapy for depression in adolescents: A meta-analysis of randomized controlled trials. *Psychiatry Research, 253*, 226-232.

Ravishankar, S. S. (2012). Interview by Russell daSouza. *Asian Journal of Psychiatry, 5*(4), 358-359.

Singhal, M., Manjula, M. & Sagar, J. (2015). Adolescent depression prevention programs—A review. *Journal of Depression and Anxiety, 4*(197), 1-7.

The Royal Australian and New Zealand College of Psychiatrists (RANZCP). (2010). *Prevention and early intervention of mental illness in infants, children and adolescents. Planning strategies for Australia and New Zealand.* RANZCP.

Young, J., Mufson, L., & Davies, M. (2006b). Efficacy of interpersonal psychotherapy-adolescent skills training: An indicated preventive intervention for depression. *Journal Child Psychology and Psychiatry, 47*(12), 1254-1262.

第二章
整体评估模型

介 绍

虽然评估和概念化是心理健康干预的关键组成部分，但就算是有经验的心理健康工作者也会冒险走捷径，从而容易忽视来访者的核心信息，选择了不太理想的治疗方案。本章的整体目标是为治疗师提供一个框架，帮助他们的评估和概念化技能持续精进。

具体而言，本章提供的评估过程并不将心理痛苦或精神问题看作狭义的医学疾病或一组症状，而是将青少年的功能概念化为生物、心理、社会、文化以及心灵领域的集合。该评估模型与IPT-A的理论基础相吻合，并直接指向具体的技术和干预。另外，模型不仅关注心理痛苦和精神障碍的风险因素，还强调优势和保护因素，这些也是青少年的心理和人际世界的重要组成部分。

在青少年初次接受咨询时，治疗师会收集信息，就像在许多心理治疗方法中都很常见的那样，然后决定哪种干预措施最符合来访者的需求。

在初次会谈中，大多数情况下治疗师会与年轻人会面，如果合适，也会与其父母（一方或双方）会面。在某些情况下，其他家庭成员也会参与。治疗师将向来访者和父母解释评估和治疗的内容。除了提供评估和治疗相关的心理教育外，初次会谈也是一个评估父母如何看待年轻人的困难的机会，进而了解现存问题的持续时间和发生频率，以及青少年的痛苦和功能受损的程度。鼓励父母成为合作治疗师会很有帮助，因此治疗师还可以初步判断：在治疗开始后，父母能否有效地发挥这个角色的作用。

与青少年及家长的谈话一般会占用初次会谈的一些时间，之后治疗师将会与青少年单独谈话。接下来要介绍的针对青少年来访者的评估方法基于如下理念：在评估会谈中，在场的二位都是专家。来访者自己就是他们人生故事的专家——没有任何其他人比他们更了解。第二位专家，也就是治疗师，在会谈过程中使用一些特定的技巧，首先帮助来访者更有效地理解自己的人生，其次共同计划未来可以采取的行动。

整体[①]评估模型详述

1977 年，恩格尔提出了一种评估模型，包含了人类功能的生物、心理和社会领域（Engel, 1977）。整体评估认可这三个领域的重要性，同时也主张，虽然对这三个领域的探索有益于准确地理解来访者，但可能还不够。在生物心理社会模型的基础上，整体评估还扩展了另外两个同样对来访者有重要影响的领域：文化和心灵领域。

整体评估模型将重点从精神障碍的症状表现转移到对青少年生活经验的全面探索上，同时关注生物、心理、社会、文化和心灵领域如何交互影响了这些经验。除了对这五个领域的探索外，治疗师会询问青少年与当前症状表现有关的痛苦和功能受损程度，以及他们对改变的意愿。最后，治疗师会与青少年一起形成个案概念化，首先用来帮助他们更好地理解当前的生活经历，其次将治疗导向积极的结果。整体评估模型的总结可见图 2.1。

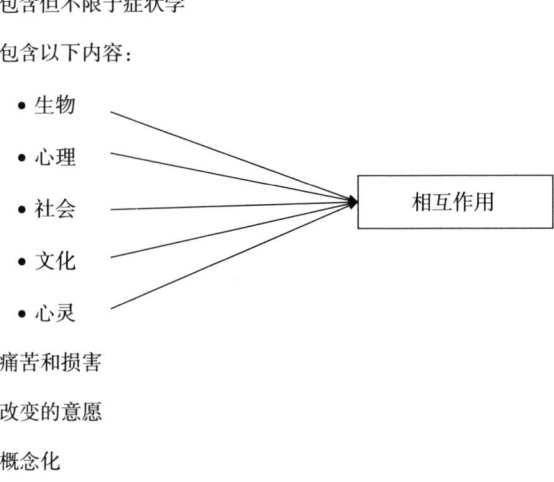

图 2.1　整体评估模型的总结

下面详细描述了整体评估模型的五个领域以及针对如何探索的建议。治疗师可以将这五个领域作为大方向，鼓励年轻人讲述自己的故事，以引出必要和充分的信息，从而构建一个整体的概念化。虽然模型中提及的五个领域各自独立，但在现实中，它们不完全无关。它们时常有一些重合，所以很多相关的探索建议适用于多个领域。

对于每一个领域，都应当考虑其中诱发（predispose）、加剧（precipitate）、维持（perpetuate）、保护（protect）心理痛苦或精神障碍的因素。图 2.2 描述了这些因素并给出了相关示例。

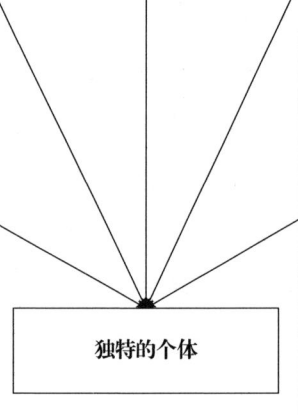

图 2.2 整体评估模型

生物领域

探索可能引起痛苦或疾病的生物因素是评估访谈的重要组成部分。例如，父母抑郁症一直以来被反复证实是子代罹患抑郁症的最大风险因素（Collishaw et al., 2016; Tharpar et al., 2012）。

另一个对抑郁症和其他疾病有显著影响的风险因素是物质使用（Torikka, 2017）。例如，物质使用是否诱发了青少年的精神障碍？是否加剧了本次发作？是否使当前的症状持续存在？此外，当前的物质使用又是否具有保护性价值？如果有，具体是什么？

萨拉（Sarah）是一名16岁的学生，她的个案展示了从生物领域开始的一系列因素如何相互作用并对她产生了影响。

在读中学的最后一年，萨拉开始出现焦虑和抑郁的症状。全科医生给她开了氟伏沙明（150毫克/天），但在坚持服药六周后，她的情绪并没有明显好转。萨拉每天会吸食少量大麻，大部分周五晚上会大量饮酒。在初次评估中，萨拉坦白，自己的父母都酗酒，她的父亲去年甚至在戒毒和戒酒康复机构接受了几个月的治疗。根据她父母的报告，萨拉的发育史正常，只有过一些常见的儿童疾病和轻伤。他们承认自己的物质使用问题，并表示并没有其他的精神病家族史。据他们描述，萨拉从儿童早期就开始表现出"容易激动"的性格特点。

父母的酒精滥用可能与萨拉物质滥用的易感性有关（Vassoler et al., 2014），可能导致她有不恰当地使用物质的倾向。治疗师会探索萨拉的大麻和酒精使用与她的焦虑、抑郁症状之间的联系，然后判断物质使用是否加剧了焦虑和抑郁症状。另外，治疗师需要了解物质使用是否会使当前的症状持续存在，并且询问萨拉是否尝试将物质使用当作自我治疗的手段，并以此减轻自己的症状。如果是，那么至少在短期内，这些物质对她来说是有保护性的,就像地西泮对这些症状的保护作用。

另外,萨拉自始至终都表现得"容易激动"。萨拉父母提出的这一性格特点很可能意味着她当前的焦虑、抑郁情绪和她的焦虑气质有关系(Cloninger et al., 2006)。至于萨拉的精神病家族史,虽然她的父母并没有报告任何相关信息,但治疗师应该谨慎看待,因为物质滥用有可能掩盖了他们自身或者家族成员的气质易感性——即便还没有发展成为症状。

在生物领域的探索中,为了更好地判断其他因素是否会诱发、加剧、维持或保护萨拉当前的症状,治疗师还要了解她的睡眠节律以及饮食和锻炼习惯。

萨拉没有身体缺陷或疾病史、手术史和脑部受伤史。对一些青少年来说,以上任何一项都有可能影响心理痛苦或精神障碍。生理和智力缺陷都被证明会与精神障碍(尤其是情感性的)和物质使用共病(MacCulloch, 2004; Tonge et al., 2009),因此生物因素对心理痛苦的影响绝不能被忽视。同样,其他一些与日常生活功能相关的生物因素也可能被青少年忽视。比如既往病毒感染、生理变化(如,初潮或月经激素波动)以及童年时期的意外事故,这些都可能对神经系统有影响。皮质类固醇、抗抑郁药、避孕药以及部分抗生素可能对个体功能产生无法预期的重大影响,并且,即使适度使用酒精甚至咖啡因都有可能改变一些处方药的效果,如抗抑郁或抗精神病药物(Stahl, 2011)。讨论这些话题时应该考虑到性别和文化敏感性。

最后,生物领域的这些变量如何影响青少年的人际功能?例如,萨拉的过度饮酒如何影响她与父母的关系?她的酗酒行为是否引发了与父母的冲突,但能让她被同伴团体接纳?她的朋友会鼓励还是阻止她使用大麻?入睡困难是否与她对手机或社交媒体的期待带来的高度警觉有关?萨拉害怕错过社交媒体上的同伴互动消息,因此每晚都保持手机开机并且放在床边,这是否与她睡眠质量的大幅降低有关?

心理领域

正如生物领域对理解青少年当前的生活经历十分重要，在评估访谈中，导致症状及精神障碍的心理因素也同等重要。例如，青少年的依恋类型如何诱发他们的精神障碍？他们与依恋相关的行为如何加剧当前的发作？他们的依恋类型是否维持了当前的发作？还是说，他们的依恋相关行为具有保护性质？（依恋的作用在第三章中有详细讨论。）

同样，青少年的自我意识会显著影响他们对痛苦和障碍的体验以及治疗方向。索威斯洛和奥思（Sowislo and Orth, 2012）在针对95项研究的元分析中发现，低自尊显著增加了抑郁和焦虑的风险，这一现象在内部和外部均有体现：低自尊的青少年容易思维反刍并更多聚焦于负性思维，同时也倾向于发现他人的负面评价。这两方面都让他们更容易受抑郁影响，并使抑郁发作持续。作者指出，提升自尊的治疗策略也许可以给焦虑和抑郁带来更多积极影响。这个例子说明，深入的评估不仅可以明确青少年心理痛苦的形成过程，还可以指出治疗方向。

了解青少年对当前痛苦的洞察力水平可以在两方面产生帮助。首先，了解青少年的洞察力可以让治疗师从来访者的角度思考问题，促进和谐的关系和参与度。其次，青少年对当前问题的洞察也可以被看作衡量他们如何评价现实的指标。对当前状况的洞察力水平可以在下面的连续谱上评估：

低或无洞察力　　　　　　部分洞察力　　　　　　成熟的洞察力
←──→

IPT-A治疗目标的一部分就是通过心理教育纠正青少年的扭曲思维，并帮助他们在心理和人际领域达到更成熟的洞察水平。然而，心理教育的程度应该依照来访者的洞察水平做出调整。对治疗师来说，这不仅仅只是评估环节的任务，而是一个持续存在的挑战。心理教育的进度过快可能会破坏参与度，而过慢则有可能削弱治疗效果。在治疗过程中，治疗师可以依据青少年的洞察力逐渐趋于成熟的情况来判断心理教育的速度和时机。

继续讨论萨拉的个案。她最初拒绝承认饮酒对抑郁和焦虑有影响，这正是位于洞察力连续谱左端的青少年的特征。然而，她不是否认这种情况的存在，而是主动寻求帮助，又说明她拥有一定程度的洞察力。正是考虑到萨拉的部分洞察力，治疗师决定在心理教育方面放慢脚步，而不是为了给出大量信息而牺牲参与度。

身体或性虐待、家庭暴力、社区暴力、不良毒品经历、多次或重大丧失、反复暴露于负性事件等创伤性经验可能会在当时或此后数年对个体造成影响。一些青少年在创伤性事件后的几个月甚至几年内都不会出现相关症状。未处理的创伤可能诱发青少年的心理症状，创伤性事件可能会使症状加剧，而创伤性记忆的持续影响可能维持了症状。然而，与创伤性事件相关的症状可能与焦虑、抑郁有很大不同。即使一些症状可能没有达到《精神障碍诊断与统计手册》（第五版）[*Diagnostic and Statistical Manual of Mental Disorders*, 5th Edition (DSM-5); American Psychiatric Association (APA), 2013] 中创伤后应激障碍（posttraumatic stress disorder, PTSD）的诊断标准，内疚、自责、自我厌恶、自我憎恨、自卑、无力感、对他人的极度不信任、对亲密关系的恐惧、对自我和他人安全的担心等主题都可能与创伤的临床表现相关。从这个角度，创伤性经历很有可能在评估中被低估或完全忽视，但在得到识别和处理之前，其影响很有可能持续破坏对其他症状的治疗。

多年来，心理评估一直注重讨论青少年当前经历的症状，但他们在面对巨大逆境时展现的优势同样重要。对很多青少年来说，他们的痛苦说明他们面对生活问题时还没有发展出足够好的应对策略（McAlpine, 1999）。弗莱登伯格和刘易斯（Frydenberg and Lewis, 2012）提出，应对策略在面对特定困难或问题时展现，由一系列认知、情感和行为行动构成。这些策略尝试解决问题（问题焦点应对），或在问题得不到解决的情况下管理面对问题时的情绪反应（情绪焦点应对），从而恢复平衡或排除动荡。了解青少年的应对策略时，问题焦点和情绪焦点的应对方式都应当评估。由于青少年能够主动学习改善负面情绪的有效应对策略，对功能性和功能失调的应对行为的评估将非常重要，因为这可以帮助理解他们心理障碍的病因，并促进心理健康和积极的生活方式。

韧性（resilience），或者说个体应对压力和困境时的能力，与心理健康密切相关（Anyan and Haemal, 2016; Maston, 2008; Rutter, 2008）。国际韧性计划（The International Resilience Project）的早期报告指出了15个可以区分儿童青少年是否具有韧性的人格特征（Grotberg, 1996）。这些特征被分成三个方面：

1. 外界支持和资源

    我身边……

    - 有人可以信任，并且无论如何都会爱我
    - 有人会为我设置边界，这样我就能在遇到危险和麻烦之前及时停下
    - 有人会为我示范正确的做事方法
    - 有人希望我可以学会独立做事
    - 有人在我生病、面临危险或需要学习的时候帮助我

2. 内在个人优势

    我是……

    - 被他人喜欢和爱着的
    - 乐于帮助别人和表达关心的
    - 尊重自己和他人的
    - 会为自己所做的事负责的
    - 坚信一切都会好起来的

3. 社交和人际优势

    我可以……

    - 和他人谈论让我害怕或烦恼的事
    - 为当前面临的问题找到解决办法

- 在感觉做错事或者正在做危险的事时控制住自己
- 判断什么时候是与人交谈或采取行动的好时机
- 在需要的时候找到他人求助

囊括了韧性特质的这三个方面被发展成了一个基于胜任力和连接力的二维模型[2]（临床工具2.1）。

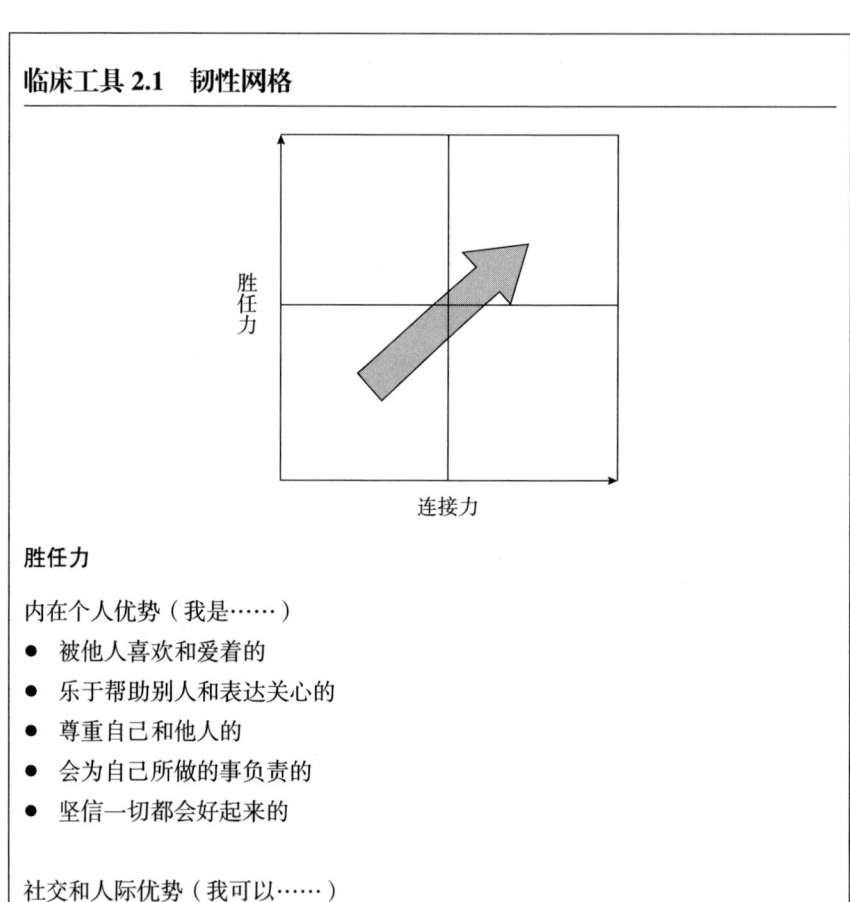

临床工具 2.1　韧性网格

胜任力

内在个人优势（我是……）
- 被他人喜欢和爱着的
- 乐于帮助别人和表达关心的
- 尊重自己和他人的
- 会为自己所做的事负责的
- 坚信一切都会好起来的

社交和人际优势（我可以……）
- 和他人谈论让我害怕或烦恼的事
- 为当前面临的问题找到解决办法

- 在感觉做错事或者正在做危险的事时控制住自己
- 判断什么时候是与人交谈或者采取行动的好时机
- 在需要的时候找到他人求助

连接力

外界支持和资源（我身边……）
- 有人可以信任，并且无论如何都会爱我
- 有人会为我设置边界，这样我就能在遇到危险和麻烦之前及时停下
- 有人会为我示范正确的做事方法
- 有人希望我可以学会独立做事
- 有人在我生病、面临危险或需要学习的时候帮助我

胜任力维度包含内在个人优势（我是……）以及社交和人际优势（我可以……）中的10项特征，连接力维度则包含外界支持和资源（我身边……）中的5项特征。该工具可以帮助治疗师和青少年共同了解韧性，并制订明确的计划，以增强胜任力和连接力（向网格的右上角发展）。

通过在评估和治疗中加入韧性的部分，临床实践会从传统的关注缺陷转变为关注能力，从而促进治疗师和青少年探索并发展那些常常被低估或忽视的个人优势。发掘这些优势可以在青少年面临生活困难时为他们提供新的选择，而不是表现出症状或使用物质来回避。

如前所述，在整体评估中，青少年远不止一系列症状的集合体。然而，对心理障碍相关的信号和症状的评估仍是理解当前痛苦的必要组成部分[3]。确定青少年的抑郁症或其他精神障碍可能很困难，因为身处困难中的青少年经常被以下理由打发：这些问题与不良行为有关；这是一个必经的"阶段"；这是青春期焦虑的正常体验。了解这些症状的频率、强度及持续时间有助于区分心理障碍和正常发展轨迹。

与其他障碍类似，抑郁症并不是一种"全或无"的诊断。NICE指

南（NICE, 2019）列出了患有抑郁症的青少年可能会经历的核心和伴随症状（图 2.3）。

核心症状	伴随症状
● 一天中大部分时间都处于抑郁或易怒状态，几乎每天如此 和 / 或 ● 愉快的活动和兴趣明显减退 ● 疲劳或低能量，低动力	● 睡眠不足或过多 ● 思考能力和注意力减退 ● 失去自信、低自尊 ● 食欲不振或增加 ● 有自杀想法或行为 ● 行动激越或迟缓 ● 内疚或自责

图 2.3 核心和伴随症状

指南提出，轻度抑郁最多会出现 4 项症状，中度抑郁会出现 5—6 项，重度抑郁则是 7—10 项。除了出现不同数量的症状外，青少年还表现出不同程度的痛苦和功能受损。痛苦程度的测量包括症状发生的频率、持续时间和强度，而功能损害包括：（1）社交损害，即障碍对重要人际关系的损害（如，家人、朋友和教师）；（2）学业损害（如，学校出勤率、成绩、与学校的联结、行为以及课外活动）。

总而言之，在青少年的整体评估中，对当前症状的探索是关键部分。系统的评估应包括以下内容：青少年当前的症状；症状的频率、持续时间、强度；痛苦和功能受损的程度。

有显著的证据表明，精神障碍或焦虑性痛苦会增加自杀未遂和其他自杀行为的风险，如果存在物质使用的情况，风险会进一步增加（Tharper et al., 2012）。因此，针对青少年的任何评估中都应该加入可靠且全面的自杀风险评估。临床工具 2.2 是一个被许多心理健康专家认为很有帮助的自杀风险评估方案。该方案旨在辅助临床访谈，但不能完全替代。该工具的主要价值在于帮助治疗师确保询问囊括了主要的风险因素。在全面评估的基础上，治疗师可以对来访者当前的自杀风险做出临床判断，并制订行动计划。

临床工具 2.2　自杀风险评估方案

评估自杀风险

姓名：　　　　　　　　　　　　　　　日期：
　　　　　　　　　　　　　　　　　　说明：

当前的想法（包括矛盾想法）
当前的计划——细节、方法、时间、致命性、干预的可能性
先前的尝试
家族史/氛围
近期在同伴团体中的经历
近期压力源
累赘感
与支持系统断联
心理社会资源
心理健康状况（包括共病、物质使用、冲动性和攻击性）
其他问题（包括性取向、来自乡村或偏远地区、无家可归）
医学状况
自杀工具的可及性（尤其是枪械）

当治疗师问及萨拉的自杀倾向时，她坦白，去年曾有好几次考虑结束自己的生命。在她的同伴团体中，谈论自杀很普遍，而且在过去六个月内有两位朋友曾过量服用对乙酰氨基酚。虽然萨拉在过去几个月内并没有自杀的计划或想法，但她最近的自伤事件提醒了治疗师——萨拉当前正在经历无法忍受的情绪，而她通过划伤手臂来调节。她先前的自杀意念似乎与心理社会压力源有关，尤其是觉得自己被同伴团体中的核心成员拒绝了。此类压力源似乎引发了她的自伤行为。虽然治疗师判断萨拉当前的自杀风险处于低至中等水平，但她还是担心萨拉能够轻易获取

对乙酰氨基酚，因此和萨拉说定，她们将在每次治疗开始时先讨论当下的自杀想法。此外，她们还讨论了萨拉真的想要自杀时可以采取的措施，给了萨拉她的个人电话号码以及 24 小时救援热线，以供紧急使用。

自杀行为需要与其他不伴有自杀意愿的自伤行为区分开。非自杀性自伤（nonsuicidal self-injury, NSSI）被定义为"在没有自杀意愿且不被社会文化认可的情况下，故意对自己身体造成的直接伤害"（Nock and Favazza, 2009, p.9）。NSSI 在青少年中发生得相对比较频繁。据广泛报道，NSSI 的年患病率约为每 100 000 人中 7000 人，终生患病率约为 13%（Hawton, Rodham, and Evans, 2006; Lawrence et al., 2015）。16—17 岁的年轻女性出现 NSSI 的风险最高，终生患病率为 22.8%（Lawrence et al., 2015）。

虽然是功能失调的，但对许多自伤青少年来说，NSSI 是一种有效的减轻强烈痛苦的方法。部分青少年的自伤行为是偶然的，没有什么规律，而另一部分青少年的行为则是可预测和反复的。对于一些青少年，尤其是那些偶然自伤、还不认为自己是"切割者（cutter）"的青少年，他们的自伤行为是自我矛盾的。而另一部分认为自己是"切割者"的青少年，自伤行为是自我协调的，他们往往也更抗拒改变。对一些青少年来说，NSSI 可能会加剧或维持抑郁症或其他障碍。

莱昂（Leon）认为割伤小腿是帮助自己控制强烈情绪的唯一办法，这些情绪包括愤怒、失落、孤独以及无助。但对于莱昂，这种行为是自我矛盾的——他认为自己的 NSSI 很必要，但也很卑劣。通过自伤控制这些强烈情绪导致了他的无助和绝望感，也加剧了他的抑郁，为他日渐萌生的想法——他无法控制自己的人生——提供了更多证据。

然而，另一些青少年声称他们的 NSSI 是具有保护性的。

简（Jane）通过割伤自己的手臂和大腿控制住了对自己和他人

的爆发性愤怒情绪。在经历这种压倒性的情绪时，简有一个深刻的信念：她不断升级的状况会导致自己或他人的毁灭。她发现唯一可以将情绪强度减弱至可控程度的方法就是自伤。她相信，在很多情况下，自伤救了自己的命。她将自己的自伤行为比喻成高压锅上的解压阀。

在评估 NSSI 时，无论是将其作为精神障碍的一部分，还是作为无诊断青少年有效但失调的应对策略，重点是要理解自伤行为对青少年的含义。充满好奇又充分表现尊重的评估可以帮助青少年讲述他们人生中的相关经历——对很多人来说，这可能伴随着对被外界评价的期待和恐惧。

最后，探索青少年的心理领域如何影响他们的人际功能，以此结束这个领域的评估。

治 疗 师：戴尔（Del），我们今天讨论了你如何处理悲伤和愤怒情绪，你告诉我当被这种情绪围绕时，你想要独处。我很想知道，当你觉得悲伤或愤怒时，你和母亲之间的相处会因此而改变吗？

戴　　　尔：我们就不怎么说话了。

治 疗 师：而你习惯于和母亲说很多话。那么，当有这种感受时，你会和其他人说话吗？

社会领域

从青少年早期到中期，再到后期，最后到达成年期，这个过程在许多文化中都被视为向着独立和稳固的身份认同迈进。在这个时期，家庭作为滋养和归属感主要来源的作用逐渐减少，而同伴团体开始更多承担这个角色。家庭、同伴团体、学校——对一部分人来说可能还有社交、运动或其他团体——为青少年的青春期提供了互动的社会环境。

有些家庭会为有心理困扰的青少年提供联结和支持，在家庭成员的评估和治疗中也比较热心，但有些家庭则不那么配合或不愿意提供时间。有些家庭不仅将诱发心理问题及物质使用问题的遗传因素传递给其他家庭成员，同时还示范一些与心理问题和不恰当物质使用有关的无效应对策略。

在有精神障碍和/或重度物质使用的家庭中长大的青少年更容易发展出非安全的依恋。鲍尔比（Bowlby, 1988）提出，青少年的社会支持结构和他们的依恋类型之间有紧密的联系。焦虑型依恋的青少年有双重的不利条件。首先，他们很可能在幼年时经历了不稳定或缺失的照料，因此影响了他们为满足依恋需求而信任他人的能力。其次，由于焦虑型依恋的青少年更有可能缺乏照顾他人或建立亲密关系的能力，因此他们的社会支持网络通常并不充分。

尽管萨拉的父母都有酗酒的问题，但他们还是很担心萨拉饮酒和使用大麻的行为。萨拉表示他们过度保护自己了，以至于想要知道她每一秒的动向。她能感受到父母真的很在乎她，但在最近几个月内，由于他们过度干涉她的生活，她不再那么服从他们的期望了，父母似乎失去了控制她的力量。然而，萨拉还是坚信，如果自己遇到了困难，父母会一直陪在她身边。

萨拉觉得她和同伴团体之间的关系也很矛盾。她曾说过这些同伴是她人生中最重要的部分，但是却找不出对他们的正面评价。她经常觉得和他们在一起很讨厌，但又觉得离开他们，自己会很可悲。她的同伴一起出去玩的时候大多都大量饮酒，并且都使用大麻。萨拉认为如果自己不再使用大麻，就无法继续待在这个团体里。

同伴团体或许可以提供正面机会，帮助完成青少年期的正常发展性任务，但也会带来不满和痛苦。自我矛盾的同伴压力、现实或网络中的霸凌，以及部分青少年缺乏开启和维持关系的能力，都可能加剧或维持心理健康问题。

精神障碍和物质使用各自都会影响教育和职业功能。当二者同时存在时，其中的复杂性又上一层。稳定地接受教育或参加工作被证明可以有效预防精神障碍和物质使用的发生（Zubrick，2014），反之则会加剧风险。然而，教育/就业与共病之间的关系十分复杂。精神障碍和有不恰当物质使用的个体很难达到学业或工作要求，从而更难获得学习或工作带来的保护效应（Lawrence et al., 2015）。

社会领域对青少年时期十分重要，因此社交圈中的任何变化都可能对青少年的人生经历、痛苦、症状以及人际关系产生巨大影响。

治　疗　师：海莉（Hayley），你曾告诉我，你的好朋友泰根（Tegan）现在因为生病离开了学校。我也知道，她还在学校的时候，你们经常待在一起。你觉得泰根的离开对你和其他同学的关系有影响吗？

海　　　莉：过去一整年我基本都和泰根一起玩，现在感觉像是要全部重来了。而且其他的同学都已经有自己的朋友了。我在教室里的时候会和他们坐在一起，但是休息和午餐时间我基本都会去图书馆。

治　疗　师：所以泰根的离开导致你很多时候只能独处？

海　　　莉：是啊，其实差不多是所有时候。

治　疗　师：你想念和其他同学一起玩的时候吗？

海　　　莉：嗯，但我又能怎么办呢？我又不能突然跑到别人面前然后问："我可以做你的朋友吗？"

文化领域

马特苏莫托（Matsumoto, 1996）将文化定义为"一群人共同遵守的一组代代相传的态度、价值观、信仰及行为，但存在个体差异"（p.16）。青少年的文化经历会对他们的心理健康产生重大影响，无论是大文化（以种族和民族划分的文化差异）还是小文化（青少年时期与不同群体打交道时遇到的态度、价值观、信仰及行为差异）。

大文化对青少年的影响可能包括文化规范、期望、使用的语言及种族歧视等。如果青少年或其家庭有移民经历，那么还会有一些额外的影响因素，包括出生国家、移民时间、移民年龄、移民环境、家长的态度、移民对青少年文化认同的影响以及青少年及家庭对于新社区和原文化的归属程度等。

如果青少年的家庭文化在社会中属于少数文化，那么评估青少年与其家庭文化以及主流文化的相对联结度是有帮助的。此过程可以通过临床工具2.3完成，该工具被称为民族文化认同矩阵（Ethno-Cultural Identity Matrix, ECIM），由基塔诺（Kitano, 1989）研发，玛赛拉（Marsella, 2001）引用。在临床工具2.3中，横轴表示与传统文化或家族文化（原生文化）的联结，纵轴则表示与到访文化或主流文化的联结。此工具通常可以直接给青少年使用，来访者能在这些象限中找到有意义的描述。例如，一名澳大利亚籍中国裔男性就认为此工具帮助他更好地理解了自身痛苦的文化背景。他将不同象限标记如下：左上为"二者皆是"，右上为"澳洲人"，左下为"中国人"，右下为"二者皆非"。

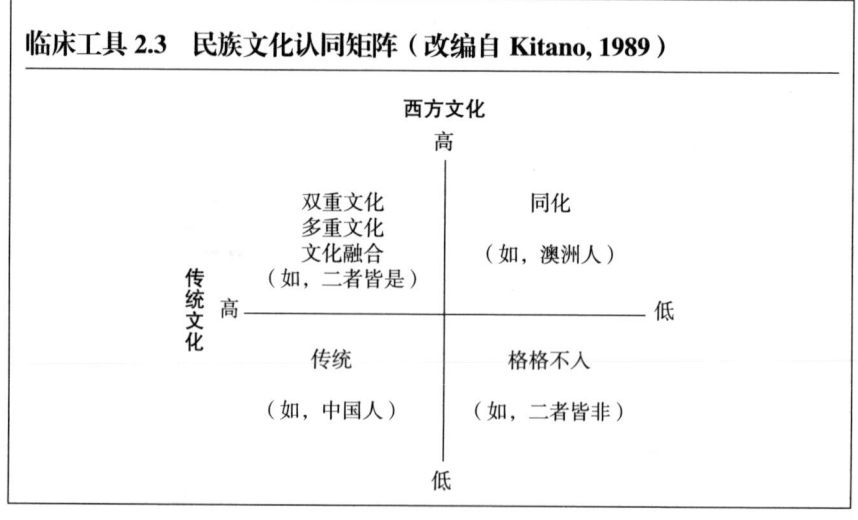

此矩阵代表了青少年与传统文化和主流文化的联结感,并描述了他们在多大程度上调整了自己的文化身份认同。虽然每个象限都与风险和保护因素相关,但研究显示"双重文化"象限与适应性的心理社会调整有关,而"格格不入"则与高度孤立、压力和适应不良有关（Bashir, 2000; Klimidas and Minas, 1995）。这个模型并不是固定的,而是动态变化的。青少年很可能根据场合在不同的象限之间变动。对部分青少年来说,这种平衡的变动可以无缝衔接；而对另一些人来说,这些变动包含的压力源可能会增加精神障碍和/或物质使用的易感性。

此模型可用于那些正在尝试在传统文化和所处主流文化之间取得平衡的原住民青少年,也可用于阐明一些具有同性恋倾向的青少年在协调同性吸引文化与主流异性恋文化之间的差异时的挣扎,还可以用于辅助评估尝试平衡来自家庭和同伴团体的期望之间差异的青少年。

文化影响着精神症状的发展和表达模式。例如,抑郁症在不同文化和民族背景的个体之间有不同的表达和表现方式。这是一种普遍存在于各种文化背景的心理障碍,它的核心症状在不同国家之间也相差无几（Kessler and Bromet, 2013）。然而,文化差异依然存在,主要表现为：（1）将障碍视为问题；（2）主观体验。在大多数西方文化中,抑郁症通常被描述为精神折磨、悲痛、绝望或悲观。抑郁症的严重程度跨越了一个广泛的连续谱,从轻度心境失调到伴精神病性症状的重度抑郁障碍。但在非西方文化中,抑郁症经常以各种躯体症状呈现（Marsella, 2001; Salzman, 2018）。在抑郁症中很常见的情绪不佳或者寻死的想法,通常会表现为一系列的身体不适,比如头痛、胃部不适或背痛（Minas and Lewis, 2017; Marsella, 2001）。文化可能会影响人们如何解释和表达疾病相关的行为和感受。由于非西方文化对情绪的呈现方式不同,根据西方文化的观点进行诊断很可能并不正确。例如,曼森（Manson, 1995）描述了不同文化对悲伤的表达："一些中东文化鼓励人们展示极度的悲伤与痛苦；一些美国本土文化则反对展示极度的悲伤与痛苦；一些中南半岛文化认为情绪的展露应该是非常私人且节制的，不应影响整个家庭或社会"（p.127）。

在一些语言中，抑郁这个词甚至不存在，而表达情感的语言在不同文化中差异也很大。曼森（Manson, 1995）指出有些文化在表达情感时会使用个体性的"我"表述，而有些文化则更倾向于集体性的"我们"表述。一些文化喜欢非语言的表达，相信沉默、冥想及接纳是心理健康的关键。在表达情绪和感受时运用的词汇在不同文化之间有着巨大的差异。一些文化拥有丰富的词汇去表达差别非常细微的情感，另一些文化则几乎没有词汇来表达情绪感受和状态。

胜任文化领域的评估需要关注青少年的文化参照系，注意不将他们独特的个人文化中的正常行为、信念和体验评判为精神疾病。同时，要关注与青少年的功能受损和痛苦有关的症状模式。

文化期望会影响青少年与重要他人之间的关系。

> 约翰（John）是一名12岁的学生，来自希腊，目前与家人一起住在澳大利亚。进入中学后，他出现了社交焦虑的症状。虽然约翰的英语很流利，但他的父母却只会说希腊语，并且希望约翰在家的时候也能说希腊语，教育他在家里说英语是对他们及同住的祖父母的不尊重。某个周末，约翰踢完球后带着在新学校认识的足球伙伴回家，他发现这些朋友在他和父母说话时嘲笑自己。这件事让约翰变得敏感，他总是把别人的行为理解成在评论自己。作为反抗，约翰开始故意在家里进行一些反希腊的行为，这让他的父母和祖父母都很苦恼。而在学校，据他的任课教师所说，他因为太努力想要获取认同，反而被同伴团体疏远了。预期的拒绝证实了约翰说自己是一个"失败者"的假设，导致他把自己关在卧室里。

约翰的学校咨询师使用ECIM概念化了这些行为。一开始约翰能够通过分开这几个象限来调整自己的双重文化背景。在家时，他会说希腊语以满足家人的期望,这说明他在 ECIM 的"传统"象限中是舒适的;在学校时,约翰会把自己希腊人的那一部分留在家里,并轻松进入一个澳大利亚青少年的角色,这则是"同化"象限。然而,当他在"同化"象限的朋友进入"传统"象限时,约翰没有办法顺利地将这些整合在一起(即"双重文化"象限)。在强行获取认同的尝试失败后,他便撤退了,把自己安全隔离在房间里,这便是 ECIM 中的"格格不入"象限。

约翰在文化方面的苦恼影响了他与其他重要他人的关系,而这样的变化又让他失去了一直以来拥有的来自朋友和父母的支持。他尝试让事情回到正轨的自我保护行为却又强化了他对他人评价的恐惧。

心灵领域

> "很多能数(count)清的东西并不重要(count);很多数不清的东西真的很重要。"
>
> ——阿尔伯特·爱因斯坦(Albert Einstein)

精神性/灵性(spirituality)这个词来源于拉丁词汇"*spiritus*",含义为"呼吸"。从延伸意义来说,灵性具有赋予生命的意味。进一步拓展,即赋予意义和目的。

虽然定义灵性比较困难,但文献提示大致包含以下概念:超越、意义、体验、价值和联结。灵性包含但不限于宗教或宗教性体验,戈德斯坦(Goldstein, 2010)将灵性定义为"创造意义,与他人、自我和/或更高级别的力量的联结感,以及对自我超越的开放和探索"(p.3)。

2002 年,澳大利亚精神科医生拉塞尔·德苏扎(Russell d'Souza)在一项针对成人心理疾病患者的问卷调查中发现,79% 的患者认为灵性对他们来说非常重要,82% 认为治疗师应当更注意他们的灵性需求和信仰,67% 的患者相信灵性帮助他们更好地应对了心理痛苦。相比之下，只有11%的患者表示治疗师询问了他们的灵性信仰（d'Souza，2002）。普罗克特（Proctor，2011）也发现，尽管她研究中接近一半的青少年来访者存在各种形式的灵性倾向，但仅5%的治疗师曾过问该部分。

成人和青少年的灵性及心理健康相关文献都指出，灵性对于理解完整的个体十分重要。当面临一些人生问题时，无论是丧失、与重要他人的冲突、被强加的非预期且无法控制的改变，还是缺少应对危机情况的资源，青少年会产生广泛且深刻的需求。在这些情况下，生物心理社会评估并不足以揭示青少年所处的鲜活现实的复杂内核。

作为教学技巧之一，维克托·弗兰克尔（Viktor Frankl）曾向学生展示了一个与下图相似的图案：

接着，他让学生尽可能准确地描述这个图案。回答各不相同，但大致都类似以下形容：一个不透明的黑色圆形，右侧有一个长方形，长方形在圆形大约一半的高度处伸出，并水平地展出大约是圆形直径1/3的距离。他们的回答都经过了深思熟虑，并且很"准确"。然后，弗兰克尔揭晓了谜底：其实这是一个从上方投影的杯子的二维俯视图，而这个杯子是一个17世纪时的手绘法国产茶杯，一个精心设计过的瓷器，曾被一个家族视为珍宝，在2个世纪的时间里随他们跨越了好几个大陆。但学生们看到的只是一个有着水平突起的黑色圆形。虽然他们的描述已经十分准确，但还远远不够。他们根据有限的信息给出的描述使这

个物体缺失了全部精髓。

相似地，生物心理社会模型也能提供对青少年的非常准确的描述，但除非能触及青少年最本质的部分——他们的灵性、赋予他们生命和意义的东西，否则这些描述就和"黑色的圆形"一样，准确但贫乏。这种本质也许与宗教有关，也许无关，但很多时候与"创造意义，与他人、自我和/或更高级别的力量的联结感，以及对自我超越的开放和探索"（Goldstein, 2010）最相关。有些青少年可能会在运动、音乐、戏剧、同伴团体、对大自然和动物的热爱甚至是学习中找到这样的本质。

与来访谈论灵性时，首先应当意识到，青少年并不只是存在于生物和社会世界中的心理症状的集合体。要想理解来访者的灵性，治疗师首先要展现出充满尊重的好奇心，了解来访者如何看待这个世界，又如何在他们的世界中理解自己的症状。对青少年来说，这可能是人生中唯一一次有成年人坐在身边、对他们心中的世界表示真诚的兴趣，而不是走过场地听一听，然后告诉他们"真实世界是怎样的"。对治疗师来说，这是一个可以更深入地了解来访者复杂人生经验的机会，而通过真诚地展示对青少年生活的好奇心，也有机会更好地建立更牢固的治疗联盟。

那么，要在治疗中与青少年讨论灵性，有哪些方法呢？以下是一些例子。

卡尔（Carl），16岁

治疗师：有些人在经历人生困难的时候，会发现信仰给了他们很多帮助。你有没有在特殊时期能帮助你的人生信仰呢？

克里斯（Chris），13岁

治疗师：有些和你一样大的孩子会一起讨论人生和人际关系之类的事，我猜他们是想弄明白这些有什么含义。你和你的朋友们有过这样的对话吗？

卢克（Luke），15 岁

治疗师：上周你告诉我，你从 6 岁开始就一直打橄榄球，还说你"靠橄榄球生存和呼吸"。我猜你这么说是为了让我理解肩膀受伤对你来说有多严重。卢克，可以和我说说有橄榄球的生活是什么样的吗？以及，如果没有橄榄球，生活又是什么样的？

埃迪（Eddy）是一名 18 岁的澳大利亚原住民，最近他有一些令他不安的梦境。在梦中，他已故的兄弟（五年前因车祸去世）和另外两名在五年前去世的朋友频繁地出现，持续了一个月左右。埃迪表示这件事令他"毛骨悚然"，并为了不继续做这种梦而抗拒睡眠。治疗师让埃迪在自觉舒适的范围内讲述这些经历，也承认这可能包含了一些文化意义，如果和一位同为原住民的长者讨论这件事会比较有帮助。埃迪赞成这个建议，于是他们找到了一位当地的长者莱昂内尔（Lionel），埃迪也很愿意与他接触。两周后，埃迪回到了治疗室。

治疗师：埃迪，你和莱昂内尔讨论过你的梦了吗？

埃　迪：是的，我这周一见了他。莱昂内尔说不需要担心，他们只是在梦里来看看我而已。他们很担心我，因为我之前遇到了一些困难，所以他们想帮我。

治疗师：所以你感觉还可以？

埃　迪：是啊，我和他们说过好几次话了。现在都没事了。莱昂内尔说如果我还需要，他们会为了我留下来。

治疗师：你还会继续和莱昂内尔讨论这件事吗？

埃　迪：不，他说了没事的，只要听着就行……而且他让我也告诉你，一切都好。

治 疗 师：上次我们见面的时候，你说在梦里见到那些男孩让你很苦恼，而且你还因为"毛骨悚然"而拒绝睡觉。现在听起来，一切都好了？

埃　　 迪：是啊。

治 疗 师：他们会帮你渡过难关吗？

埃　　 迪：会的。

有这种经历的澳大利亚原住民青少年并不少见。对一些人来说，这种"拜访"可以是滋养性的，让他们感到被慰藉和关心。而对另一些人来说，比如埃迪，这种经历也有可能很令人困扰。与相同文化背景的长者或信任的人谈论这类经验可以帮助他们理解来龙去脉，并改变青少年体验到的意义。

对很多青少年来说，与童年时期相比，他们的灵性或意义形成发生了显著的变化。虽然理解世界的方式的变化是正常发展过程中的一部分，但这种变化会让一些来访者感到脆弱和失去保护。他们过去认为理所当然存在的安全网，现在满是漏洞。如果疏忽了对这方面的充分探索，可能会失去很多重要的信息——如许多来访者所述，这些都是疗愈的必要元素。

痛苦和损害

评估的下一个关键组成部分是与当前症状相关的痛苦和功能受损的程度。一些来访者可能存在许多症状，但他们的痛苦指数较低，并且可以维持在学校、家庭甚至运动队里的正常功能。另一些来访者可能症状比较少，却已经无法维持在生活中各个方面的正常功能了。

在之前的分类系统《精神障碍诊断与统计手册》（第四版）中，轴

V 提供了整体功能评定量表（Global Assessment of Functioning, GAF），以评估来访者的症状严重程度和整体功能水平（APA, 2004, pp.32—34）。此量表为治疗师提供了一个客观的测量方法，将功能从 1（功能严重受损）至 100（功能良好）分为十个范围。GAF 中的每个 10 分的范围都包含两部分：症状严重程度和功能水平。例如，41—50 的第一部分指存在"严重的症状"（如，自杀意念、严重的强迫性仪式动作、频繁的盗窃行为），第二部分则是"在社交、工作或学业领域的功能严重受损"（如，没有朋友、不去学校）。

GAF 不仅能为治疗师提供对当前功能状况的评估，还可以评估病前功能，从而更好地建立实际的临床目标。GAF 也可作为评估治疗进展的可靠指标。虽然它并非直接评估症状，但对症状的严重程度和功能损害十分敏感。

其他一些不太正式的心理痛苦测量方法（如各种评估量表），对于了解心理困扰和障碍如何影响青少年可能也有帮助，可以为治疗进程提供更多信息。

萨拉的后续情况

治疗师：萨拉，我想更加了解现在的一切对你来说有多困难。如果 1 分代表你所能想象的最悲伤的情绪，非常低落、没有任何幸福感，10 分则相反，是指对于生活感觉很好。用 1 到 10 分来测量你最近的难过程度是多少。比如说，早上起床的时候？昨晚准备睡觉的时候？又或者是现在？

类似的测量也可以用来评估心理困扰的程度变化：

治疗师：萨拉，我们五周前第一次咨询的时候，你说你的平均快乐程度是 2～3 分。那么最近，比如说上周，你的平均快乐程度是多少？

改变的意愿

即使青少年正在经历严重的心理痛苦或心理障碍，我们也不能自动假设他们希望做出改变。来访者想要继续体验这种心理痛苦的理由可能有很多，包括：

- 能够吸引家人或其他人的关怀和关注
- 麻木但舒适，也许比其他选择更好
- 可能是摆脱一些不愿面对的社交场合的方法
- 在学校能得到一些特殊对待
- 可能是加入某个重要的同伴团体的必要条件
- 其他类型的情绪状态可能会引起恐惧
- 特定的心理痛苦可能对创伤性回忆有保护性

如果一位青少年没有准备好做出改变，治疗师就无权进行治疗。事实上，让不想改变的青少年接受治疗可能是不恰当的。这样的治疗不太能带来正面的改变，反而可能会对未来的求助行为造成负面影响。临床工具2.4"改变的阶段"可以辅助治疗师与青少年一起判断他目前的改变意愿，并引导接下来的会谈决策（Norcross and Goldfield, 2005; Prochaska and DiClemente, 1982）。

对第一阶段（前预期）或是第二阶段（预期）初期的来访者来说，动机性访谈技术或支持性咨询是合适的干预方法。如果这位青少年表达出进入下一步的意愿，并从伴随痛苦和损害的症状转向相对的心理健康（第二阶段后期及第三阶段准备期），那么标准的循证心理治疗法将更加合适。

临床工具 2.4　改变的阶段（改编自 Prochaska and di Clemente, 1982）

改变阶段	治疗阶段	临床重点
前预期	建立治疗联盟	在建立和维持治疗联盟时考虑来访者的依恋类型（见第三章和临床工具 3.2） 认可来访者的需求和恐惧 认可来访者的决定 鼓励自我反思，包括对矛盾心理的探索
预期	动机	认可来访者缺乏改变的意愿 明确当前行为的优势与劣势 再次探讨矛盾心理 鼓励来访者对结果有新的正向期待
准备	计划改变	识别支持性资源 处理阻碍 识别或发展改变行为的技巧 鼓励微小的起步
执行	积极治疗	计划一些期望且可达成的改变 识别胜任力并鼓励建立克服障碍的自信 处理失落感 再次探讨长期获益
维持	预防复发	识别并计划后续的支持 强化内在奖赏 发展应对未来困难的技巧

概念化

"个案概念化是核心概念，因为它相当于治疗的守门员"（Page and McLean, 2008）。"它包含了以描述性信息为基础的假设以及源自假设的规范性建议"（Eels, 1997）。

概念化是在互动中说明对来访者当前症状的总结和解读，向他们传达理解并提升他们相信未来会变好的信心。概念化必须从发展性的角度陈述。对一名12岁的来访者的个案总结和解读的语言很明显应与对22岁的来访者不同，也与向其父母表达的不同。概念化必须对青少年的文化、价值观以及其他特质（如性别和种族）足够敏感。

即便如此，扎实的概念化始终包含那些同样的元素：概念化应该将青少年现存的问题与在五个领域中收集的信息相关联。它以科学为基础，解释来访者的性格和生活经历如何以发展性的、可理解的方式诱发、加剧、维持、和/或保护了当前的症状。概念化还应表明青少年当前改变的意愿。最后，在提供治疗方向方面，概念化应该为来访者提供循证且可信的改善心理健康的方法。

临床工具2.5"个案概念化清单"是一个自评工具，旨在辅助治疗师回顾概念化的内容，以确保评估和概念化的所有重要内容都已被解决。此清单由四个步骤组成。

临床工具2.5　个案概念化清单

（1）存在的问题
- 3　已指出相关存在的问题。已识别主要及次要问题。
- 2　已指出大部分存在的问题。未充分区分主要及次要问题。
- 1　已指出一些存在的问题。但未与相关性较小的其他问题做出区分。
- 0　未指出任何存在的问题。

（2）整体评估
圈出四种影响方式在五个领域内的体现程度：
0= 五个领域中的四种影响方式均未被考虑
1= 五个领域中的四种影响方式几乎未被考虑
2= 五个领域中的四种影响方式均被考虑，但与存在的问题无关
3= 五个领域中的四种影响方式均被考虑，且与存在的问题相关

（续）

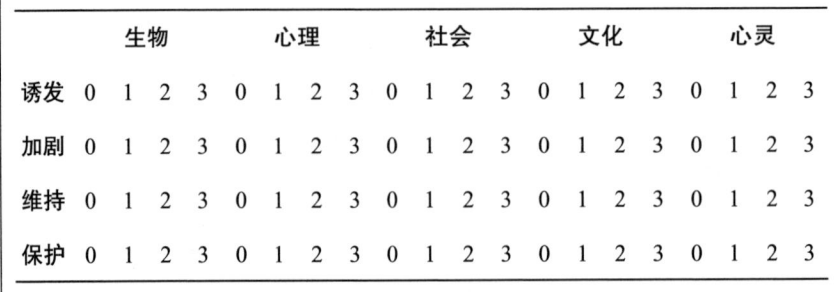

（3）改变的意愿

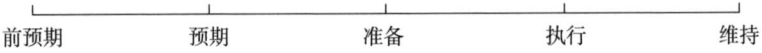

前预期　　　　预期　　　　准备　　　　执行　　　　维持

（4）暂定的概念化

3　概念化假设很好地连接了整体评估的五个领域与来访者的问题，对来访者当前的问题做出了清晰而准确的解释，记录了来访者改变的意愿。还提供了适合青少年且具有实证依据的改善症状的治疗方法。

2　概念化假设为来访者出现的问题提供了可信的解释，虽然不够完整，但也提供了一些改善症状的希望。

1　概念化假设对当前问题的解释支离破碎，使来访者很难理解症状，对症状得到改善的希望也很微弱。

0　概念化未完成。

© NSW Ministry of Health, 2012

第一步：存在的问题

在第一步中，治疗师会记录来访者表现出的心理问题和其他方面的问题。这里的3代表治疗师对自己的记录比较满意，囊括了所有问题，并区分了主要及次要问题。而0则代表治疗师完全没有提出任何存在的问题。

> **专栏 2.1**
>
> 3　已指出相关存在的问题。已识别主要及次要问题。
> 2　已指出大部分存在的问题。未充分区分主要及次要问题。
> 1　已指出一些存在的问题。但未与相关性较小的其他问题做出区分。
> 0　未指出任何存在的问题。
>
> © NSW Ministry of Health, 2012

第二步：整体评估

在第二步中，治疗师会评估整体评估的五个领域中（生物、心理、社会、文化及心灵）的四种影响方式（诱发、加剧、维持及保护）是如何体现的。治疗师将在0—3的范围为每一项打分。

圈出四种影响方式在以下五个领域的体现程度：

0= 五个领域中的四种影响方式均未被考虑

1= 五个领域中的四种影响方式几乎未被考虑

2= 五个领域中的四种影响方式均被考虑，但与存在的问题无关

3= 五个领域中的四种影响方式均被考虑，且与存在的问题相关

> **专栏 2.2**
>
> | | 生物 | 心理 | 社会 | 文化 | 心灵 |
> |---|---|---|---|---|---|
> | 诱发 | 0 1 2 3 | 0 1 2 3 | 0 1 2 3 | 0 1 2 3 | 0 1 2 3 |
> | 加剧 | 0 1 2 3 | 0 1 2 3 | 0 1 2 3 | 0 1 2 3 | 0 1 2 3 |
> | 维持 | 0 1 2 3 | 0 1 2 3 | 0 1 2 3 | 0 1 2 3 | 0 1 2 3 |
> | 保护 | 0 1 2 3 | 0 1 2 3 | 0 1 2 3 | 0 1 2 3 | 0 1 2 3 |
>
> © NSW Ministry of Health, 2012

第三步：改变的意愿

在第三步中，治疗师会判断青少年改变的意愿。临床工具2.4"改

变的阶段"可以帮助治疗师判定该青少年是否已经做好接受治疗的准备，比如人际心理治疗，或者其他更适合的方法（如动力性访谈、支持性咨询或心理教育等），以促进来访者的治疗动机达到可以进入治疗的水平。

第四步：暂定的概念化

在第四步中，治疗师尝试对心理评估的结果进行归纳性陈述，将来访者现存的问题及人生故事与当前的体验结合起来。

此处的 3 代表该概念化很好地将现存问题在五个领域内与四种影响方式连接起来，并以一种易懂的方式呈现，也保持了对年龄、发展阶段、价值观及文化的敏感度。分数为 3 时，意味着该陈述以一种对来访者而言十分有意义的方式传达，能为他们提供崭新的理解，并灌输解决症状并增加生活乐趣的希望。2 代表概念化中的假设提供了一个看似合理但不够完整的解释，在一定程度上为来访者带来了能够期待好转的信心。1 则说明当前的解释支离破碎，也没有向来访者展现希望。0 代表该概念化还完全没有完成。

专栏 2.3

3　概念化假设很好地连接了整体评估的五个领域与来访者的问题，对来访者当前的问题做出了清晰而准确的解释，记录了来访者改变的意愿。还提供了适合青少年且具有实证依据的改善症状的治疗方法。

2　概念化假设为来访者出现的问题提供了可信的解释，虽然不够完整，但也提供了一些改善症状的希望。

1　概念化假设对当前问题的解释支离破碎，使来访者很难理解症状，对症状得到改善的希望也很微弱。

0　概念化未完成。

© NSW Ministry of Health, 2012

临床工具 2.5 将这四个步骤整合在了一起。该方法也适用于督导或同辈督导的环境，督导师可以用该框架鼓励对评估和概念化进行更多系统的分析和反思。评估和概念化是治疗过程的核心部分。虽然许多技能可以在岗前培训中教授，但督导是战略性的一步，让治疗师从掌握评估和概念化的书本知识的层面进入拥有执行这些步骤的能力的层面，从而增强来访者的理解和希望，并确保治疗的科学方向。

总　结

评估和个案概念化有两个核心目标。第一是帮助青少年（必要时也包括他们的家庭成员）更好地了解当前的人生经历，并在加深理解的基础上发展更多对光明未来的希望。第二是规划下一步的干预。评估和概念化能够决定是否需要治疗，以及如果需要，哪一种干预方法比较合适、又应该由谁来实施。换句话说，评估和概念化会同时影响治疗师和来访者。

整体评估和个案概念化都完成后，治疗师将进一步决定 IPT-A 是不是最适合当前这位青少年的干预方法，在这种情况下，可以进入 IPT-A 的初始阶段。下面两章会着重讲述青少年的依恋（第三章）和临床技术（第四章）。这些材料可以帮助推进初始阶段（第五章）、中期阶段（第六至十章）以及巩固阶段（第十一和十二章）的临床工作。

注　释

①此处使用的"整体"一词表示评估应基于以下信念：各个部分是密切相连的，只有参照整体才能做出解释，对一个完整的人做治疗时也应考虑多种因素，而不仅仅是症状。

②感谢我们的两位同事蒂姆·戈尔丁（Tim Golding）和安东

尼·克里奇莱（Anthony Critchley）的工作，他们开发了该二维模型。

③ DSM-5（APA，2013）或 ICD-11-CR（WHO，未出版）这样的标准化手册提供了有关精神症状和综合征的相关信息，但很重要的一点是，这些手册主要针对成年人编写，一些青少年可能正在遭受严重的功能损害和痛苦，却达不到诊断标准。

参考文献

Anyan, F. & Hjemdal, O. (2016). Adolescent stress and symptoms of anxiety and depression: Resilience explains and differentiates the relationships. *Journal of Affective Disorders, 203,* 213-220.

APA. (2004). *Diagnostic and statistical manual of mental disorders: Fourth edition text revision.* Arlington VA: American Psychiatric Association.

APA. (2013). *Diagnostic and statistical manual for mental disorders: Fifth edition.* Washington, DC: American Psychiatric Association.

Bashir, M. (2000). Immigrant and refugee young people: Challenges in mental mealth. In M. Bashir, D. Bennett, & (Eds), *Deeper Dimensions-Culture, Youth and Mental Health.* Sydney: Transcultural Mental Health Centre.

Bowlby, J. (1988). *A secure base.* London: Routledge.

Cloninger, C., Svrakic, D. & Przybeck, T. (2006). Can personality assessment predict future depression? A twelve month follow-up of 631 subjects. *Journal of Affective Disorders, 92*(1), 35-44.

Collishaw, S., Hammerton, D., Mahedy, L., Sellers, R., Owen, L., et al. (2016). Mental health resilience in the adolescent offspring of parents with depression: A prospective longitudinal study. *The Lancet, 3*(1), 49-57.

d'Souza, R. (2002). Do patients expect psychiatrists to be interested in spiritual issues? *Australasian Psychiatry, 10*(1), 44-47.

Eels, T. (1997). Psychotherapy case formulation: History and current status. In T. Eels, *Handbook of psychotherapy case formulation* (pp. 1-25). NY: Guildford Press.

Engel, G. (1977). The need for a new medical model: A challenge for biomedicine. *Science, 196*, 129-136.

Frydenberg, E. & Lewis, R. (2012). *Adolcescent coping scale—Second edition.* Camberwell, Vic: ACER.

Goldstein, S. (2010). The exploration of spirituality and identity status in *adolescence.Currents: New Scholarships in the Human Services, 9*(1), 1-22.

Grotberg, E. (1996). The International Resilience Project: Findings from the research and the effectiveness of interventions. In B. Bain, *Psychology and Education in the 21st Century: Proceedings from the 54th Annual Convention of the International Council of Psychologists* (pp. 118-128). Edmonton: IC Press.

Hawton, K., Rodham, K. & Evans, E. (2006). *By their own hand: Deliberate self-harm and suicidal ideas in adolescents.* London: Jessica Kingsley.

Hillin, A. & McAlpine R. (2005). *Interpersonal psychotherapy for adolescents: Workshop handouts.* Sydney, Australia. Hillin and McAlpine.

Kessler, R., & Bromet, J. (2013). The epidemiology of depression across cultures. *Annual Review of Public Health*, 34, 119-138.

Kitano, H. (1989). A model for counselling Asian Americans. In P. Pedersen, J. Draguns, W. Lonner, J. Trimble, & (Eds), *Counselling across cultures (3rd edition).* Honolulu: University of Hawaii Press.

Klimidas, S. & Minas, I. (1995). Migration, culture and mental health in young children and adolescents. In C. Guerra, R. White, & (Eds), *Ethnic* minority youth in Australia: Challenging the myths (pp. 85-99). Hobart, Aust: National Clearinghouse of Youth Studies.

Koenig, H. (2009). Research on religion, spirituality and mental health: A review. *The Canadian Journal of Psychiatry, 54*(5), 283-291.

Lawrence, D., Johnson, S., Hafekost, J., Boterhoven De Haan, K., Sawyer, M., Ainley, J. & Zubrick, S. (2015). *The Mental Health of Children and Adolescents. Report on the second Australian Child and Adolescent Survey of Mental Health and Wellbeing.* Department of Health, Canberra.

MacCulloch, A. (2004). Substance-related disorders in persons with mental retardation. *Journal of Substance Use, 9*(5), 253-254.

Manson, S. (1995). Culture and major depression: Current challenges in the diagnosis of mood disorders, *Psychiatric Clinics, 1*(1), 487-501.

Marsella, A. (2001). Cultural competence in assessing adolescents with mental health problems. *Developing cultural competence.* Sydney, Australia: Transcultural Mental Health Service.

Maston, A. (2008). Ordinary magic: Lessons from research on resilience in human development. *Education Canada, 49*(3), 28-32.

Matsumoto, D. (1996). *Culture and psychology* Pacific Grove, CA: Thompson Brooks/Cole.

McAlpine, R. (1999). *Depression, anxiety and coping behaviours as correlates of stress: A study of senior secondary students.* Doctoral dissertation. Newcastle University, NSW, Australia.

Minas, H., & Lewis, M. (2017). *Mental health in Asia and the Pacific: historical and cultural perspectives.* New York: Springer.

National Institute for Health and Care Excellence (NICE). (2019). *Depression in children and young people: identification and management. NICE Guideline (NG134)*, Published date 25 June 2019.

Nock, M. & Favazza, A. (2009). Nonsuicidal self-injury: Definition and classification. In M. Nock, *Understanding Nonsuicidal Self-Injury: Origins, Assessment and Treatment*. Washington: Americal Psychological Association.

Norcross, J. & Goldfield, M. (2005). *Handbook of psychotherapy integration, Second Edition*. NY: Oxford University Press.

NSW Ministry of Health, 2012, *NSW School-Link DVD Training Program*, Prod. A. Hillin & R. McAlpine. DVD. North Sydney: NSW Ministry of Health.

Page, A. & McLean, N. (2008). Toward science-informed supervision of clinical formulation: a training model and supervision method. *Australian Psychologist, 43*, 88-95.

Prochaska, J. & DiClemente, C. (1982). *Trans-theoretical therapy—toward a more integrative model of change. Psychotherapy: Theory, Research and Practice, 19*(3), 276-288.

Proctor, E. (2011). *The spiritual and religious beliefs of adolescents. Royal College of Psychiatrists*, Monograph.

Rutter, M. (2008). Developing concepts in developmental psychopathology. In J. Hudziak, *Developmental Psychopathology and Wellness: Genetic and Envoronmental Influences* (pp. 3-22). Washington DC: American Psychiatric Publishing.

Salzman, M. (2018). *A psychology of culture*. New York: Springer.

Sowislo, J. & Orth, U. (2012). Does low self-esteem predict depression and anxiety? A meta-analysis of longitudinal studies. *Psychological Bulletin, 139*(1), 213-240.

Stahl, S. (2011). *The prescriber's guide: Stahl's essential psychopharmacology, fourth edition*. New York: Cambridge University Press.

Stuart, S. & Robertson, M. (2012). *Interpersonal psychotherapy: A clinician's guide*. London: Arnold.

Tharper, A., Collinshaw, S., Pine, D. & Tharpar, A. K. (2012). Depression in adolescence. *Lancet, 379* (9820), 1056-1067.

Tonge, B., Gordon, M. & Melvin, G. (2009). Treating depression in the developmentally disabled: Intellectual disability and parvasive developmental disorders. In J. Rey, & B. Birmaher, *Treating child and adolescent depression* (pp. 310-320). London: Wolters Kluwer.

Torikka, A. (2017). *Depression and substance use in middle adolescence*. Academic Dissertation. University of Tampere, Faculty of Medicine and Life Sciences, Finland.

Vassoler, F., Byrnes, E. & Pierce, R. (2014). The impact of exposure to addictive drugs on future generations: Physiological and behavioural effects. *Neuropharmacology*, 76, 42-47.

World Health Organisation. (2010). *International classification of diseases, tenth revision, clinical modification (ICD-10-CM)*. London: Centers for Disease Control and Prevention.

World Health Organisation. (In press). *International classification of diseases, eleventh revision, (ICD-11)*. London: Centers for Disease Control and Prevention.

Zubrick, S. (2014). *School attendance: Equities and inequities in growth trajectories of academic performance*. The University of Western Australia Research Conference.

第三章

青少年的依恋

介 绍

依恋困难是许多形式的精神障碍和物质使用障碍的核心（Flores, 2004），也是整个心理治疗工作的核心（Fonagy, 2000）。

理解依恋行为是 IPT-A 中不可或缺的一部分。其主要原因是，青少年所经历的多数痛苦都与试图满足依恋需求的无效尝试有关。当来访者的依恋需求没有得到充分满足时，心理问题就会出现，人际关系也会破裂。在其他治疗方式中，治疗目标可能是改变青少年的依恋方式。相比之下，IPT-A 是一种有时间限制的干预措施，因此，一个关键目标是帮助来访者发展人际交往技能，帮助他们更有效地满足依恋需求。一些来访者的依恋行为可能会因此发生变化（Gunlicks-Stoessel et al., 2018; Spence et al., 2016），但这些变化并不是 IPT-A 的明确目标。

青少年的依恋风格能帮助临床医生理解他们如何看待世界以及与世界发生关联。依恋是来访者与世界互动时的首选方式。这也正是临床医生在评估依恋的过程中试图理解的部分。由于对这一过程的评估是在治疗中进行的，关于依恋风格的假设应该随着新证据的出现而不断完善。

依恋理论

依恋理论的前提是，人类有与他人建立关系的本能动机。这种驱力以生物学为基础。行为学研究已经证明，建立关系的驱力对个体和物种的生存是必要的。例如，从历史角度来看，被抚养的孩子对母亲的依恋确保了其与母亲的亲近，而母亲通过提供食物和保护孩子免受捕食者的伤害帮助了后代的生存。

安全依恋对象的持续存在有助于孩子探索物质环境、建立同伴联系、融入群体并最终实现独立。当人类的依恋需求得到满足时，他们的功能会达到最佳状态。而当依恋需求受到损害时，就会出现包括心理症状在内的一系列问题。

鲍尔比（Bowlby, 1988）用以下方式描述了依恋：

"一个孩子（或老人）依恋或已经依恋某人，是指他有强烈的倾向去寻求与某人的接近和接触，尤其是在某些特定条件下。这种行为的倾向是依恋者的一种持续存在的属性，随着时间的变化而缓慢变化，不受当时情境的影响。"（p.28）

鲍尔比将由此产生的行为描述为：

"任何形式的行为都可能导致个人获得或保持与其他明确定义的个体之间的亲近行为，而这些个体被认为更有能力应对这个世界。当个人受到惊吓、感到疲惫或生病时，这种行为最明显，并通过获得安慰和照顾得到缓解。在其他时候，这种行为就不那么明显了。然而，如果个人知道依恋对象就在身边、呼之即应，就会给他一种强烈而普遍的安全感，鼓励他重视和继续这种关系。"（p.27）

依恋模式构造着人际关系中的行为，构成了人们理解他人及与他人互动的相对持久的模式的基础。虽然依恋行为一直存在，但在个人的安全感受到威胁的互动中最为明显——通常是在感到压力、疲惫或不舒服的时候，进而促使当事人寻求照顾。

鲍尔比（Bowlby, 1969）认为，生命的前五年对依恋关系的发展至关重要，而依恋关系会内化为儿童与他人的关系中自我感的一部分。这导致了关系的"工作模式"的发展，即基于这个时期的实际关系体验所形成的关于关系本质的模式。该模式会告诉人们他们对未来关系的期待。例如，一个出生在父母能够照顾和满足其身体和情绪需求的家庭的孩子，会发展出"在需要时，其他人会提供爱和照顾"的工作模式。这个孩子会认为这个世界是安全又美好的。他对关系的体验以需求得到满足为特征，对后续关系的期望也将反映这一点。这种早期模式可能并不总是被后来的关系所证实，但早期体验永远不会丢失，并将继续积极地促进当前的"工作模式"。

另一方面，如果一个孩子出生在无法提供必要的爱和照顾以充分满足他的身体和情绪需求的家庭中，就会发展出另一种模式，即"在需要时，其他人不能提供爱和照顾"。这个孩子将把反映这些体验的期望带入随后的关系中。他会在基于过去体验的背景下看待所有新的人际关系。与来自第一个家庭的孩子相比，这个孩子在处理新关系时表现得更不乐观、更缺乏信任，这也就不足为奇了。

在上述例子中，两个孩子的期望的客观准确性远不如主观体验那么重要。正是这些主观体验和由此而来的期望塑造了孩子们看待世界的方式。

关系的工作模式使不同类型的个体都能在人际关系中发挥作用，因为它为他们提供了一个预测别人将如何与自己相处的模式。儿童倾向于将这种模式带入青春期和成年期。人际关系的工作模式在人际关系内和人际关系之间通常是一致的，并凝聚成一种独特的依恋风格。

青春期的依恋

青春期为理解依恋带来了一些特殊的困难。埃里克森（Erikson, 1950）将青春期描述为人类生命周期的其中一个阶段，在此阶段，个体必须建立一种个人认同，并避免角色混淆和认同混乱的危险。在许多西方文化中，青春期早期到中后期以走向独立和更坚定的身份认同为特征。在这个时期，家庭作为养育和归属的主要来源的作用较小，而同龄人群体承担了大部分作用。"青少年的个体化过程有助于建立个人、社会和性别认同。它需要远离父母，但由于自主权仍然不足，所以会暂时转向同龄人群体文化"（Muus, 1982, p.100）。这个过程包括青少年与自己曾经在其中作为孩子存在的成人世界分离，并以一种不同的方式与同龄人群体联结，然后，他们才能作为成年人与这个成人世界重新联结。

在这种分离和重新联结的过程中，青少年的身体经历了转变。相关的激素变化导致了情感体验的不稳定：他们开始体验陌生的感受，对一些人来说，这种感受的波动是不可预测的。青少年的家庭——这个曾经提供养育、接纳和归属感的群体，突然间似乎无法用过去的方式继续满足这些需求。青少年转而寻求同龄人群体来履行这些角色。

在生命的早期，年幼的孩子会问"这个世界是一个好地方，一个坏地方，还是不确定？"青少年会发现，随着对世界的探索重新开始，自己又会问同样的问题。但这与十年前的情况不完全相同。关于世界的问题已经被回答了一次。这一次，人们对事情的结果有一种预期，而这种预期很大程度上基于依恋体验。

依恋的三维模型

鲍尔比（Bowlby, 1969）和安斯沃斯等人（Ainsworth et al., 1978）

描述了三种基本的依恋模式：(1)安全型；(2)焦虑回避型；(3)焦虑矛盾型。安全型依恋的人的关系建立在健康和灵活的工作模式上。典型的安全型依恋的青少年通常相信他人会在有需求时出现。总的来说，他们能够带着安全感探索世界并寻求新的关系。这些青少年通常表现出良好的心理健康的行为特征。他们能够通过支持性的社会网络有效地满足自己对归属、安全和养育的需求。他们在生命的第一阶段形成的安全感基础得到了检验，并且没有发现缺陷。这些青少年能够在需要的时候向他人寻求照顾，同样也能够在他人有需求时提供照顾。

焦虑回避型依恋的青少年在早期生活经历中往往没有得到充分的照顾。这些青少年发展出了"即使有照顾，也是永远不够的"的关系工作模式。他们认为自己的依恋需求不会得到满足。由于早期的生活经历，这些青少年带着对他人动机的怀疑态度进入了青春期。他们经常表现出强迫性的自我依赖等行为，往往只建立表面的关系或完全回避亲密关系。因此，他们的社会支持网络往往不够牢固，或者充其量是短暂的，当事情出现问题时，他们几乎没有心理社会支持。

具有焦虑矛盾型依恋风格的青少年，总是专注于确保依恋需求得到满足。他们从童年起就不确定自己的需求是否被满足，因此，在青春期时，他们不断地试探别人——尤其是那些表现出一些关怀迹象的人——看他们是否与表现出的关怀相一致。然而，这种不断寻求保证的行为最终会使（即便是最勤奋的）养育者感到疲惫，并往往导致拒绝或感知中的拒绝，这又引发进一步寻求保证的行为，如此循环往复。

与回避型依恋的青少年相比，那些具有矛盾依恋风格的人能够形成亲密的关系，但他们往往不稳定，对冲突或丧失更敏感，从而威胁到本就脆弱的依恋关系。这些青少年通常专注于在关系中获得足够的关怀，而缺乏为他人提供持续关怀的能力。因此，他们很少发展出相互支持的关系，所以他们的社会支持网络往往不够稳固。

[梅因和所罗门(Main and Solomon, 1986)确定了依恋的第四种类

型,即紊乱型,通常以童年创伤事件为前提。这种依恋的特点是:侵入性的创伤记忆、解离、情感失调、外化行为、无法忍受亲密关系,而且往往有严重的抑郁。这种依恋类型的青少年通常不适合接受 IPT-A,至少需要先充分解决他们的创伤相关问题。]

依恋的四维模型

巴索洛缪和霍罗威茨(Bartholomew and Horowitz, 1991)在自我和他人的内部工作模型的基础上提出了依恋风格的四维模型(见图3.1)。在鲍尔比和安斯沃斯模型的基础上,他们将个体的自我形象(积极或消极)和感知到的他人的形象(积极或消极)组合,定义了四种典型的依恋模式。巴索洛缪和霍罗威茨保留了安全维度,即左上象限,认为处于该象限的个体有强烈的自我意识,并相信别人会在他们需要的时候提供安慰、照顾和帮助。该模型的第二象限代表那些自我意识不强、需要他人不断验证其存在的人。这一象限被命名为专注(preoccupied),因为落在这个象限的这些人似乎专注于让他人支撑自己脆弱的自我意识。鲍尔比和安斯沃斯对这一象限的描述是矛盾的,这也是恰当的,因为这些人倾向于将他人两极分化为能满足他们的依恋需求的人(通常被理想化)和不能满足的人(通常被贬低)。

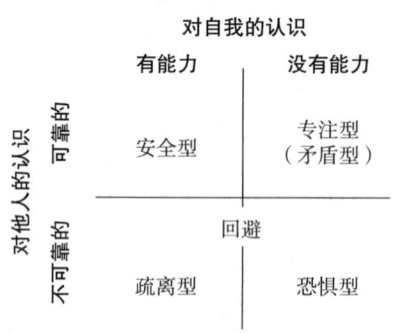

图 3.1 依恋的四维模型(改编自 Bartholomew and Horowitz, 1991)

巴索洛缪和霍罗威茨将回避型依恋风格区分为回避疏离（dismissive）型和回避恐惧型。认可自己的积极模式并否定与他人亲近的重要性的青少年（左下象限），表现为对他人的依赖程度较低，而回避水平较高。他们倾向于传达一种自我依赖，很少主动寻求治疗，因为他们相信自己不需要别人的帮助，而且可能不会相信这种帮助。如果这些青少年来接受治疗，通常是因为他人（如父母或学校）介绍，或者事情变得非常困难，他们被迫进入无法独自处理的陌生领域。

另一方面，恐惧型的特点是有意识地渴望与社会接触，但又由于担心关系的后果而压抑自己。这些人对自己有一种消极的看法，这促使他们高度依赖他人，但对他人的消极看法又导致了高度的回避。这些既想亲近又害怕亲近的矛盾动机是那些缺乏安全感、犹豫不决、脆弱和自我意识强、自我价值感低的人的特征。

根据梅因和所罗门的模型，那些被认定为有紊乱型依恋的人往往适合巴索洛缪和霍罗威茨模型的右下象限，即回避恐惧型依恋。

有非安全依恋风格的青少年存在两种不同类型的依恋相关困难。首先，他们对关系的工作模式让他们无法确定他人是否能够提供他们渴望的联结或照顾。其次，由于这些青少年没有发展出建立和维持相互支持的关系所需的社交技能，他们的社交网络通常没有得到充分发展，无法在需要时提供关心和支持。换句话说，有非安全依恋风格的青少年既没有内在，也没有外部的心理社会资源来帮助他们应对人际压力。依恋理论预测，正是因为低水平的心理社会资源增加了易感性，非安全依恋风格的青少年更有可能从压力状态发展出精神症状或精神障碍。

然而，安全依恋型的青少年也可能发展出精神病性症状。但由于安全依恋的性质——强烈的自我意识的缓冲作用以及相信他人在需要时能够提供帮助——此类青少年从压力反应发展出症状的可能性明显降低。此外，对关系具有安全的内部工作模式的青少年，更有可能在需要的时候有效地寻求支持，因为他过去的经验为他们建立了积极的期望，即他人可以提供支持和关心。

依恋风格的评估

青少年在生活体验的基础上发展出了关系模式。他们没有其他看待世界的方式。这种关系模式反映了他们应对早期压力和剥夺的尝试，并且，在大多数情况下，还会继续困扰当前和未来的关系。在这种背景下，青少年需要理解和慈悲（而不是贴标签），以度过对许多人来说都很艰难的人生旅程。

至少有三个原因提示我们需要谨慎考虑青少年的依恋方式。第一，青春期是一个以变化和变动为特征的人生阶段。正是青春期的这种过渡性质，使得人格发展处于进行中的状态，包括身份形成以及，在一定程度上，依恋风格的形成。如果对青少年依恋风格的印象过于僵化，可能会将本来在他们心理构成中那部分还未固定的属性固定在他们身上。青少年的依恋风格虽然受到早期生活经历的强烈影响，但并不因这些经历而固化。它们不断地被持续的生活经验改变，尤其是在发生重大变化的时期，比如青春期。而且，这在某种程度上是一个平行的过程，在与来访者的初次会面后，我们还将在随后的互动中逐渐了解他们。我们对他们心理构成的了解，包括依恋风格，会随着治疗的进展而逐渐成熟和发展。如果我们最初的看法与治疗进行数周后的看法相同，那就令人惊讶了。

在评估依恋时应谨慎的第二个原因涉及任何分类系统固有的困难。依恋风格能帮助临床医生理解来访者看待世界并与之联结的方式。在上面描述的四维模型中，安全型、专注型、回避疏离型和回避恐惧型是对典型模式的描述，这些依恋风格很少（即便存在）以典型的形式出现。虽然不是绝对的，但采用连续谱的思路来看待依恋风格会更有用。在这种情况下，对依恋风格的描述更像是"倾向于专注型""疏离风格的元素"或"强烈倾向于安全依恋"。这种描述方式允许更灵活和更情境化的解读，更真实地反映了青少年的生活经历。

第三个原因是来访者/临床医生关系的本质。鉴于许多青少年长期处于与成人世界部分脱节的状态，临床医生可能很难将这种脱节状态与来访者依恋风格的要素区分开。临床医生必须提出这样的问题："这种行为象征着一种普遍而持久的关系风格，还是特定于今天来访者与我之间的关系？"

由于这些复杂性，对青少年依恋风格的评估必须是多模式的，而不是仅仅依靠一两个信息来源。在评估青少年的依恋风格时，有三个主要的调查领域。

1. 来访者对过去和当前关系的描述。

2. 来访者叙述的质量。

3. 治疗师–来访者关系的性质。

来访者对过去和当前关系的描述

整体评估（见第二章）和人际关系清单（见第五章）提供了探索青少年依恋风格的额外机会，特别是在反思青少年的求医行为时。

人际关系清单提供了一个结构，以详细讨论青少年过去和当前关系的性质。虽然IPT-A的大部分焦点是当前的关系，但对青少年童年期的讨论可以在一定程度上说明当前的困难是青春期问题还是他们的依恋类型所特有的。

布丽塔（Britta），14岁。她的父母因担心她成绩下降而要求她来治疗。在前两次会谈中，治疗师确定布丽塔有一种长期的、广泛的抑郁障碍。在第三次治疗中，他们进行了以下对话。

治疗师：你还记得上一次严重受伤是什么时候吗？

布丽塔：什么意思？

治疗师：呃，你有没有骨折过或什么的？

布 丽 塔：是的，去年冬天我在无篮板篮球比赛中摔断了手腕。

治 疗 师：摔断了手腕？你的家人也在比赛现场吗？

布 丽 塔：没有——他们从来不来看我的比赛。反正我也不希望他们在场。

治 疗 师：好吧，那你是怎么去医院的？

布 丽 塔：我的教练给我爸爸打电话，他来接我。

治 疗 师：你爸爸看到你时说了什么？

布 丽 塔：（笑）他看起来非常担心。他跑到我所在的地方，看起来就像要心脏病发作之类的。看他的样子，我应该更担心他才对。

治 疗 师：这就是你爸爸的方式吗？我的意思是，你是否感觉到他很关心你的情况？

布 丽 塔：我不知道。他对我们的担心还不如他的宝贵摩托车。他总是在摆弄他的摩托车，要不就是骑车出去。他甚至大部分时间都不知道我们是否在家。

治 疗 师：那么，如果你摔断手腕时他正在骑车，他接到电话说你受伤了，你觉得他会来接你吗？

布 丽 塔：会的。

治 疗 师：是吗？为什么你会这么想？

在上面的交流中，我们看到了亲子关系断裂的证据，但也有证据表明，尽管布丽塔对她的父母持否定态度，但她内心深处相信，如果她受到伤害，她的父亲会放下一切来帮助和照顾她。在这段交流的基础上，治疗师可能会提出一个初步的假设，即布丽塔的依恋风格偏向于安全型，而不是焦虑型。这一假设将在初始阶段剩余的时间内不断得到检验和修改，并在治疗的后期阶段重新接受检验。

相比之下，16岁的特蕾西（Tracey）则以相当不同的方式披露了她的工作模式。

治 疗 师：你还记得上一次严重受伤是什么时候吗？

特 蕾 西：什么意思？

治 疗 师：你有没有骨折过或什么的？

特 蕾 西：是的，去年冬天我在无篮板篮球比赛中摔断了手腕。

治 疗 师：摔断了手腕？你的家人也在比赛现场吗？

特 蕾 西：你一定是在开玩笑。他们甚至不知道我会打无篮板篮球。

治 疗 师：那你是怎么去医院的？

特 蕾 西：有人给我父母打了电话，但他们很忙。我的教练叫了救护车，杰森进来陪我。结束后，杰森的哥哥送我回家的。

治 疗 师：你回家后你父母怎么说？

特 蕾 西：他们很冷静。爸爸在我的石膏上画了一幅羽毛的画。

治 疗 师：羽毛？

特 蕾 西：是啊，这差不多是他印刷公司的标志。

治 疗 师：你觉得爸爸妈妈会担心你的手腕吗？

特 蕾 西：哦，是的。他们让我在电视前喝茶。

治 疗 师：你能想到他们对你表示关心的其他方式吗？

与布丽塔相比，特蕾西似乎对父母对她的照顾不太确定。上述对话表明，对于父母照顾她的能力或意愿，她可能有一些否认和矛盾心理：

"你一定是在开玩笑。他们甚至不知道我会打无篮板篮球""他们很冷静。爸爸在我的石膏上画了一幅羽毛的画""哦，是的。他们让我在电视前喝茶"。

特蕾西的治疗师可能会提出一个初步假设，即特蕾西可能有一些依恋方面的困难。治疗师将继续探讨这个问题，从特蕾西那里引出更多现实生活中的例子，这些例子将阐明她对照顾和养育的期待与信念。特蕾西如何看待别人对她的看法也可能表明了她对自己的看法，即她不值得别人的照顾。

从青少年那里获得有关关系的信息通常并不困难。大多数青少年都很喜欢谈论他们的人际关系，并且对开放式和封闭式问题都有很好的反应。虽然这种询问的重点仍然是当前的关系，但过去的关系也可能提供丰富的信息，特别是在治疗师难以区分依恋风格特征与青春期特征的时候。

治疗师：那么，特蕾西，自从你和杰森分手后，你说你的大多数朋友都抛弃了你？

特蕾西：不是大多数，是所有。

治疗师：所有的人？

特蕾西：他们都站在他那边。没有人相信我说的话了。甚至我最好的朋友乔迪（Jodi）也站在他那边。上周末有一个聚会，但我直到昨天才知道这件事。

治疗师：（停顿）这让你感觉如何，特蕾西？

特蕾西：刚开始我很生气，但他们不值得——我不在乎。

治疗师：你最好的朋友，乔迪，你认识她多久了？

特蕾西：从小学开始。我们住得很近，我们一起打无篮板篮球，我们的妈妈相互认识，我们的兄弟一起打橄榄球，诸如此类。

治疗师：你们小时候在一起的场景，你还记得是什么样子吗？你们那时相处得好吗？

特蕾西：是的，我们一直都是最好的朋友。

治疗师：你还记得和她有过争执吗？比如，大吵一架之类的？

特蕾西：是的，一直都是这样。她真的变得很烦人——就像她妈妈一样——但我有点摆脱不了她。

治 疗 师：你还记得你上次和乔迪大吵一架是什么时候吗？我的意思是，你能记起细节吗？关于什么、在哪里发生、你说了什么，诸如此类？

在这段对话中，治疗师探索特蕾西当前的被拒绝和被孤立的感受是针对当下的情况，还是一种更普遍的感受。当探讨早期与乔迪的关系时，特蕾西表示，尽管乔迪是她最好的朋友，但乔迪在她生活中的核心角色并不是提供持续不断的养育和安慰。治疗师的最后一句话为进一步探讨特蕾西和乔迪之间的具体事件铺平了道路。这种探索人际关系事件的策略可能不仅有助于向来访者强调他们与重要他人之间沟通不畅的因素，还可以作为一种策略，以获取关于青少年依恋方式的信息。特蕾西对上述问题的回应如下。

治 疗 师：你还记得你上次和乔迪大吵一架是什么时候吗？我的意思是，你能记起细节吗？关于什么、在哪里发生、你说了什么，诸如此类？

特 蕾 西：能，上个星期。她想去看她男朋友打橄榄球，而我只想待在家里，看场电影什么的。

治 疗 师：然后发生了什么？

特 蕾 西：我们去看橄榄球了，不是吗？

治 疗 师：那么，谈话进行得如何？乔迪说了什么？

特 蕾 西：我不知道。她只是说，"我想去看特洛伊（Troy）打橄榄球"。

治 疗 师：那你怎么说的？

特 蕾 西：我说你想去就去吧——我在看电影。

治 疗 师：特蕾西，你说这句话的时候感觉如何？

特 蕾 西：我知道我会是那个让步的人。事情总是这样——无论乔迪想要什么，她都会得到。她就是这么烦人。

治 疗 师：那么乔迪怎么说？

特 蕾 西：乔迪说，"那你就待在这里吧，我要去看球赛了。"

治 疗 师：然后呢？

特 蕾 西：我告诉过你，她总是能得到她想要的——我们一起去看球赛了。

在与乔迪的交流中，特蕾西表明，她并不指望事情会如她所愿。这与在无篮板篮球比赛中受伤后，她对父母会来帮助她的期望是一致的；也与在和杰森分手后，所有朋友都抛弃了她的想法是一致的。治疗师觉得，特蕾西的依恋风格更具有焦虑型的特征，而不是安全型。特蕾西已经表现出某种期望，即人们更有可能让她失望而不是给她支持。此外，这次交流表明，特蕾西可能没有很好的策略来满足依恋需求。特蕾西没有告诉乔迪自己并不想去看橄榄球比赛，而是按照她对事情发展的预期，不经任何讨论就满足了乔迪的愿望，这让特蕾西更加确信：别人不会满足她的需要。

在评估来访者对他们关系的描述时，以下问题可能会有帮助。

- 当你受伤或感到悲伤时，你和父母之间的关系会发生什么变化？
- 当父母生气时，你和父母之间的关系会发生怎样的变化？
- 你能想到当你受伤或心烦意乱时，你的父母是什么反应吗？
- 与小时候相比，现在你和父母之间的关系有什么不同？
- 你和你的兄弟姐妹相处得怎么样？
- 在年幼的时候，你是如何寻求帮助的？
- 你现在是如何寻求帮助的？
- 与父母相比，你和朋友之间的关系有什么不同？
- 如果你真的受伤或心烦意乱时，你会向谁寻求帮助？
- 给我讲一个关于……的故事。

此类问题有助于治疗师理解巴索洛缪和霍罗威茨模型中的"他人"维度，特别是青少年对他人的帮助、可靠和可用性（availability）抱有积极还是消极的感觉。

为了探索该模型中的"自我"维度，治疗师可以确定青少年看待自己的特质、信仰、价值观和目的的方式。自我的一个显著特征是来访者的自我价值。例如，勒纳（Lerner, 2005）提出的"积极的青年发展"的"6C（能力、信心、性格、联结、慈悲和贡献）"，将有助于治疗师衡量来访者的自我特征和对自己的态度。高自我价值将出现在巴索洛缪和霍罗威茨模型自我维度更高的一端（图 3.1），而缺乏价值感的青少年通常会落在低的一端。这种低自我价值感是专注型和恐惧回避型青少年的特征。

来访者叙述的质量

除了来访者对关系和人际事件的详细描述外，治疗师还可以通过检查叙述质量来收集关于来访者依恋风格本质的重要信息。根据青少年讲述自己故事的方式，可以对他们的依恋风格做出重要的推论。有安全依恋风格的青少年通常有丰富的关系历史，他们能够在讲述当前的情况时从这些故事中汲取经验。相反，有专注或回避关系模式历史的青少年通常只与他人的世界有松散的联系。具有专注风格的青少年通常全神贯注于满足自己的依恋需求，以至于无法讲述与他人世界紧密相连的故事。对于有回避型依恋风格的青少年，他人并没有充分考虑他们构建世界的方式，因此，他们也不太关注他人的世界。

斯图尔特和罗伯逊（Stuart and Robertson, 2012）提出，安全依恋的个体通常能够以三分法的方式描述他人。他们能够真实地描述他人，包括积极和消极的特征，以及介于二者之间的灰色特征。而具有专注型依恋风格的人，经常以二分法的方式描述他人。他们专注于让自己的依恋需求得到满足，因此不愿批评那些可能为他们提供关怀的人。他们可能认定有些人不会或不能满足他们的依恋需求，于是去贬低这些人。这些青少年倾向于理想化或贬低他们生活中的他人——几乎没有中间立场。至于是理想化还是贬低，可能取决于青少年当时是如何看待他们的。专注型的青少年往往不会把别人看成完整的人，而只看到好的部分和坏的部分。例如，特蕾西说她的父母甚至不知道她在打无篮板篮球，当她受伤时，他们太忙了，没有时间带她去医院。她也表示，他们非常担心她的伤势，所以"让我在电视前喝茶"。

如果具有安全型依恋风格的青少年倾向于用三分法的词汇来描述他人，而专注型的人倾向于用二分法的词汇来谈论他们生活中的他人，那么具有回避型依恋风格的青少年通常用会一分法的词汇来描述他人。他们的描述几乎没有什么细节。治疗师可能会发现很难提出关于这些来访者人际关系本质的假设，因为他们没有提供帮助形成临床观点的确凿证据。这种空虚清楚地反映了这些青少年的人际关系世界，在这个世界里，人际关系的意义远远小于对其他人的意义。

16 岁的杰夫（Jeff）被一位担心其成绩下降的教师介绍给学校的心理教师。杰夫是一个能力高于平均水平的男生，正在读中学的最后一年。杰夫一直是一个安静、认真的学生，他所有的科目都考得很好，在计算机课程中的表现尤其出色。最近他的成绩变差了，他的任课教师担心他已经到了极点。

学校心理教师怀疑杰夫可能正在经历抑郁发作，并探讨杰夫是否适合接受IPT-A。在最初的治疗会谈中，心理教师形成了一个初步的假设：回避型能最好地描述杰夫的依恋风格。以下内容来自人际清单，说明杰夫的叙述质量如何帮助心理教师形成了这一观点。

治 疗 师：杰夫，上周我们谈到了你最近在学校和家里的情况。这周我想谈谈你和你生活中一些重要人物的关系。可以吗？

杰　　夫：好的。

治 疗 师：那么，首先，（指着上次会谈中构建的亲密圈——见第五章）让我们谈谈你的核心圈子里的一些人，比如和你相处了相当长时间的一些人。

杰　　夫：我不知道。（停顿）可能我的一些朋友……也许是我的家人。

治 疗 师：好的——朋友和家人——所以，选择一个你想开始的人。我们先谈谈那个人。

杰　　夫：（停顿）如果你愿意，我们可以从亚历克丝（Alex）开始。

治 疗 师：亚历克丝？一个朋友吗？

杰　　夫：是的，她是我的朋友。

治 疗 师：是一位特殊的朋友吗？比如，女朋友？

杰　　夫：不，不是真的女朋友。

治 疗 师：好的。让我们聊聊亚历克丝。

杰　　夫：嗯，她挺不错的——我不知道，她就是挺不错的——仅此而已。

治 疗 师：你觉得她怎么样？

杰　　夫：我不知道，她是个好人。我们相处得很好。

治 疗 师：你们一起做过什么事情？

杰　　夫：哦，不是很多。（停顿）

在这个环节中，杰夫无法提供很多关于亚历克丝的有意义的信息。不仅提供的信息质量不高，他似乎也没有能力将内心的体验和看法传达给其他人。这是一个有回避型依恋模式的青少年的典型反应。然而，治疗师还需要探究，杰夫的回应是反映了人际关系的工作模式，还是抑郁青少年和成年治疗师之间的动力学模式。治疗师将探索杰夫的其他关系，询问基本细节、对关系的期望、关系是否令他满意，以及他希望在关系中看到的变化。治疗师将利用这些信息提出关于杰夫依恋风格的发展假说。杰夫的自我意识将被用来确定他的依恋风格是回避疏离型（强烈的自我意识）还是回避恐惧型（脆弱的自我意识）。

治疗师－来访者关系的本质

IPT-A 和更多精神分析导向的疗法之间的主要区别，在于处理移情关系的方式。在心理动力学疗法中，治疗师会在治疗期间直接处理移情关系。移情是一个无意识的过程，来访者不会觉察到。在移情关系中，早期的人际关系模式会在与治疗师的关系中重复出现，治疗师要详细检查这些模式的表现。例如，治疗师会假设，青少年对自己的许多感受是与他们早期生活中的重要关系相关的感受的重现。治疗师会在"治疗的显微镜下"关注这些感受，以探索来访者无意识世界中的隐藏力量，这些力量驱动着当前的情感、认知和人际行为。

IPT-A 主要基于鲍尔比的依恋模型。鲍尔比认为工作关系模式基于真实的经历，反映了对个体既往关系的准确评估。IPT-A 认识到，无意识过程可能会强烈影响个体的人际关系世界，但重点关注青少年可以接触到的元素。青少年的人际关系工作模式是强加给治疗师的，正如他们的其他关系。然而，与使用心理动力学方法的治疗师不同，使用 IPT-A 的治疗师不会利用移情关系来分析和理解移情过程或功能失调的关系工作模式。在 IPT-A 中，治疗师可以帮助青少年更好地理解并改变他们的关系行为中有问题的方面，而无须解释潜在的无意识决定因素。通过这种方式，IPT-A 的重点是缓解症状和改善人际功能，而不是提高内在的洞察力。

然而，尽管没有直接利用移情，但考虑来访者－治疗师关系仍然是促进治疗师理解来访者人际世界的重要工具。来访者和治疗师之间的关系不是在真空中发展起来的，而是与青少年在治疗之外（如，与家人和朋友的联结）使用的依恋和沟通方式类似。因此，这种关系提供了有关青少年依恋风格和沟通风格的基本信息。来访者-治疗师关系与其他关系遵循相同的依恋工作模式。它能够提示治疗师治疗中可能出现的潜在问题，取得成功治疗结果的可能性，以及青少年在治疗之外可能遇到的特定关系问题。

例如，在杰夫的案例中，治疗师不得不付出极大的努力来得到回应。虽然杰夫叙述的内容和质量提供了与依恋评估相关的信息，但治疗师对来访者的体验可以提供不同类型的信息。治疗师对杰夫的体验是什么？这位来访者在治疗师身上引起了什么反应？这些反应提供了关于杰夫的依恋风格的哪些信息？通过对杰夫的反应，治疗师是否洞察到杰夫在生活中的其他关系中可能遇到的问题？

为了帮助临床医生将来访者-治疗师关系作为来访者依恋方式的信息来源，麦卡尔平和希尔林（McAlpine and Hillin, 2007）开发了临床医生反应量表（Clinician's Response Scale，CRS）。CRS借鉴了希尔德等人（Sheard et al., 2000）的技术，将治疗师对来访者的反应作为重要的临床数据。CRS由治疗师对来访者的一系列反应组成，治疗师可以利用这些反应推断来访者的依恋风格。CRS中包含的反应从220多名与青少年来访者工作的临床医生那里收集而来。研究者首先向临床医生展示了从文献中摘录的对安全型依恋的青少年的描述，并要求他们思考这个青少年会在他们身上引起什么反应。再重复这个过程，分别描述专注型和回避型青少年。分析医生的回答，剔除重复的条目，进行聚类分析后得到三个量表：安全、专注和回避，每个量表包括5个条目。然后，将这15个条目随机分布在整个量表中。治疗师应在治疗早期完成该量表，在临床工具3.1中描述的李克特（Likert）量表上为自己对每个条目的反应评分。

在开发这个工具的过程中，作者在针对与青少年来访者工作的临床医生的多项试验中发现：

条目3、4、8、9和10是安全型依恋的青少年可能引起的反应；

条目 1、7、11、12 和 13 是专注型依恋的青少年可能引起的反应；
条目 2、5、6、14 和 15 是回避型依恋的青少年可能引起的反应。

临床工具 3.1　临床医生反应量表（研究版）

1	在今天的会谈中，我感到如履薄冰	0　1　2　3
2	这位来访者不需要我——他不需要任何人	0　1　2　3
3	这位来访者很容易帮助	0　1　2　3
4	我对这次干预的结果感到很乐观	0　1　2　3
5	没有人能够帮助这位来访者	0　1　2　3
6	我就是无法与这位来访者沟通	0　1　2　3
7	我感到如果逼得太紧，这位来访者会崩溃	0　1　2　3
8	这位来访者对我很有信心	0　1　2　3
9	我觉得这位来访者很信任我	0　1　2　3
10	我觉得我可以和这位来访者一起做些什么	0　1　2　3
11	我感到筋疲力尽和耗竭	0　1　2　3
12	我付出了太多的关心，现在我自己需要被关心	0　1　2　3
13	我感到陷入这位来访者的案例了，但又怀疑这是假的	0　1　2　3
14	在今天的会谈后，我觉得我做了很多工作，但没有结果	0　1　2　3
15	我觉得这位来访者永远不会信任我	0　1　2　3

治疗师对每个项目进行 4 点李克特式评分：
0= 我完全没有注意到这个反应
1= 我注意到了这个反应，但它很微弱
2= 这个反应强度中等
3= 这个反应非常强烈

如上所述，治疗师对每种依恋风格的条目进行汇总。

安全型依恋是条目 3、4、8、9、10 得分的总和；

专注型依恋是条目 1、7、11、12、13 得分的总和；

回避型依恋是条目 2、5、6、14、15 得分的总和。

总分最高的类型代表了治疗师对来访者这次会谈中的依恋相关行为最明显的反应。

图 3.2 是我们前面提及的年轻女性特蕾西的 CRS。

1	在今天的会谈中，我感到如履薄冰	0 ① 2 3
2	这位来访者不需要我——他不需要任何人	0 ① 2 3
3	这位来访者很容易帮助	⓪ 1 2 3
4	我对这次干预的结果感到很乐观	0 ① 2 3
5	没有人能够帮助这位来访者	0 1 ② 3
6	我就是无法与这位来访者沟通	0 1 ② 3
7	我感到如果逼得太紧，这位来访者会崩溃	0 1 ② 3
8	这位来访者对我很有信心	0 ① 2 3
9	我觉得这位来访者很信任我	0 ① 2 3
10	我觉得我可以和这位来访者一起做些什么	0 ① 2 3
11	我感到筋疲力尽和耗竭	0 1 ② 3
12	我付出了太多的关心，现在我自己需要被关心	0 ① 2 3
13	我感到陷入这位来访者的案例了，但又怀疑这是假的	⓪ 1 2 3
14	在今天的会谈后，我觉得我做了很多工作，但没有结果	0 1 2 ③
15	我觉得这位来访者永远不会信任我	0 1 ② 3

0= 我完全没有注意到这个反应　1= 我注意到了这个反应，但它很微弱
2= 这个反应强度中等　3= 这个反应非常强烈
安全型：条目 3、4、8、9、10　0+1+1+1+1　总分：4
专注型：条目 1、7、11、12、13　1+2+2+1+0　总分：6
回避型：条目 2、5、6、14、15　1+2+2+3+2　总分：10

图 3.2　临床医生反应量表：特蕾西

治疗师对特蕾西的反应表明她是回避型依恋，而治疗师对她的观察也支持了这一点，即她有点难以接触。为了确定特蕾西的回避性依恋是疏离型还是恐惧型，治疗师将评估她的自我意识。如果自我意识是积极的，则表明她是回避疏离型；如果是消极的，则是回避恐惧型。

由于依恋风格在各种关系中通常是一致的，因此，特蕾西在这种情况下表现出来的依恋行为很可能就是她在生活情境中与他人相处时更偏好的依恋风格。

重要的是，该量表提供的信息只是治疗师用来发展关于青少年依恋风格的假设的众多信息的一部分。在这个背景下，不应该过分看重量表的结果。

临床意义

了解青少年的依恋风格将在很多方面影响治疗。

第一，在干预过程中，治疗师脑海中会有两个一般临床问题。

1. 依恋风格将如何影响青少年来访者与我的关系？例如，他会对治疗有什么期望？会对我有什么期望？这个青少年信任我有多难？他的依恋风格会如何影响他对治疗的承诺？对这个青少年来说，完成人际关系的家庭作业有多困难？
2. 依恋风格将如何影响我对青少年来访者的反应？例如，他的依恋风格将如何影响我对治疗联盟的构建？我需要做什么来增加他对我的信任？我需要为他设定什么界限？我对症状缓解速度的期望是什么？我将采用哪些治疗策略？

临床工具 3.2 提供了具有不同依恋类型的来访者在治疗室中可能表现出的典型行为的例子。该工具还提供了一些可能适合治疗师用来处理这些行为的建议。

临床工具 3.2 与青少年的依恋风格一起工作（改编自 Hillin and McAlpine, 2015）

这个临床工具总结了不同依恋风格的青少年通常表现出来的行为。其中包括一些策略，以帮助治疗师有效地与这些来访者一起工作。这些行为只是示例，治疗师的策略也绝不是规定性的。

回避型依恋风格

具有回避型依恋风格的青少年通常有这样的生活经历：他人提供的照顾不能满足他们的需要，他们当前和未来关系的工作模式也反映了这一点。通常，这些来访者在处理关系时会怀疑他人的动机，觉得很难信任他人，只形成表面的关系，并避免亲近和亲密。他们的社会支持网络往往是不牢固的，在事情发生时只能提供有限的心理社会支持。

回避疏离型依恋的青少年通常具有强大的自我意识的支持，同时将他人能提供的潜在支持降到最低。具有回避恐惧型依恋的青少年则缺乏自我力量的保护，同时对他人缺乏信任和信心。

表 3.1 左栏提供了回避型依恋的青少年通常表现出来的行为示例。右栏提供了与这些来访者合作的建议。

表 3.1 回避型依恋：来访者行为和治疗师反应

对治疗师的行为 来访者可能	应对回避型依恋的策略 治疗师可以
1. 回避人际关系和亲密。	通过给予明确的选择，将权力交给来访者。列出在治疗中可以选择的内容。调整进展的期望和时间表。确定来访者有动力去解决的实际和具体问题。
2. 错过治疗。	提供尊重和主动的联系，例如，在会谈之间提醒预约（这可以让青少年知道，即使他们不在那里，治疗师也在想着他们）。确定自助策略，包括手册和在线治疗方案。为错过的治疗发送资料。
3. 沉默寡言。	承认可能对治疗产生的不适感。将参加治疗定义为某种成就。在检查青少年的舒适程度的同时，示范如何对沉默感到自在。考虑提供触觉干扰器（如，压力球）。

来访者可能 对治疗师的行为	治疗师可以 应对回避型依恋的策略
4. 对事物比对人更感兴趣。	将问题与他们的兴趣相联系（见第6条）。
5. 以吸引人的或消遣性的方式来转移情绪内容。	注意回应（如，"我是不是漏掉了什么？"）。逐步参与以建立安全感。
6. 表现出不舒服、恼怒或攻击性。	示范非拒绝的方式。承认自己的感受和行为。将具体行为与人区分开。
7. 更愿意通过外化的方式来沟通问题。	将音乐、艺术或某种工艺作为治疗的一部分。准备与他们兴趣有关的比喻或类比。
8. 喜欢工具性的帮助，如填写表格、协助处理烦人的教师、帮助解决财务问题等。	协助解决他们的日常烦恼和问题。

专注型依恋风格

具有专注型依恋风格的青少年已经形成了一种工作关系模式，在这种模式中，他们不确定当需要支持时，他人是否会在自己身上。他们脆弱的自我意识等同于低自我价值（"我值得帮助吗？"）。他们对其他人的经验表明，他人有时是可用的——导致理想化；有时是不可用的——导致贬低。这些青少年在不断地需要安慰的同时，无情地考验着他人是否可用、是否有能力照顾自己。

表3.2左栏提供了青少年在治疗室中经常表现出的专注型依恋行为的一些例子。右栏提供了与这些来访者合作的建议。

表3.2 专注型依恋：来访者行为和治疗师反应

来访者可能 对治疗师的行为	治疗师可以 应对专注型依恋的策略
1. 对自己处理痛苦的能力没有信心。	识别来访者的优势，发展人际应对技巧。表明对青少年能力的信任。
2. 对他人能满足自己的依恋需求没有信心。他们可能： • 不断地试探 • 打破界限 • 出现戏剧性的危机	提供一致性和可预测性。提供明确的书面界限。 示范相信青少年有能力处理痛苦。简要地（仅）处理当前的危机，通过将其与当前的结构化干预和治疗目标相关联来提供视角。
3. 寻求与治疗师的友谊。他们可能：	必要时强化和解释治疗关系的界限。解释治疗关系和友谊之间的区别。

对治疗师的行为	应对专注型依恋的策略
来访者可能	治疗师可以
• 对解决问题不感兴趣,但对维持与治疗师的关系感兴趣 • 不断地卷入危机,以保持治疗师的参与 • 不理解专业界限	根据需要重新讨论这个问题。 增加治疗之外的关系的价值。
4. 根据治疗师是否满足了他们的需求,理想化或贬低治疗师。	示范一致性和可信赖性,减少青少年被偏爱或被忽视的感觉。如果青少年有理想化的倾向,就增加治疗关系的正式性。如果青少年贬低自己,就提醒他们治疗关系的设置。
5. 使用"操纵"行为(由第1条驱动)以引起治疗师的关怀反应,例如,"门把手"现象:在治疗结束前披露重要信息。	如果合适,可以把这种行为作为心理教育的手段,让他们了解这种行为会在无意中产生人际影响,例如,"我很高兴你告诉我这些,但也很恼火你把它留到现在才说。这次会谈就快结束了。现在我不确定你是否有意让我感到恼火,我想知道你在生活中是否也会在无意中惹恼别人。我们下周再来讨论。"

安全型依恋风格

拥有安全型依恋的青少年将对人际关系的期望建立在健康和灵活的工作模式上。基于真实关系的经验,安全型依恋的青少年通常相信他人能满足自己的依恋需求。他们有健全的自我意识,并相信在需要的时候,他人会提供照顾和抚育。然而,应该指出的是,这些青少年也可能经历困难时期,并出现明显的症状。但由于对他人的期望和健全的自我意识,他们很可能已经形成了一个在必要时会提供帮助的强大的社会支持网络。

表 3.3 左栏提供了安全型依恋的青少年在治疗室中通常表现出的行为的一些例子。右栏提供了与这些来访者合作的建议。

表 3.3　安全型依恋:来访者行为和治疗师反应

对治疗师的行为	应对安全型依恋的策略
来访者可能	治疗师可以
1. 容易相信治疗师是值得信赖的。他们可能会试探一下,但随后就会安下心来参与治疗。	利用相对直接的接触。一旦建立了治疗联盟,解决症状的进展就会相对直接。

来访者可能对治疗师的行为	治疗师可以应对安全型依恋的策略
2. 有动力去解决发现的问题，并在会谈之间主动推进。	充分利用青少年想要康复的动机。这意味着他们通常很愿意接受家庭作业，如人际交往任务和自助策略。
3. 理解并尊重界限，包括治疗关系的设置，在解释清楚后，不会将其与友谊混淆。	不必花过多的时间处理治疗关系。治疗师可以对治疗中观察到的来访者的关系行为提供反馈，而不必过于担心破坏治疗联盟。
4. 具有潜在的韧性和人际交往能力。只是当前可能被痛苦或症状所掩盖。	这些来访者可能具备完善的应对技能和策略，因此不需要开发，只需发现。此外，这些来访者很可能拥有支持性的社会网络，只是需要提醒。他们可能需要一些额外的技能和鼓励来重新获得支持，特别是如果抑郁或痛苦已经存在了一段时间。
5. 对当前的无能感到非常苦恼。对安全型依恋的年轻人来说，这种程度的痛苦可能是陌生的。	倾向于将青少年的痛苦降到最低。治疗师必须始终意识到，尽管来访者看起来是安全的，而且康复的预后也很好，但他当前的痛苦是真实的，甚至对某些人来说，是有生命危险的。治疗师必须在理解并反映痛苦的程度与保持对积极结果的希望之间努力取得适当的平衡。

依恋风格影响治疗的第二种方式是，治疗师认识到青少年的症状或痛苦可能与无法有效满足依恋需求有关。他们需要考虑哪些治疗策略是最好的，以帮助来访者更有效地满足依恋需求。

第三，了解青少年的依恋将有助于治疗师避免陷入来访者的僵化和习惯性的关系模式。一旦治疗师识别出青少年的依恋行为，他们就可以对治疗室中出现的习惯性关系模式保持警惕。这样，治疗师就能以更好的方式做出反应，而不是与这些功能失调的模式"共谋"或强化这些模式。例如，18岁的米夫（Mif）是回避型依恋，她试图通过讲述引人入胜和有趣的故事来避免与治疗师的亲密关系。如果治疗师的反应符合米夫的预期，即观赏米夫的表演并保持一定的心理距离，这种回避行为就会被加强。另一方面，如果治疗师意识到这种回避策略，就可能会以一种不太可预测的方式做出反应，从而中断习惯模式。在这种情况下，治疗师可能会做出如下反应。

治疗师：我真的很喜欢听你的故事，米夫，但我开始觉得这些故事妨碍了你处理一些困难的感受。而这些感受正是你来到这里的原因。

第四，青少年的依恋风格将关系到他们在治疗中的进展。由于内部的心理力量和强大的社会支持，安全型依恋的青少年往往比非安全型依恋的青少年拥有更好的治疗结果。

第五，了解青少年的依恋行为将有助于临床医生将自己定位为过渡性依恋对象。顾名思义，这个角色是过渡性的，正如后文描述的，它为确定青少年的生活中谁能在治疗接近尾声时履行临床医生承担的各种角色铺平了道路。

这些以及其他临床意义将在接下来的章节中详细阐述。

总　结

IPT-A 以青少年的依恋风格和行为为前提。依恋理论预测，所有人都会寻求与他人建立关系。这被定义为自我和他人的"工作模式"，由于心理健康和成功的关系结果之间的联系，它强烈地影响着心理健康。青少年时期的安全依恋的特点是，当青少年经历困难时，能够从有意义的关系中寻求安慰和支持。专注型和回避型的依恋风格由于缺乏安全关系的缓冲作用，通常更可能使压力发展为障碍。

理解青少年的依恋风格是一个复杂的过程，最好能利用各种资源来完成，包括探索青少年的人际世界以及他们对过去和现在的关系的描述，探索青少年叙述的质量，并关注来访者与治疗师关系的性质。

尽管在治疗过程中，对青少年依恋风格的评估是一种假设，但这一假设提供了重要的临床指导，塑造了 IPT-A 干预的许多方面。

参考文献

Ainsworth, M., Blehar, M. C., Waters, E. & Wall, S. (1978). *Patterns of attachment. A psychological study of the strange situation.* Hillsdale, NJ: Erlbaum.

Bartholomew, K. & Horowitz, L. M. (1991). Attachment styles among young adults: A test of a four-category model. *Journal of Personality and Social Psychology, 61*(2), 226-244.

Bowlby, J. (1969). *Attachment and loss.* New York: Basic Books.

Bowlby, J. (1988). *A secure base: Parent-child attachment and healthy human development.* New York: Basic Books.

Erikson, E. H. (1950). *Childhood and society.* New York: Norton.

Flores, P. (2004). *Addiction as an attachment disorder.* New York: Jason Aronson.

Fonagy, P., Target, M. & Gergely, G. (2000). Attachment and borderline personality disorder: A theory and some evidence. *Borderline Personality Disorder, 23*(1), 103-122.

Gunlicks-Stoessel, M., Westervelt, A., Reigstad, K., Mufson, L. & Lee, S. (2018). The role of attachment style in interpersonal psychotherapy for depressed adolescents. *Psychotherapy Research, 29*(1), 1-8.

Hillin, A. & McAlpine, R. (2015). *Interpersonal psychotherapy for adolescents: Workshop participant handbook.* Sydney: Hillin and McAlpine.

Lerner, R., Almerigi, J. & Theokas, C. (2005). Positive youth development: A view of the issues. *Journal of Early Adolescence, 25*(1), 10-16.

Lerner, R. (2007). *The good teen.* New York: Crown.

McAlpine, R. & Hillin, A. (2007). The clinicians response scale (research edition). *Interpersonal psychotherapy for adolescents: Workshop participant handbook*, Sydney: McAlpine and Hillin.

Main, M. & Solomon, J. (1986). Discovery of a new, insecure-disorganized/disoriented attachment pattern. In M. Yogman & T. B. Brazelton (Eds.), *Affective development in infancy* (pp. 95-124). Norwood, NJ: Ablex.

Muus, R. (1982). *Theories of adolescence.* NY: Random House.

Sheard, T., Evans, J., Cash, D., Hicks, D. et al. (2000). A CAT-derived one to three session intervention for repeated deliberate self-harm: A description of the model and initial experience of trainee psychiatrists in using it. *Psychology and Psychotherapy: Theory and Research, 73*(2), 179-196.

Spence, S., O'Shea, G. & Donovan, C. (2016). Improvements in interpersonal functioning following interpersonal psychotherapy (IPT) with adolescents and their association with change in depression. *Behavioural and Cognitive Psychology, 44*(3), 257-272.

Stuart, S. & Robertson, M. (2012). *Interpersonal psychotherapy: A clinician's guide (2nd Edition).* London: Arnold.

第四章
临床技术

介 绍

　　希腊语，特别是古希腊语，对于英语中定义为"爱"的单词至少区分出了四个词。治疗关系包括几个关键特征，包括亚隆（Yalom, 2002）提出的"让来访者变得重要"。当来访者对我们很重要，而且他们知道自己很重要时，他们就可能感受到我们的"爱"。但在传统意义上，在几乎所有形式的心理治疗中，治疗师与来访者之"爱"都被大力阻止。根据定义，人际心理治疗是关于关系的——来访者与他们生活中的重要他人的关系，以及，与治疗师的关系。来访者-治疗师关系的性质，即治疗联盟，提供了治疗的环境。在建立这一环境时，治疗师努力发展一种包括信任、诚实、开放、接纳、积极关注、希望、关怀、培育以及适时的安慰等元素的关系。换句话说，治疗师要努力建立一种"爱"的关系。希腊语中关于"爱"的四个主要单词是"philia""eros""storge"和"agape"。其中，第四个单词，"agape"，最能描述治疗师努力与青少年建立的"爱"的关系。它指的是一种无条件的爱，首先是为了他人的利益。用托马斯·阿基纳斯（Thomas Aquinas）的话来说，就是"为他人的利益着想（to will the good of another）"（Hause and Pasnow, 2014）。"agape"传达了慈善的最初含义，这是一种纯粹的爱——人们在给予的时候并不期望得到任何回报，只希望受援者能够受益。当"让来访者变得重要",并且来访者知道他们很重要的时候,"agape"将推动治疗联盟"为他人的利益着想"。

亚隆(Yalom, 2002)指出,在有时间限制的治疗(也就是保险公司和为治疗买单的政府机构必然青睐的那种治疗)中,治疗师面临着过分关注循证实践的风险,以至于他们可能会失去人性,从而危及人与人之间互动的真实性,使他们更可能变成心理技术人员,而不是恰好成为心理治疗师的人类。但是,当治疗联盟以"agape"为特征时,这种风险就会降低,来访者的生活和需求会在治疗过程中占据中心地位,而不是治疗师当前采用的任何治疗模式中的具体技术。

在关于 IPT-A 临床技术的这一章中,我们先讨论治疗关系,然后再讨论其他技术。下述技术将在这种治疗关系的背景下使用,这种关系仍然是治疗过程的核心。

治疗关系

"在心理治疗中发生的每个事件或每次干预都以关系的某些方面为直接机制或直接环境。"

(Kiesler, 1996, p.217)

设置关系的界限

IPT-A 中的咨访关系是复杂的。青少年来访者参与了个体化的规范过程:通过与同龄人群体建立联系,从成年人那里独立。治疗过程中的一个复杂因素是:治疗师是成年人,而且往往被青少年认为与他们生活中的其他成年人是一伙的。治疗师有责任建立一种关系,在其中他们既不承担朋友的角色,也不承担专制的成人的角色。这种独特的治疗角色包含三个主要因素:承认青少年是他们生活故事的专家;向青少年传达来访者对治疗师的重要性；通过开放性的态度尝试创造一种治疗环境，让来访者可以放松地谈论任何事情。

当两个人第一次在社交场合见面时，会发生沙利文（Sullivan, 1954）所称的"战略定位"过程。也就是说，最初的沟通一般都是为了确定对方在与自己的关系中处在什么位置——具体来说，到底哪些内容是适合讨论的。换句话说，支配这种关系的规则是什么？例如，在与聚会上认识的人初次交谈时，一个人可能刚与对方接触就得出结论：政治、宗教、性、个人收入或社会地位是禁区。随着某些话题被直观地确定为禁区，双方就建立了界限，明确了可以舒适地讨论的话题。这些无形的界限确立后，越界行为就会造成不适，无论是轻微的紧张还是明显的敌意。这有时被称为"走出舒适区"。如果关系的发展超越了一次接触，这些界限就可能逐渐扩大，因此，在经受了时间考验的友谊中，这些界限与第一次接触时建立的几乎截然不同。限时的治疗则无法负担这种奢侈。限时心理治疗的一个独特特点是，在早期的治疗中，治疗师负责定位这些界限。他们使用以尊重的好奇心为特征的沟通方式，尽可能广泛地设定界限。整体评估提供了多种机会来讨论诸如恐惧、爱、恨、愤怒、霸凌、悲伤、信仰、极端情绪、性、死亡、自杀、自伤、毒品和酒精使用、创伤和虐待等话题。尽管一开始青少年可能不会完全坦率地回答问题，但治疗师已经向他们传达：在治疗中讨论这些话题是安全的。相反，如果不这样做，在设定界限之后再试图引入这些必要的话题，就会引发超出舒适区的体验，并可能增加无益的防御行为。它还可能让青少年觉得治疗师对某些内容感到不舒服，再次导致他们不愿介绍自己最重要的情绪反应或困难经历。

监测沟通模式

在建立这些广泛的关系设定的同时，IPT-A治疗师也试图发展一个治疗联盟，以监测基斯勒和沃特金斯（Kiesler and Watkins, 1989）所确定的三个沟通维度。基斯勒和沃特金斯认为，每对关系中都有三个维度在起作用：从属性、包容性和支配性。反思由这些维度引导的治疗关系，将有助于治疗师监控治疗联盟的进展。

从属性是描述治疗师和来访者对彼此的积极或消极感受的维度。它确定了关系在友好-敌意连续谱中的位置。从属性是对来访者和治疗师相互喜欢的程度的估计。

在考虑来访者的依恋风格时，这个维度尤其重要。对于拥有相对安全的依恋的来访者来说，这个维度通常比较容易协商。治疗师可以监测当前关系在友好-敌对维度上的位置，并在必要时进行调整：例如，通过提高个人的热情程度让关系向友好的方向发展；或者，如果治疗师认为关系正在从治疗师-来访者模式向友谊的方向发展，则可以增加会谈的正式性。

然而，专注型依恋的青少年会专注于他人以保护脆弱的自我意识，他们往往会努力与治疗师成为朋友、知己和盟友。对这些来访者，治疗师必须在付出适当的热情以建立一定程度的联系，和保持对关系界限的持续关注之间保持微妙的平衡，这样来访者就不太可能将治疗师当作救援者来依附。专注型依恋风格的青少年的另一个复杂特点是，他们倾向于将他人归类为给予者（givers）或保留者（withholders），并理想化给予者，贬低保留者。被理想化的治疗师会被来访者视为生活中所有问题的解决者，而被贬低的治疗师往往会被列入失败的帮助者的名单。对这些青少年来说，终止治疗并继续寻找能够满足他对认可的持续需求的人，这很常见。

回避疏离型和回避恐惧型的来访者的一个特点是，他们普遍认为他人帮不上忙且不值得信任，所以怀疑治疗师的能力和治疗的有效性。虽然来访者没有必要非常喜欢治疗师，但为了继续治疗，来访者必须有足够的参与度，才会参与后续会谈。对于回避型的来访者，关键目标是创造一种治疗环境，让青少年对亲近感觉没有那么不舒服。可能有助于实现这一目标的策略包括：治疗师对青少年的生活表现出兴趣，例如，运动、汽车、兴趣、与教师的冲突、经济困难以及与福利机构之间的问题，并在会谈期间花时间表达这种兴趣。对回避型依恋的青少年来说，治疗师的策略是保持可靠和严谨的态度来践行治疗中的承诺，以显示其可信度。例如，在同意与青少年的假释官交谈后，治疗师一定要在下一次会谈前兑现承诺。

从属性是治疗师和来访者对彼此的感受，包容性则是治疗关系对治疗师和来访者的重要程度。如上所述，来访者并不总是有必要喜欢他们的治疗师，但有必要看到治疗关系对自己的重要性和价值。对一些人来说，父母、法院或保险公司可能强制要求他们参加治疗，这本身可能就具有足够的价值。然而，对于多数来访者，治疗的重要性在于治疗体验以及期待治疗能够给生活带来积极改变。治疗师要努力构建一个治疗联盟，让青少年看到接受治疗的价值，因为治疗师希望来访者通过治疗获得更积极的生活体验，包括症状的消除。

支配性指的是一个人或另一个人在多大程度上对关系决策负责。它是关系中的权力指标，也是衡量权力平衡随着时间推移可能发生的变化的指标。在 IPT-A 中，在治疗的初始阶段，治疗师会在关系中行使更多权力，随着治疗的进展逐渐放弃这种权力。到了巩固阶段，随着患者准备离开治疗并恢复自己世界的正常运作，权力平衡将向有利于患者的方向转变。然而，在治疗中，这种预测轨迹并不总是如此。例如，焦虑的依恋风格可能会扭曲支配性在治疗关系中的表现方式。基斯勒和沃特金斯（Kiesler and Watkins, 1989）指出，当来访者无意中引起他人的负面回应时，可能会导致人际关系困难。在微观层面上的表现就是，特定互动引发的反应并不能有效地满足他们的依恋需求。然后，这些交流的积累最终会导致一种反映青少年依恋风格的关系。例如，具有回避型风格的青少年通常会预期，治疗师和其他人一样无法满足自己的依恋需求，因此可能寻求在这段关系中保持权力，以保护自我依赖（回避疏离型)或保护自己免受脆弱的后果(回避恐惧型)。另一方面,具有专注型依恋风格的青少年可能会抵制治疗师将权力平衡转移到来访者身上的任何尝试,因为他们相信只有他人才能肯定他们脆弱的自我意识,而在关系中分担更多的权力会降低治疗师提供这种认可的能力。

从属性、包容性和支配性存在于每个时刻或每句表述中,但随着个体之间形成交流模式,这些模式的累积效应决定了关系的性质。通过监测每个变量,治疗师可以调节新出现的治疗关系的性质,以便在从属性、包容性和支配性中保持最佳平衡,使治疗过程达到最大的效果。一个方法是在每次会谈结束时,根据治疗师对每个维度的平衡的看法,完成以下图表(图4.1)。对于从属性维度,治疗师要估计会谈期间表现出的积极或消极情绪的程度;对于包容性维度,则要估计青少年获得的重视程度或价值;对于支配性维度,治疗师要估计权力平衡。然后,治疗师可以在后续治疗中制订计划,以保持当前的平衡,或根据需要做出改变。

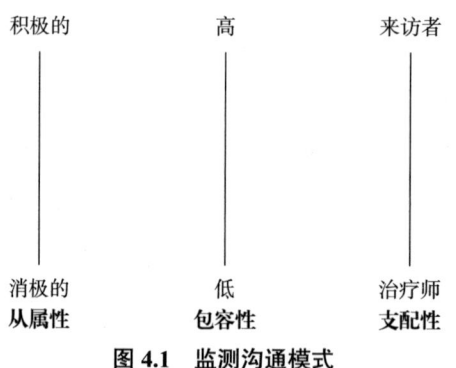

图 4.1 监测沟通模式

人际关系实验室

广受承认的一点是,在 IPT-A 中,治疗是在治疗关系的环境中进行的。然而,尽管治疗联盟始终是治疗过程的核心,但它从未成为治疗的焦点。也许将 IPT-A 中的来访者 – 治疗师关系视为人际实验室是最好的方式。治疗师要努力创造一个让青少年感到足够安全的环境，并因此可以接受治疗师对潜在的非适应性关系模式的反馈，这些模式可能在治疗过程中直接出现，或者在青少年报告的治疗以外的人际关系经历中间接出现。同时，这还是一个足够安全、可以尝试新的关系模式的环境。患者在治疗过程中出现的非适应性的交流模式也将反映出他们在治疗之外的人际世界中的关系模式。这些模式将成为丰富的数据来源，当治疗师试探性地向来访者揭示这些模式，并合作性地探索可能有助于更有效地满足其依恋需求的其他关系模式时，治疗过程就成为一个人际关系的实验室。在此之前，治疗师应与青少年讨论以确定这种互动方式是可以被接受的。

治 疗 师：如果我在谈话中注意到一些事情，可能有助于我们更好地理解你和他人之间发生了什么，我可以指出这些事情吗？

然后，治疗师可以说

治 疗 师：我也希望你能留意你在我们相处的时间里可能出现的任何想法或感受。我非常希望你能够谈论这些内容，因为我确信，如果你在这里有这些想法和感受，你和生活中的其他人相处时也会有。我们可以注意这些想法和感受并试图找出它们的来源，以及它们如何影响你与他人相处的方式，以此了解很多东西。你觉得这样可以吗？

这些评论的风格和措辞会受到来访者的年龄和人生阶段、他们的依恋风格以及治疗师对他们是否准备好处理这些评论的看法的影响。治疗师在治疗关系中的目标是为青少年提供机会，让他们反思自己的人际关系经历，以提高在其他重要关系中的沟通技巧。

这种对治疗关系的关注可以通过多种方式帮助 IPT-A 的治疗。第一，治疗中发生的互动是一个直接可靠的信息来源。来访者报告的治疗之外的关系虽然很有价值，但会受到记忆的影响，还可能包括维持从属性的意图。

第二，有些青少年非常善于讲故事，但在讲故事时，相关的情感可能被掩饰或压抑。关注来访者和治疗师之间产生的情感，提供了一种可以对抗理智化阻抗的直接途径。当治疗师将注意力放在所产生的情感上时，可能会出现重要的洞察，正如下面的例子所说明的。16 岁的杰玛（Gemma）正在接受抑郁症的治疗。在第五次治疗中，谈话转到了她的男朋友搬到另外一个州的话题上。

治 疗 师：杰玛，我注意到，当我让你谈谈你男朋友的新工作时，你重重地叹了口气，并把目光移开。我不禁想到，我的问题给你带来了一些相当强烈的感受。我们能谈谈这些感受吗？

杰　　玛：只是你老是提起我的男朋友。你知道，这不是关于他的。

治 疗 师：这么说，你因为我浪费我们在一起的时间而生气了？也许还因为我把注意力从你身上移开了一点？杰玛，你还记得你上次对核心圈子里的某个人有这种恼怒的感觉是什么时候吗？

杰　　玛：好像我一直都在生卢克的气。他搬走了，我每个月只能见到他一次。

治 疗 师：刚才你对我生气的时候，你叹了口气，看向了别处。我想知道你生卢克的气时会怎么做。

杰　　玛：我不知道。我想告诉他，但这是他的生活，我不想让他认为我是个爱发牢骚的女朋友。我想我什么也没说。（笑了笑）也许只是叹口气，看向别处。

治 疗 师：你想对卢克说什么？

第三，通过在会谈期间关注关系中的情感变化，治疗师可以向青少年提供关于他们当前对他人造成的影响的即时反馈。例如，阿里（Ali）是一个19岁的高智商女孩，她的大部分人际交往都具有典型的理智化特征。她的问题领域是人际隔阂。阿里在建立关系方面没有问题，但在发展亲密关系上存在困难。阿里会用她的分析性思维和敏锐的智慧吓跑潜在的朋友（无论男女），制造出一种难以接近的氛围。下面的交流发生在6次会谈之后，阿里在讲述一件人际事件时出乎意料地哭了，这件事让她意识到，她在直系亲属之外的关系中缺乏亲密感。

治 疗 师：阿里，你知道我们在一起的这段时间里，我觉得真的很难接近你。我们都知道你真的很聪明，到目前为止，在治疗中，我觉得你一直比我领先一步。我觉得我能为你提供的东西不多，因为你总是在我前面一步。这就带来了距离。我觉得你一直在让我远离你——也许你不是故意的，但这阻止了我对你的了解。然而，你知道吗，刚才你哭的时候，我突然觉得我们更接近了，就像我们之间的一堵墙倒塌了。

阿　　里：我讨厌表露我的情绪——这很糟糕，这是软弱的表现。

治 疗 师：我想知道，你是否会向任何人展示你的情绪，阿里？

阿　　里：没有——只有在家里。

治 疗 师：（看着阿里的亲密圈）所以你确实向核心圈子里的人展示了你的情绪。而且是那些你确实感到亲近的人。

阿　　里：是啊，在家里表现出感受是可以的，他们不会因为你是个浑蛋而拒绝你。

治 疗 师：那现在呢？你刚刚表现出一种强烈的情绪——我感觉离你更近了。这几乎是拒绝的对立面。你对此感到惊讶吗？

阿　　里：（笑）但是你收费了，这让你不能拒绝我。

治 疗 师：我想聊聊你的朋友——那些在核心圈以外，而你想拉近一点关系的人。我们能谈谈表达感受和预期被拒绝之间的联系吗？

在随后的中期阶段，治疗师探索了阿里对脆弱的恐惧，并合作建立了一个脆弱阶梯，从相对低级的情绪表现开始（"你知道我在看那部电影的时候哭了吗"），逐渐变成更开放的情绪表达["当布里（Bree）说我的那些事时，我很受伤"]。然后，阿里确定了一个安全的、可以与之实验的人，继续逐步提高对这个朋友的开放水平。当朋友打电话到她家时，阿里感到很惊讶，而且报告说感觉与那个朋友也更亲近了。由于阿里的依恋行为符合回避疏离型的风格，对其改变速度的监管也必须符合实际，但到了巩固阶段，阿里已经将两个朋友从她的外层圈子转移到了中间圈子。尽管阿里对向他人表露自己的情绪仍持谨慎态度，但她承认确实对亲密关系感到更有希望了。

第四，解决治疗关系中的人际问题提供了一个机会，可以为建立关系提供一个示范，这种方式可能会挑战青少年的信念，即"表达情感会产生破坏性的影响"。例如，在上面的片段中，杰玛发现有一些直接表达恼怒的方式，这些方式比她通常的拐弯抹角、间接、不满的叹息和把目光移开更容易被理解。而阿里体验到，表达情绪并不总是会导致拒绝。在治疗中引导青少年注意这些体验，无形之中就传达了，反思这些互动并表达感受是可以不带来负面后果的。

最后，在治疗过程中出现的人际关系问题能提高心智化水平。这些反思为青少年提供了一条思考自己和治疗师心理状态的途径。这一过程鼓励青少年反思他们对自己和他人的看法及感受，反思这些看法和感受可能会如何影响无益的反应，以及，有了这种新的洞察力之后，如何做出更具适应性的沟通选择。治疗师的作用是引导发现过程，从治疗室转移到治疗之外的关系，以及如何在其他关系中改善沟通。

总之，在 IPT-A 中，治疗关系本身始终不是焦点，但这种关系为治疗提供了背景。首先，治疗师为治疗主题设定了广泛的边界；其次，通过关注从属性、包容性和支配性来监控沟通模式；再次，将治疗关系建立为一个实验室，青少年可以在其中思考人际关系过程。随后，将这种学习推广到治疗之外的关系中。

以下临床技术，虽然不是 IPT-A 特有的，但也可以在人际干预中应用。

鼓励情绪表达

IPT-A 通常不鼓励没有明确最终目标的情绪表达。这些目标通过以下方式减少症状：（1）帮助来访者识别和更好地理解自己经历的情绪；（2）帮助来访者更有效地与重要他人交流感受和情绪；（3）帮助来访者处理被压抑的情感。

人际关系过程在 IPT-A 中的核心地位表明，青少年的情绪和他们的人际互动是紧密联系在一起的。因此，帮助来访者了解他们的情绪世界就成了当务之急。对许多人来说，青春期的情绪波动是正常的。但也正因为如此，许多青少年认为他们情绪的不稳定性在很大程度上是无法控制的。他们可能认为自己是情绪的受害者，对于这些无法控制的情绪在何时、何地，或是为何、如何以及与谁在一起会出现，自己几乎没有影响力。治疗技术，例如认知行为疗法中常用的情绪日记，可以帮助青少年在一定程度上看到情绪世界中的结构或秩序，潜在地挑战这一信念，并开启一种可能性——他们实际上在自己的情绪世界中确实有一定的作用。

其他鼓励处理情绪的技术包括自我分析图（personal diagram，改编自 Sheard et al., 2000）。这项技术阐明了一条以负面情绪（如抑郁或焦虑）为中心的因果路径。治疗师和青少年一起工作，对关系中的事件和来访者的情绪体验之间的联系进行图解。自我分析图从探索最近的一个事件开始，在该事件中，来访者经历了严重的负面情绪，例如抑郁。对事件的前因后果和退出策略的探讨将在下面的例子中体现。

> 斯特芙是一名17岁的学生*，在向家庭医生透露自己一直在自伤后，她被转介到了这里。她自伤已经有三个月了。在最初的治疗过程中，治疗师发现了明显的抑郁情绪，但症状达不到抑郁障碍的诊断。在人际关系清单中，治疗师假设了一种回避疏离型的依恋方式。通过合作，治疗师和斯特芙一致认为，与她目前的状态最密切相关的问题领域是人际冲突。在第四次治疗中，治疗师使用自我分析图帮助斯特芙了解围绕她自伤行为的情绪，并帮助她发展更适合的情绪调节技能。

构建自我分析图时，他们首先讨论了斯特芙上次自伤的情况，那是在上周。斯特芙很难描述她自伤之前的感受，但在讨论了一些可能性之后，她认识到自己的情绪状态是"愤怒的失控感"。第二步是找出这些感受的前因。斯特芙清楚地记得，那天晚上放学回家时，她感到很"痛苦"，并发现母亲给她留了张纸条，要求她在当天晚上做每周的例行采购。斯特芙的第一反应是对母亲感到非常恼火，因为她已经计划好那天晚上和一些朋友见面。由于她无法联系她的母亲，她决定给朋友们打电话，告诉他们她去不了了。在这通电话中，斯特芙形成了一种印象，即朋友们很高兴她不能和他们一起出去，并相信自己能听到他们中的一些人在背后嘲笑她和母亲的困境。斯特芙对母亲的恼怒突然变成了一种螺旋式的挫败感，愤怒和被遗弃的感觉助长了这种挫败——用她的话说，

---

* 在第一章的"案例介绍"中出现时为16岁。——译者注

就是"愤怒和失控"。

构建自我分析图的第三步是探索斯特芙在考虑下一步该怎么做时经历的想法和感受。在这一点上，治疗师鼓励斯特芙详细回忆那天晚上发生的事件，描述该事件的事实部分以及她对这些事件的情绪反应。

治 疗 师：斯特芙，和朋友通完电话后，你在想什么？

斯 特 芙：什么意思？

治 疗 师：嗯，首先，你能确切地记得你挂断电话后做了什么吗？

斯 特 芙：我不知道——我想我骂了几句，把音乐开着。声音很大。

治 疗 师：你还记得你在想什么吗？

斯 特 芙：真是一群贱人。反正我也不需要他们。

治 疗 师：所以你骂了几句，把音乐开大了，然后你就想，没有他们你也能过得下去。这让你感觉好点了吗？

斯 特 芙：没有。我越来越生气。我想得越多，就越生气。生妈妈的气，生他们的气，生每个人的气……

治 疗 师：然后？

斯 特 芙：嗯，我喝了一些妈妈的伏特加，然后回房间去了。把音乐开得更大声，在床上坐了大约十分钟，然后拿了刀片。

在这一点上，治疗师向斯特芙展示了如何构建自我分析图。随着图 4.2 的成形，治疗师向斯特芙解释了这些事件是如何与情绪联系在一起的。在构建了自我分析图的第一部分之后，治疗师和斯特芙继续讨论当晚发生的事情。

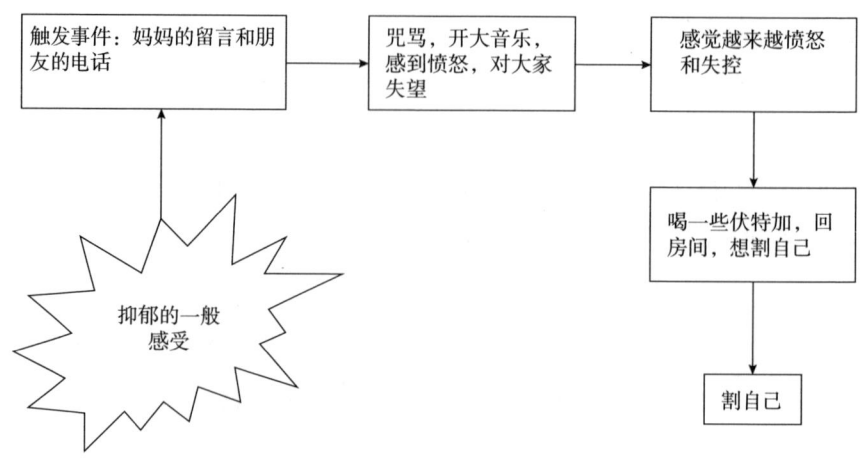

图 4.2　自我分析图（第一部分）

治 疗 师：斯特芙，在你割伤自己之后，情况发生了什么变化？

斯 特 芙：我感觉好多了——我之前很生气，但后来就控制住了。

治 疗 师：接下来发生了什么？

斯 特 芙：我收拾了一下，然后去吃晚饭。

治 疗 师：所以看起来割伤自己起作用了——你感觉好多了，也能平静下来了。

斯 特 芙：我想是的。

治 疗 师：所以自伤有一些好处——它可以帮助你处理困难的情绪。有什么不太好的事情吗？

斯 特 芙：我想不出来。

治 疗 师：好的。那么斯特芙，做晚饭的时候，你心里在想什么？

斯 特 芙：没什么。我只是在做晚饭，没有想任何事情。

治 疗 师：那之后呢——你上床之后，入睡之前？

斯 特 芙：我想我真的感到有点难过，就像一切都会变成这样。

治 疗 师：好的……我们来完成这个图。

治疗师鼓励斯特芙完成分析图（图4.3），用她的话来描述这些事件和前后的情绪。

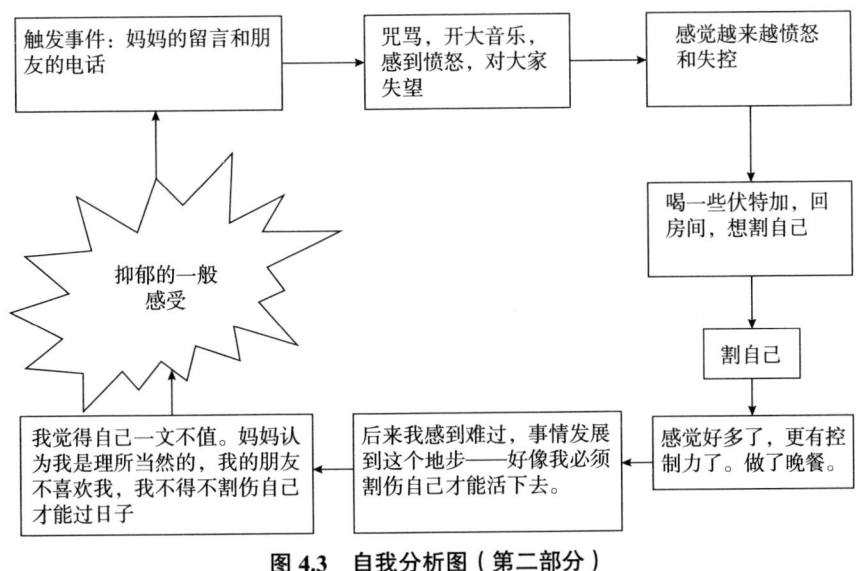

图4.3　自我分析图（第二部分）

自我分析图确定了事件和情绪之间的联系，从而挑战了青少年通常认为情绪随机发生的想法。看到这种模式也帮助斯特芙更好地理解了自己的情绪世界，并开始看到人际关系和情绪的关联。斯特芙对母亲的行为感到沮丧和愤怒，她觉得被朋友抛弃了。对于这些负面情绪，她采取了一种情绪调节策略，这一策略被证明是有效的：自伤帮助她控制了无法忍受的情绪。但这也带来了负面的后果。这些后果助长了她的抑郁情绪，为她的人际关系中的另一个触发事件埋下伏笔，催生了另一次自伤事件，如此循环往复。

自我分析图还提供了探索退出策略的机会：打断事件—情绪—行动的习惯性顺序，使人们能够选择可能打破自我毁灭循环的其他行为。在图4.3中，退出点出现在许多地方。例如，在实际的触发事件中，斯特芙以一种习惯性的、非建设性的方式对人际事件做出反应。她以情绪为中心的反应预示着随之而来的螺旋上升的负面情绪。治疗师讨论了以问题为中心和以情绪为中心的反应之间的一些区别，以及不同反应如何导致不同的结果。在这次心理教育后，治疗师邀请斯特芙对她的触发因素提出可能的以问题为中心的反应，并推测事情可能会有不同的结果。在下次会谈中，治疗师针对不同的潜在退出点重复了这一过程，直到斯特芙证明她对这一过程已经足够熟悉，可以独立处理事件。然后，治疗师问斯特芙，她是否愿意在下周制作另一张关于人际事件的自我分析图，以便在下次会谈中讨论。

自我分析图的目的是帮助斯特芙更充分地理解人际事件与她对这些事件的情绪、认知和行为反应之间的联系，并证明除了她习惯性的、自我否定的反应之外，还有其他选择。

内容性和过程性情绪

过程性情绪是来访者在会谈过程中表现出来的一系列感受，而内容性情绪是来访者报告在现实生活中经历的感受。例如，当斯特芙描述与朋友通完电话后的情绪状态时，她说："我越来越生气。我想得越多，就越生气。生妈妈的气，生他们的气，生每个人的气……"

斯特芙报告的内容性情绪与最近的一个现实生活事件有关。在她描述这一事件时，治疗师注意到她的声音变大了，而且在访谈期间，斯特芙第一次直接看着治疗师。治疗师假设，斯特芙的过程性情绪与她的内容性情绪相当一致。也就是说，由于描述了现实生活中的愤怒，斯特芙在治疗过程中重新体验了这种情绪。

内容性情绪和过程性情绪可以是一致的，如上面的例子。但有时也可以是不一致的。

约翰，13岁，是一个农民家庭的长子。某天从学校回来后，约翰在一个农具下发现了自己的父亲，这个农具在修理过程中掉到了他身上，导致他伤得很重。约翰拨打了急救电话，但他的父亲很快就去世了。约翰的依恋风格似乎是安全型的，他的问题领域是复杂性哀伤。他符合重性抑郁障碍的标准，但不符合PTSD的标准。

在讨论人际关系清单中的时间线时，约翰讲述了发现受伤的父亲的故事。他对这个故事的叙述很平淡，没有明显的情绪反应。治疗师注意到，约翰的母亲报告说，约翰和他的父亲很亲近，他们经常一起待在农场，也经常外出钓鱼。

当过程性情绪和内容性情绪不一致时，就像上面约翰的案例，这对治疗师来说是一个信号，表明病人的心理世界中可能有某种东西在运作，以保护他免受体验一致性情绪的后果。例如，在约翰的案例中，治疗师可能假设，缺乏一致性是在保护他不重新体验痛苦的情绪，而这种防御可能妨碍了他处理这种情绪。

在向青少年指出这种不一致时必须慎重决定。青春期可能是一个情绪不稳定的时期，青少年感到情绪并不完全受自己的控制。如果来访者将治疗师的询问解释为对其情绪反应的批评，治疗师可能会在不知不觉中将其困难和不可预测的情绪病理化。也就是说，如果治疗师指出农场事故造成的痛苦与约翰叙述事件时相对冷漠的方式之间缺乏一致性，约翰可能会把这种询问理解为他对造成巨大痛苦的事件的反应的批评。此外，约翰可能会推断出对自己情绪的不认可，感到不确定、脆弱和易受伤害。

因此，通常比较安全的做法是帮助青少年监测自己的情绪（如，通过情绪日记）并帮助他们对这些情绪得出自己的结论，而不是冒险证实怀疑，即他们的情绪在某种程度上是不正常的、不受控制的。与此同时，定期为青少年提供发展情绪调节技能的策略也是一种很好的做法。其中一些策略在本章后面的部分会详细讨论。

治疗师：约翰，那段时间对你来说一定非常艰难。我能理解从那以后事情变得多么艰难。像这样的重大事件可能会影响我们生活的各个部分——我们的想法、我们的感受、我们做的事……但对我们的感受来说，可能特别艰难。

约　　翰：（没有回应）

治疗师：我想知道我们是否能看看，事故发生后你发生了什么变化。这样可以吗？

约　　翰：好的，可以。

治疗师：如果你不介意，我想先从你最近的感受开始。有时候，我们的感受真的会让我们大吃一惊，特别是在经历了这样的重大事件之后。

治疗师随后介绍了情绪日记。这个工具本身就挑战了情绪随机发生的潜在信念。此外，它还表明，情绪至少在某些情况下与特定的日常事件或场景有关。临床工具 4.1 提供了一份情绪日记，邀请来访者考虑他们的情绪和人际动态之间的联系。

临床工具 4.1　情绪日记

日期：

等级，例如：

5 狂喜
4 愉悦
3 平静
2 悲伤
1 悲痛欲绝

一天中最好的感受：
1　2　3　4　5
人际间发生了什么？

一天中最糟糕的感受：
1　2　3　4　5
人际间发生了什么？

当天的平均水平：
1　2　3　4　5

在接下来的会谈中，治疗师跟进了约翰对情绪日记的反应，并对上一次会谈中出现的过程和内容情绪不协调保持注意。

治 疗 师：约翰，看来你最糟糕的时候是在晚上，就在你入睡之前。

约　　翰：（停顿）是的。

治 疗 师：你能回忆起那些时候你在想什么吗？

约　　翰：通常是关于那场事故……关于爸爸。

治 疗 师：想着那场事故……还有你父亲……那是你感觉最糟糕的时候。

约　　翰：但是我一直在想那场事故……有时我根本就没法在乎……我什么都感受不到。

治 疗 师：所以，有时当你想起父亲时，你会感到非常难过，但有时你只觉得麻木……你是怎么想的？

治疗师引导着约翰，直到约翰说出他有时会对事故感到悲伤，有时会麻木。治疗师使这些反应正常化和有效化，并帮助约翰理解，当他承认自己的悲伤和丧失时，虽然悲伤会持续相当长的一段时间，但他的许多抑郁症状将开始缓解，他将能够更充分地重新参与生活。

鼓励情绪是所有问题领域都会采用的一种临床技术。当与重要他人，特别是依恋对象发生冲突时，一些青少年会将他们的情绪从认知中分离出来。下面是一个例子，说明了在人际冲突的问题领域中如何使用这种技术。

塔尼娅是一个14岁的成熟女孩，与母亲（单亲）和双胞胎弟弟妹妹住在一起。塔尼娅报告说，她的大多数朋友至少会被允许在周末外出一晚，而自己必须在午夜之前回家。她的母亲坚持晚上10点后禁止外出。塔尼娅在自杀未遂后接受了治疗，她将自杀归因于没有任何朋友，也没有任何生活。她感到悲伤和绝望。在最初的会谈中，塔尼娅透露，过去三四周她的情况很好。她在学校表现良好，在学校的摇滚乐队中唱歌，和朋友们在一起很开心。两周前，当她的乐队被邀请在一场 18 岁生日聚会上表演时，事情开始变糟了。塔尼娅很紧张，也很兴奋，但她的母亲不让她去，并解释说塔尼娅成长得太快了，等她再长大一点才可以去参加这些聚会。塔尼娅似乎轻易地接受了母亲的决定。事实上，塔尼娅的母亲评论说，她对塔尼娅的回应方式感到非常满意。

当塔尼娅向治疗师讲述母亲拒绝让她参加聚会的那段谈话时，她的情绪很平淡，她描述在与母亲谈话后感觉"什么都没有"。治疗师问塔尼娅，如果这段对话发生在她的朋友和朋友的母亲之间，会是什么样的。不出所料，塔尼娅在描述时更加生动，表达了适当的愤怒。当治疗师指出这一点时，塔尼娅承认她从未对母亲感到过愤怒，即使母亲阻止她做朋友们能做的事情时也是如此。她只是感到"悲伤和沮丧"，没有动力去做任何可能改变现状的事情，或是说些什么。

塔尼娅认可重性抑郁的症状，并与治疗师合作确定了人际冲突的问题领域。她觉得自己和母亲的关系"卡住了"，母亲在没有让塔尼娅参与的情况下，对塔尼娅的生活做出了很多决定。

一个治疗目标可能是鼓励塔尼娅接触适当的情绪，使她能够寻求解决与母亲冲突的方法，以满足双方的需求。太多的愤怒会妨碍冲突的解决，但适当的愤怒可以帮助提供改变的动力。鼓励情绪是一种技巧，它可以帮助塔尼娅发现，释放情绪并不会破坏她的依恋关系，而且存在适当的方式来表达愤怒情绪，这些方式可以为她和母亲带来更好的结果。我们将在本章后面的部分再次讨论塔尼娅的例子。

探索和澄清

许多青少年报告说，成年人往往只是象征性地关注青少年，而且都太急于提供建议，没有花时间了解他们内心世界的真实情况。这就是青少年难以接受治疗的原因之一：一些青少年对成年人的预设是，他们不会倾听，更不用说认真对待自己了。当治疗师倾听并向青少年来访者证明自己在倾听而且对他们的故事非常感兴趣时，治疗的过程就会得到加强。

在 IPT-A 中，临床技术的双重目标是：(1) 减少麻烦的症状；(2) 提高来访者在重要关系中有效沟通的能力。在探索和澄清方面，IPT-A 同时使用指导性和非指导性的提问。这两种提问方式的目标都是减少症状和改善沟通。在有时间限制的干预中，治疗师不能为了探索而探索。最终的目标必须是来访者朝着有利于改善这两个目标中的一个或全部的方向发展。一般来说，随着 IPT-A 干预的进展和治疗联盟的加深，提问模式也会发生变化。在干预开始时，直接问题通常占多数，而在干预结束时，会出现更多的开放式问题。

人际事件

人际事件是指来访者与重要他人之间交流的具体事件。例如，与朋友的谈话、与父母的争吵，或与教师之间的交流。转述人际事件有助于治疗师了解青少年是如何使用语言和其他形式的交流来满足自己的人际关系需要的。人际事件使治疗师能够更透彻地了解青少年采用的沟通模式，并有助于帮助青少年了解，自己意图向他人发出的信息可能并不总是对方收到的信息。它是来访者对某次具体遭遇的描述，而不是对一种关系模式的描述，也不是关于事情通常是怎样的。为了得到人际事件的报告，治疗师会问一些关于具体事件的问题。例如，在前面介绍的塔尼娅的案例中，治疗师可能决定详细探讨塔尼娅如何表达她对不被允许参加聚会的失望。治疗师会要求塔尼娅准确描述与母亲沟通的细节。

治 疗 师：塔尼娅，当你妈妈不允许你去参加聚会时，你是怎么说的？

塔 尼 娅：我也没说什么……我想我只说了，"为什么不行？"

治 疗 师：然后妈妈说了什么？

塔 尼 娅：她只说我成长得太快了，等我再长大一点就能去参加那些聚会了。

治 疗 师：接下来发生了什么？

塔 尼 娅：嗯，没有什么。和她争论是没有意义的。

治 疗 师：塔尼娅，你当时的内心感受如何？

塔 尼 娅：我不知道……没什么……你能做什么？

治 疗 师：那你做了什么？

塔 尼 娅：我出去了。我只想一个人待着。我感到很难过，因为其他人都去了，我让他们失望了，因为我是主唱。

治 疗 师：那么塔尼娅，你觉得你妈妈是什么感受？

塔 尼 娅：我不知道。她又赢了。

治 疗 师：你什么时候再见到妈妈的？

塔 尼 娅：她很快就给我打电话，让我给弟弟妹妹洗澡。

治 疗 师：那你和妈妈又谈到聚会了吗？

塔 尼 娅：没有……好像已经结束了，然后……争论是没有意义的……她永远不会改变主意。

引出这些信息有如下几个原因。首先是为了更好地了解青少年的沟通方式，并对可能经常发生的错误沟通进行说明。即使考虑到青少年不同的依恋风格和行为，大多数人仍然会发现，某些形式的沟通比其他形式更有效。在更有效的沟通模式被纳入沟通体系之前，了解到某些模式不能很好地发挥作用，通常是改变无效行为的第一步。详细观察人际事件的技术可以有效地揭示这些模式，如果治疗师能敏感地使用这些技术，应该就不会造成青少年的社会失败感。有关沟通不畅的信息在所有问题领域都是有用的。

其次，人际事件可以帮助青少年从不同的角度看待当前的问题。许多青少年用非常笼统的词汇来描述他们与重要他人的互动，比如"妈妈从来不让我在星期天出去""我的数学老师找我麻烦"或者"我再也不能和他们做朋友了"。这些陈述并不精确，但它们源自核心信念，并塑造了对他人的未来期望。在上面的交流中，塔尼娅非常明确地表示，她认为和母亲谈论她的困境是没有用的，因为用塔尼娅的话说，"她永远不会改变主意"。来访者在报告人际事件时使用的实际话语或认知提供了关于他们如何看待世界的有价值的信息，也提供了关于反映他们对世界的信念的认知错误的信息。通过挑战它们的准确性（存在争议）和它们的效力（去灾难化）来管理与重要他人的关系中发生的认知错误，可以在 IPT-A 的范围内为人际成长提供一个有用的平台。

斯图尔特和罗伯逊（Stuart and Robertson, 2012）[①]确定了处理人际事件的三个过程，以澄清来访者使用的沟通模式的性质。

1. 收集关于特定人际事件的信息。
2. 分析人际事件。
3. 改变沟通方式。

作者提出了一个表格，可以与青少年合作完成，用图的方式显示对人际事件的探索（图 4.4a）。青少年的沟通（内容）可分为一般陈述和具体事件，对事件的情绪性描述（情绪）也可以这样划分。

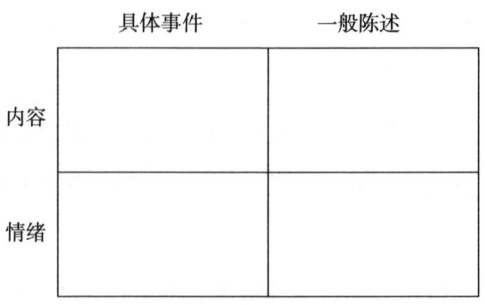

图 4.4a　人际事件网格

收集关于特定人际事件的信息

如上所述,人际事件是来访者与重要他人之间发生交流的一个特定事件。它并不是对互动模式的描述。治疗师要求青少年尽可能准确地描述交流的具体细节,注意双方说了什么、以何种方式说的,以及注意与该事件有关的任何情绪。治疗师将重点关注青少年沟通依恋需求的方式,对非适应性的沟通方式保持警惕。

使用人际事件网格的第一步是记录青少年对与重要他人沟通的一般陈述。在塔尼娅的案例中,她的一般陈述是"妈妈不会听我的"(图 4.4b)。

图 4.4b　人际事件:一般陈述

第二步是记录青少年对一般陈述和更广泛的关系的情绪反应。塔尼娅报告说感到悲伤、绝望和失败(图 4.4c)。

	具体事件	一般陈述
内容		妈妈不会听我的
情绪		悲伤、绝望和失败

图 4.4c　人际事件：一般情绪

第三步是描述一个具体的人际事件。治疗师要求青少年详细描述最近的一个事件，而不是典型的互动模式，因为这会加强一般陈述和情绪反应之间的联系。

例如，治疗师可以这样问：

治 疗 师：塔尼娅，当你妈妈不允许你去参加聚会时，你是怎么说的？

治疗师继续鼓励青少年讲述对话的确切细节，并关注情绪内容。这里的目标是尽可能详细地再现互动：使用的语言；语气；肢体语言；任何行为，如打人、捶墙、摔门、在争吵中冲出去、悄悄离开等。

塔 尼 娅：我也没说什么……我想我只说了，"为什么不行？"。
治 疗 师：然后妈妈说了什么？
塔 尼 娅：她只说我成长得太快了，等我再长大一点就能去参加那些聚会了。
治 疗 师：接下来发生了什么？
塔 尼 娅：嗯，没有什么。和她争论是没有意义的。

治疗师还应特别注意沟通是如何结束的，因为青少年往往在冲突结束时没有沟通的选择，而在没有任何选择的情况下，他们可能会表现出自我毁灭或攻击性的行为。

治疗师：那你做了什么？

塔尼娅：我出去了。我只想一个人待着。我感到很难过，因为其他人都去了，我让他们失望了，因为我是主唱。

治疗师：你什么时候再见到妈妈的？

塔尼娅：她很快就给我打电话，让我给弟弟妹妹洗澡。

治疗师：那你和妈妈又谈到聚会了吗？

塔尼娅：没有……好像已经结束了，然后……争论是没有意义的……她永远不会改变主意。

询问具体的事件使治疗师能够清楚地检查正在发生的沟通，并详细观察塔尼娅的反应，从而提供更准确的结论，了解是什么在推进互动，以及可能采取什么措施来解决问题。塔尼娅的反应被记录在图 4.4d 中。

	具体事件	一般陈述
内容	妈妈不允许我出去	妈妈不会听我的
情绪		悲伤、绝望和失败

图 4.4d　人际事件：具体事件

第四步是将情绪反应与具体事件联系起来。治疗师会问一些问题，如表达了什么情绪，青少年在事件中和事件后的感受，以及青少年认为的对方的情绪反应。

治疗师：塔尼娅，你当时内心感受如何？

塔尼娅：我不知道……没什么……你能做什么？

治疗师：那么塔尼娅，你觉得你妈妈是什么感受？

塔 尼 娅：我不知道。她又赢了。

根据塔尼娅的反应，她的情绪状态被描述为麻木、无助和失败，如图 4.4e 所示。

	具体事件	一般陈述
内容	妈妈不允许我出去	妈妈不会听我的
情绪	麻木、无助和失败	悲伤、绝望和失败

图 4.4e　人际事件：具体情绪

澄清具体沟通和相关情绪的目的是为了检查青少年可能在哪些方面没能有效地传达依恋需求。在上面的对话中，塔尼娅没有与母亲沟通，给她留下了一种无助和失败的感觉（"你能做什么？" "她又赢了"），并强化了她的一般陈述（和信念），即"妈妈不听我的"。然后，这将导致未来的交流中更加缺乏沟通，从而完成这个非适应性的循环。这种澄清有助于治疗师和青少年识别交流过程中的具体问题，并提出可能有助于更有效沟通的策略。

分析人际事件

这一分析的目的是帮助青少年了解他的无效沟通是如何导致痛苦和症状的。当治疗联盟很强大时，特别是对于有安全依恋的青少年，这个过程可以直接进行，但对于那些回避型或专注型的来访者，对他们的反馈必须更加谨慎。

在确定和澄清了人际事件之后，治疗师再次与青少年详细对话，重点是青少年试图沟通的内容。询问塔尼娅她试图传达什么，以及她的母亲听到的可能是什么，与实际表述或传达的内容对比，可以使这些差异透明化，以便青少年和治疗师在进一步分析时考虑到这些差异。

治疗师：那么，塔尼娅，我们刚刚得出结论，在与妈妈的谈话结束时，你内心毫无感受，只是麻木，但我想你用的词是"无助"——你还觉得，妈妈赢了。

塔尼娅：是的，她赢了。我没能去参加聚会，所以她赢了。

治疗师：你认为你妈妈会知道你的感受吗？

塔尼娅：嗯，当我最后住院时，她知道了。

治疗师：但是，当时……当你们进行那次谈话时。你认为她知道你对不能去聚会的感受吗？

塔尼娅：可能不知道。

在这一点上，治疗师向青少年提出了 IPT-A 的一个关键问题："你觉得自己被理解的程度如何？"这个问题非常重要，因为 IPT-A 的核心前提是：来访者的痛苦和症状正在因为他们使用的无效沟通方式而持续存在（并经常加剧）。

当治疗师提出"你觉得自己被理解的程度如何？"的问题时，可能是第一次有成年人对青少年的人际世界表现出如此程度的兴趣，这为深化治疗联盟提供了机会。大多数来访者会回答说，他们根本不觉得自己被很好地理解。他们还没有发现如何与他人沟通以使自己的依恋需要得到满足，而由于依恋需要没有得到满足，特别是在人际关系危机中，他们的反应是被误解和感到孤独。治疗师会对青少年透露的不被理解的感觉做出如下回应："嗯，这就是我们可以做的——帮助你与重要的人沟通，使你开始感觉到被他们更好地理解。"这正是 IPT-A 的宗旨：帮助青少年更清楚地表达依恋需求和支持需求，发展和利用能够满足这些需求的社会支持系统。一旦青少年披露了被误解和孤独的感受，治疗师将解释下一阶段的治疗正是为了解决这些问题——找出无效的沟通策略，并发展替代策略来促进他们与重要他人的沟通。

在分析人际事件时，治疗师试图收集更多数据，并对青少年产生洞察。其目的是将来访者的感受从无助、悲伤、绝望和空虚转移到被误解。这就将情况重新定义为治疗师和青少年可以做些什么，包括协助来访者理解事件中的另一方正在经历的事情（在第八章中，我们将探讨对"对方"的理解）。

治 疗 师：塔尼娅，我想回顾一下你和你妈妈的那次谈话，看看有没有其他对你更好的办法。可以吗？

塔 尼 娅：但我还是不能去。

治 疗 师：你看，塔尼娅，当我们回过头来看我们刚刚绘制的表格时，我不禁觉得你妈妈搞错了。她认为你并不太在意不能去。她甚至说她对你的表现很满意。

塔 尼 娅：嗯，这样我们就不会吵架了。

治 疗 师：那么在那一刻，你认为你妈妈对你的理解程度如何？

塔 尼 娅：她完全没有理解。

治 疗 师：那你呢？你觉得妈妈不理解你是什么感受？

塔 尼 娅：我想我现在已经习惯了。

治 疗 师："现在习惯了"……而且你也不喜欢和妈妈吵架。也许那种被误解的感受比吵架更容易接受，塔尼娅？

塔 尼 娅：也许吧。但看看我的下场（指自杀未遂）。

治 疗 师：你知道吗，我也正这么想。也许在短期内这比吵架更容易接受，但从长远来看，它是一种累积。

塔 尼 娅：误解。你知道，这有点像一场拔河比赛，我觉得妈妈从来都不了解我的朋友。她有时似乎很感兴趣，但我觉得这是假的——只是为了让她觉得自己是个好妈妈。尤其是关于乐队的事。她认为我长大后就会抛弃这些。她就是不明白。

治疗师：拔河比赛？

塔尼娅：是啊，就像一边是和妈妈争论我想做什么，另一边则是保持和平。这一切都是为了保持和平。

治疗师：所以保持和平是成功的，但是你会觉得妈妈不理解你。

塔尼娅：是啊——我想是这样的——你不能一辈子都觉得被误解。这是不断累积的。

在上面的交流中，治疗师和塔尼娅将情绪焦点从"麻木、无助、失败"转向图4.4f中记录的"被误解"。

	具体事件	一般陈述
内容	妈妈不允许我出去	妈妈不会听我的
情绪	麻木、无助和失败 被误解	悲伤、绝望和失败

图 4.4f　人际事件：识别误解

改变沟通方式

当最初对人际事件的情绪反应被重新定义，包含了"被误解"的感受时，治疗师和来访者就可以一起探索有助于以不同方式进行沟通的替代策略。更多相同的沟通策略只会产生更多相同的结果。青少年通常对这一概念反应良好，而如下改编自格拉瑟（Glasser, 1976）所讲述的故事，常常能以一种有意义的方式强化这一关键点。

不久前，我与一些朋友和家人一起去野餐。我们在水边的一个公园里放松，紧挨着公园的是一个船坞，人们在游船前会把船放在那里下水，回来后再把船取回来。那个家伙把他的船开进来，当他的同伴在浅水区稳住船的时候，他去取他的车。他在水泥坡道上倒车，把船挂起来，然后往坡道上走了一点，把船里的水排干，再把船好好系在拖车上，并把电线接到他的车上。虽然拖车还在水泥坡道上，但汽车本身却有点离开水泥路面，开到沙地上了。当那个家伙试图把船拖上坡道时，他的汽车后轮开始在沙地上打转。我看着这一幕，想知道他会怎么做。他有很多选择——周围有棕榈树叶，他可以把一些棕榈树叶塞到后轮下，以获得更大的牵引力；他可能会后退一点，直到汽车车轮也在水泥路面上，然后再试一次。但是没有，他一定是喜欢车轮旋转的声音，因为他只是把脚踩在油门上。车轮转得更厉害了——在沙地上转出了一个大洞。他停了一会儿，但再次加大油门——一个更深的洞——直到整个车的底盘都压在了沙子上，他不得不向另一个司机借拖车。

故事在记忆中往往比事实和信息更持久。当然，这个故事的寓意是"如果某件事情不奏效，最好不要再做同样的事情，而是尝试其他的"。如果有机会，青少年通常会向治疗师讲一个自己的故事来说明同样的观点。花时间来强调这一点非常重要，因为在人际沟通中，如果某种方法没有效果（即没能有效地满足依恋需求），那么最好尝试其他方法。

塔尼娅：所以你认为我就像那个拖船的人。我所做的并不管用，但我还是坚持。

治疗师：你是怎么想的？

塔尼娅：在某些方面，也许吧。但我还能做什么呢？不管我怎么做，我还是会被卡住。还记得拔河比赛吗？

治疗师：是的，我记得。我们能不能再看一下那张表？左下角的方框里写着"麻木，无助，失败"，还有"被误解"。你曾经告诉我，从长远来看，被误解是一种积极的经历。

塔尼娅：那么你认为我应该怎么做呢？

治疗师：我希望我们能一起解决一些问题。首先，我们可以把注意力集中在"被误解"上……你有什么想法吗?

塔尼娅:只是如果我告诉妈妈一些事情,她还是不让我做我想做的事,然后又回到了起点,我还浪费了精力告诉她。

治疗师:好的,我明白了。此外,还有可能发生争执,我知道你想避免争执。但我也想知道是否有办法让你妈妈更好地理解你。就像现在,你不怎么说话,她就不会理解你……你想让她更好地理解你吗,塔尼娅?

塔尼娅:是的,我想。我想我可以从乐队开始。就像我的音乐老师说的,我有很高的天赋,而且乐队里的其他人都比较年长,他们都喜欢我唱歌——我只想让妈妈看到这一点。这不只是三分钟热度。我确实明白,她不想让我去有一堆烈酒和大麻的演出。不管怎么说,我甚至还不被允许进入酒吧——我才15岁。

治疗师:我们能回到那张表上吗?那么,如果你能以某种方式和你的母亲谈论这件事,然后你觉得她确实更理解你,那些麻木、沮丧、无助的感受会改变吗?

塔尼娅:如果她了解乐队的事,我还是会因为不能去而生气,所以我猜我会更生气,而不是麻木。但如果她真的理解了,那就不像是一场战斗了——就不会有那么多无助和失败。更多的只是生气。

治疗师:好的。让我们想想怎样才能让你妈妈更好地理解你。

在这次人际事件的讨论结束时,塔尼娅对自己和母亲之间关系的性质有了略微不同的理解。塔尼娅能够预测,如果她更多地告诉母亲她所珍视的和想要的东西,即使是一个单独的领域——乐队——她的母亲也会更理解她。她可能仍然不会总是得到她想要的,但她的感觉会从"麻木、无助、失败"和"被误解"的瘫痪性尝试转变为更"行动起来"的反应——"愤怒"。这一反应和青少年与父母意见相左的常规过程是一致的，是创造分离和独立身份的宏观目标的一部分。

图 4.4g 以图表的方式描述了这一变化，它还总结了利用人际事件的过程。塔尼娅的一般陈述以"妈妈不听我的话"的断言开始，相关情绪是"悲伤、绝望、失败"。谈及这起人际事件时，塔尼娅最初形容自己的情绪是"麻木、无助、失败"。随着这一事件的详细讨论，随着"被误解"的引入，塔尼娅发现"被误解"的感受很突出。塔尼娅还发现，她不与母亲沟通自己感受的倾向，使"被误解"的感觉长期存在。她最终设想了这样一种可能性：如果她真的与母亲多交流一点，她的母亲可能会开始理解她。塔尼娅坦率地承认，她仍然不会得到想要的一切，她仍然会为此生气，但至少她会觉得母亲对她有了更好的理解。我们稍后将回到塔尼娅的案例中。

	具体事件	一般陈述
内容	妈妈不允许我出去，但她不知道这对我来说有多重要	妈妈不会听我的，但我没有告诉她太多
情绪	生气但不至于**被误解**	有点怀疑，但比以前更有希望了

图 4.4g 人际事件：情绪转变

依恋需求得到满足并不总是意味着得到想要的东西，但它确实与感觉被重要他人理解有很大关系。人际事件在很多方面构成了 IPT-A 中使用的临床技术的基础。讨论这些事件是收集来访者关系世界的相关信息的最有力手段之一。治疗师正是利用这些信息帮助来访者做出改变，以确保他们的依恋需求得到更有效的处理。

人际事件往往与治疗中的关键时刻相关。莱玛等人（Lemma et al., 2011）确定了五个步骤，以促进人际事件的使用。

第一，在人际沟通中的某个时刻，邀请来访者暂停并反思。比如：

治 疗 师：我想停一下，想一想这里发生了什么。

第二，探索那些没有直接沟通的感受。

治 疗 师：我有种感觉，你对今天必须在这里感到不高兴，但出于某种原因，你不太愿意和我谈这个问题。

第三，与来访者共情，开始探讨当前互动的基础。

治 疗 师：你今天很安静，没有看着我，也没有说太多话，真的。我知道这对你来说有多难。你现在正与相当强烈的情绪斗争——你很生气，但你没有告诉我你的感受，而是闭口不谈。

第四，将与治疗师的互动和其他人际关系问题联系起来，这些问题是治疗的重点。

治 疗 师：我们之前讨论过，你的问题领域是人际冲突，对吗？我在想，今天在这里发生的事情，是不是和你与父母之间的问题差不多？你倾向于退缩，而不是让他们知道你正在经历什么。然后你会感到更加孤独，因为他们就是不理解你。

第五，回到治疗室外的人际事件，利用这些新信息帮助患者认识到反应的非适应性，然后合作找到一个更好的替代方案。

继续讨论斯特芙的案例。

治 疗 师：那么，我们可以考虑一下吗？也许有一种模式适合你。你对你妈妈说的话很生气，然后退缩回去。没有人理解你经历了什么，你变得更加愤怒，但仍然没有人理解。我记得你妈妈说过，她为你在家里处理争吵的方式感到自豪。当你安静下来的时候，她会认为一切都结束了，但对你来说，那是在酝酿情绪，积累了越来越多的闷气。但因为没有人知道，所以你没有机会对此做点什么。有时你会非常沮丧——在你割伤自己的时候。

斯特芙：总是这样。没人听我说。我想尖叫，但我就是做不到。

治疗师：你在上一次会谈中告诉我你上次割伤自己的事。我想是同样的模式，是吗？

斯特芙：差不多吧。

治疗师：我们还是回到你跟我说的那个场景。你妈妈说你得去买东西，但你已经和朋友们约好了。我记得你说过，你只是回到自己的房间，越来越生气。过了一段时间，你割伤自己以摆脱那些感受，这在一段时间内奏效了。但是你还是要处理引起你愤怒的问题。因此，让我们看看是否可能有不同的做法。你有什么想法吗？

接下来的对话探讨了斯特芙除了沉默、反刍和更加愤怒之外的其他选择。治疗师和斯特芙通力合作，找到了打破这种模式的方法，例如，与母亲谈论她与朋友出去玩的计划，并告诉母亲她的失望。虽然可能不会改变结果，但这样的新模式将为斯特芙提供一个交流感受的机会，并且因此，用她的话说，"没那么被不理解了"。

解决冲突的方式

冲突是多数青少年生活经历的一部分，如果处理得不好，就会加剧他们的痛苦或症状。围绕解决青少年和生活中的重要他人之间的冲突进行能力建设，可以在 IPT-A 确定的四个问题领域中发挥一定的作用。在 IPT-A 中，青少年学到了很多关于他们的心理痛苦或障碍的知识，同样重要的是，他们还学到了很多关于自己的知识。青少年常常惊讶地了解到自己对冲突情况的习惯性反应。他们往往同样惊讶于发现可能还有其他应对冲突的方式。一旦了解了其他方式，他们就可以选择是否还要用习惯的方式来应对，如果不是，就可以做一些不同的事情。菲舍尔、尤里和巴顿（Fisher, Ury, and Patton, 1991）的冲突风格方法特别适用于青少年。他们提出了对人际冲突的五种习惯性反应：退缩、压抑、妥协、赢/输和双赢。这些反应在图 4.5 中有所描述。

解决冲突的方式：	退缩
采用的策略：	生闷气。拒绝说话。走开。用沉默来惩罚。通常是一种被动攻击的态度。
对关系的态度：	没有关系：没有直接交流。
人与问题：	对人强硬，对问题无效。
谁将获胜？	没有人，问题没有得到解决。
解决冲突的方式：	压抑
采用的策略：	保持开心或听天由命，好像问题不存在那样。有时"殉道者情结"很明显。
对关系的态度：	不惜一切代价维持现状。
人与问题：	对人温和，对问题无效。
谁将获胜？	表面上是双赢，但有人输了。
解决冲突的方式：	妥协
采用的策略：	做出让步以维护关系。
对关系的态度：	不自信，但参与者都很合作。
人与问题：	对人温和，有时对问题软弱。
谁将获胜？	因为双方都付出了一点，都不是完全满意。
解决冲突的方式：	赢/输

图 4.5 识别冲突解决方式（改编自 Fisher, Ury, and Patton, 1991）

采用的策略：	要求对方做出让步，利用凌驾于他人之上的权力来实现结果。
对关系的态度：	咄咄逼人。
人与问题：	对人强硬，对问题也强硬。
谁将获胜？	一方赢了，一方输了。（但往往赢家的结果被不满的输家破坏了）
解决冲突的方式：	**双赢**
采用的策略：	协商一个双方都能接受的解决方案。
对关系的态度：	很自信。参与者是问题的解决者。
人与问题：	对人温和，对问题强硬。
谁将获胜？	双方都得到自己想要的东西。

图 4.5 识别冲突解决方式（改编自 Fisher, Ury, and Patton, 1991）（续）

关键问题不在于事情的结果，而在于处理冲突的方法所依据的目标或动机。人们可以以双赢为目标来处理人际冲突，但无法保证结果一定是双赢。然而，这个过程中涉及的行为、认知和情绪与那些更习惯于通过压抑处理冲突的来访者所采用的行为、认知和情绪截然不同。青少年经常着迷于发现自己处理冲突的习惯风格，而且，在大多数情况下，他们热衷于尝试新的可能。这种兴趣推动了新的人际关系学习的发展，可以极大地促进积极的治疗结果，特别是对于那些确认问题领域是人际冲突的青少年。

在了解了五种解决冲突的方式后，塔尼娅毫不费力地确定自己的默认方式为压抑。这种风格在上面的对话中得到了体现，但塔尼娅也认为这是她最近与母亲、朋友和一些教师之间的其他互动的特征。她还认识到这种风格是她抑郁之前与人互动的特征。

治 疗 师：所以你认为第二种方式，压抑，最符合你在与人争吵时的做法？

塔 尼 娅：（停顿）是啊，几乎总是这样，想想看……就好像假装一切安然无恙会更好。这样就不会有那么多争吵了。

治 疗 师：塔尼娅，没有那么多争吵似乎对你很重要。我记得你说的拔河比赛，但我想知道这种风格的缺点是什么。

塔 尼 娅：我只是不喜欢冲突。这种方式使冲突保持在低水平……但这并没有真正改变任何事情。

治 疗 师：最后，你会觉得被打败了……那么，如果你使用了其他的方式……如果你使用了"赢/输"的方式，你觉得和妈妈关于聚会的谈话会如何进行？

塔 尼 娅：我不知道（微笑）……也许我会冲她大喊大叫，然后就走了。我赢了，她输了。

治 疗 师：我注意到你在笑。

塔 尼 娅：我只是在想妈妈的脸……

青少年在探索处理人际关系冲突的不同风格时，往往会获得不少乐趣。塔尼娅的默认风格是压抑，她非常喜欢探索其他风格，并提出，如果她采用另一种风格，事情会有什么不同。塔尼娅得到的明确信息是，做事的方式不止一种。

治疗师鼓励患者反思使用不同风格可能导致的人际关系结果。治疗师可能会与年轻的来访者讨论，他们可以选择一种冲突风格来匹配某种情况，对于不同的情况，有些风格可能比其他风格更好，而且不必总是使用一种风格。例如，对于较低级别的冲突，退缩和压抑可能会赢得一些时间，让冲突自行化解，而不会引起不必要的注意。但对于更激烈或已经存在了一段时间的冲突，青少年或许应该考虑妥协或双赢。问问青少年，看看他们能否想出赢/输最适合的情况，这也可能是有帮助的。在与青少年一起探索这些风格时，重要的是，临床医生要牢记来访者的抑郁与功能失调的关系模式之间的联系，而冲突风格只是其中的一个例子。通过共情将来访者的注意引导到这种联系上，可能会再次提醒青少年，他们的抑郁或痛苦不是偶然的，而是人际世界的一部分，他们对人际世界的控制正在增强。

治疗师：塔尼娅，让我们考虑一下双赢。回到你和你妈妈关于参加聚会的谈话，你认为如果你选择双赢而不是压抑模式，那会是什么样子呢？

塔尼娅：双赢？所以我们都得到了我们想要的。我不知道，妈妈不想让我去——我确实想去。我们怎么才能都得到我们想要的呢？

治疗师：你认为你妈妈不想让你去的原因是什么？

塔尼娅：她担心我被强奸，就是这样。不，不仅仅是这样——这是一部分原因，她认为我现在在做18岁的孩子在做的事情。

治疗师：我只是在想，如果你妈妈事先知道乐队对你有多重要，也许你们都可以退后一点。那会是什么方式？

塔尼娅：妥协？

治疗师：你认为那时的谈话会如何进行？

塔尼娅：也许可以达成一个协议，比如等到11点或其他的？至少那时我可以做一些乐队的事。或者她也可以过来一下。她认识杰伊（Jay）的妈妈，他们可以在厨房之类的地方逛逛。

治疗师：塔尼娅，我刚刚注意到两个方面的变化。首先，你正在考虑让你的妈妈更多地了解对你来说什么是重要的——更多地与她沟通；其次，你现在知道你可以使用更多的解决问题的方式，而不仅仅是你最习惯使用的压抑。

大多数来访者认为分析和使用这些策略来处理冲突是具有内在吸引

力的,并且很容易导向其他有效、准确及共情地传达感受和观点的策略。治疗师的持续作用是向来访者展示这些技能、策略和态度将如何通过改善他们在人际关系世界中处理问题的水平来显著帮助症状的解决。

角色扮演

在 IPT-A 中,治疗师主要通过分析在报告人际事件时观察到的沟通模式,帮助青少年学会识别非适应性的沟通方式。一旦这些模式被识别,青少年就会学习新的关系方式,这些方式更有可能满足他们的依恋需求。角色扮演被用来模拟和练习青少年与重要他人之间的互动。角色扮演的使用通常基于强大的治疗联盟,这样青少年就可以容忍某种程度的对抗。角色扮演可以用于所有的问题领域,在人际冲突和人际隔阂领域特别有用。

斯图尔特和罗伯逊(Stuart and Robertson, 2012)指出,使用角色扮演时有以下五个目标。

1. 收集有关来访者沟通风格的信息。
2. 帮助来访者对他们的人际关系行为产生新的认识。
3. 帮助来访者更好地理解他人对他们的沟通的反应。
4. 使治疗师能够示范新的人际行为和沟通模式。
5. 让来访者练习新的人际沟通技巧。

角色扮演通过提供观察青少年的机会,对已经收集到的关于青少年沟通方式的信息进行补充,就像在现实世界中观察他们一样。当青少年扮演自己时,治疗师可以观察交流的话语,也可以观察语气、强度、肢体语言、眼神接触、表现出来的情绪,以及情绪和语言信息之间的一致性,并推测青少年的内部情绪。角色扮演为治疗师提供了观察青少年如何向他人传达情感和情绪的机会,并且可以利用自己对青少年沟通风格的经验来加强适应性的沟通，或者提供关于非适应性沟通行为的反馈。

治 疗 师：简，我真的感觉到了你的挫败。我想你已经很清楚地把这个信息传达给你妈妈了。

或者，比如

治 疗 师：乔治（Jorge），你告诉卡伦（Karen），你对她的离开感到难过。但不知为什么，我觉得你只是有点无聊。如果卡伦也感觉你很无聊，也许她会做出不同的反应，而不是认为你很伤心。

在角色扮演活动中，来访者可以在扮演自己（治疗师扮演对方）和扮演对方（治疗师扮演青少年）之间交替。当青少年扮演对方时，这给了他一个独特的机会，让他感受几分钟的"换位思考"，体验与自己交流的对方是什么感受。对一些来访者来说，这可能是一个很好的学习机会，因为他们可能第一次看到自己完全看不见的一面——其他人看到的一面。在上面的例子中，当角色互换时，治疗师扮演乔治，乔治扮演卡伦，乔治相当惊讶地发现，在他认为自己表现出了适当的悲伤时，实际上他的情绪是多么平淡。这有助于乔治更好地理解卡伦对他的反应（卡伦对乔治关于她离开的评论不屑一顾，乔治对此感到不安），并为学习和排练沟通模式铺平了道路——在这种沟通模式中，感受到的情绪和表达出来的情绪之间更加一致。

将角色扮演作为改变的工具时，有如下几个步骤。第一，治疗师向青少年解释，这项练习是为了在现有方式效果不佳的情况下寻找新的沟通方式。这个练习不是为了批评，而是为了探索。

第二，治疗师和青少年应该选择一个与问题领域和症状相关的、可处理的人际事件。

第三，对该事件进行讨论，并形成一份粗略的记录，尽可能准确保留实际事件的细节。

第四，青少年和治疗师对该事件进行角色扮演，青少年扮演自己，治疗师扮演另一个人。这个步骤可以重复几次，直到青少年确认这是对实际事件的准确描述。

第五，治疗师和青少年讨论细节，特别是谈话对方是否真的从青少年那里得到了正确的信息。

可能有帮助的问题包括：

- 你做了什么好的事情？
- 你认为你传达了想要传达的信息吗？
- 你对自己有什么感受？
- 你学到了什么新东西？
- 你觉得卡伦可能会有什么感受？
- 你想要改变什么吗？

第六，如果青少年想要改变什么，或者如果治疗师想要提出一些替代方案，治疗师和青少年会合作提出替代的沟通策略，然后将这些策略纳入新的角色扮演中。这一步的目标是探索其他沟通方式，以便更准确地传达来访者的依恋需求。讨论了新的策略之后，治疗师可能会建议改变角色，这样就可以模拟现有的和替代性的沟通。

治疗师：乔治，你告诉卡伦，你对她的离开感到非常难过。但不知何故我觉得你只是有点无聊。如果卡伦认为你很无聊，也许她会对你做出不同的反应，而不是认为你很伤心。你能理解卡伦是如何误解你的吗？

乔　　治：我并不想表现得那么黏人之类的。但我并不是想让自己看起来很无聊……我很难过她要走了。

治疗师：那么，你认为你怎么才能让她看到这一点——并且不表现得那么黏人？

乔　　治：我不知道——也许用不同的词什么的？

治 疗 师：我们换一下吧——我当你，你当卡伦。好吗？

乔　　治：好的。

治 疗 师：我们就从你问她什么时候去的那一段开始吧。

治 疗 师：（扮演乔治）（声音柔和，喃喃自语，看着自己的脚）那么你要去多久？

乔　　治：（扮演卡伦）大约四年。爸爸要调到伦敦去。

治 疗 师：（扮演乔治）你什么时候去？

乔　　治：（扮演卡伦）大约三周后。

治 疗 师：（扮演乔治）哦，好的，祝你愉快。

乔　　治：（作为卡伦）好的。再见。

治 疗 师：乔治，我们就在这里停一会儿。那么，你当时是卡伦，你认为她在这期间的感受如何？

乔　　治：不确定。也许她认为我不在乎。

治 疗 师：好的。我们就试一试吧。你仍然是卡伦，我仍然是你。

治 疗 师：（扮演乔治）（声音稍大，说得更清楚，直视扮演卡伦的乔治）那么你要去多久？

乔　　治：（扮演卡伦）大约四年。爸爸要调到伦敦去。

治 疗 师：（扮演乔治）你什么时候去？

乔　　治：（扮演卡伦）大约三周后。

治 疗 师：（扮演乔治）四年是一段很长的时间。我会想你的。

乔　　治：（扮演卡伦）（自发地）是吗？

治 疗 师：（扮演乔治）你走之前想喝杯咖啡吗？

乔　　治：（笑）

治 疗 师：那么，乔治，你注意到有什么不同吗？

乔　　治：你的话，你说"我会想你的"。

治 疗 师：我是这么说的，但几乎所有其他的话都是你说的。你还注意到别的什么吗?

乔　　治：没有——除了"一段很长的时间"那段话。

治 疗 师：让我给你指出一个不同之处。与其说是文字的问题,不如说是表达的问题。你注意到我和卡伦说话时看着哪里吗?

乔　　治：你刚才在看我。

治 疗 师：那么当你注意到我在看你的时候,你有什么感受?

乔　　治：好像你很感兴趣?

治 疗 师：不觉得无聊?

乔　　治：不觉得无聊。

治 疗 师：黏人吗?

乔　　治：不黏人。

治 疗 师：好的,让我们再换一次——你扮演你,我扮演卡伦。这一次,看着我,声音清晰,用自己的话来说。如果你想的话,也许可以加上那句"我会想你的"。

治疗师和乔治重新扮演了角色。这一次,乔治直视着治疗师,说得更清楚了。他也确实加了一句"我会想你的"。

治 疗 师：那么,乔治,感受如何?

乔　　治：是啊,我想好多了。看着她会有很大的不同。它让我说出了"我会想你的"——我会想她的。

治 疗 师：那么,让我们花一点时间来讨论这个问题。首先,你认为你做得好的是什么?

治疗师继续引出乔治对新的角色扮演的反应,特别注重情感的交流以及乔治从这次经历中学到的具体事情。在治疗结束时,乔治认为他已经想出了如何向卡伦表明他将会想念她而又不显得很黏人。乔治还说,他现在理解了卡伦是如何认为自己对她的离开不感兴趣的。他表示在下一次会谈之前，他会再次与卡伦接触，试图纠正一些问题。

空椅技术

并不是所有的青少年（也不是所有的治疗师）都习惯使用角色扮演。空椅技术与角色扮演略有不同，它为一些青少年提供了一个替代方法。这种方法由格式塔疗法的创始人弗里茨·珀尔斯（Fritz Perls, 1973）首创，也被其他理论方向的治疗师广泛使用（Elliott et al., 2004）。IPT-A 中的空椅技术采用一种自我对话的形式：青少年对着一张空椅说话，就好像有一个重要的人坐在上面。与角色扮演类似，青少年也可以通过交换椅子来扮演重要他人的角色。治疗师扮演观察者和指导者，要求青少年注意说了什么、如何说的，并将青少年的注意力引导到自己身上，或在对方身上感知到的情感或情绪上。IPT-A 中的空椅的目标是帮助来访者：（1）更清楚地意识到自己对他人产生的想法和感受；（2）了解自己的言行如何影响他人；（3）培养对他人感受的认识；（4）根据以上三项的信息，调整与他人的沟通方式。

空椅技术可以有效地应用于 IPT-A 中所有的问题领域。例如，在复杂性哀伤的反应中，许多青少年报告说，在失去亲人后，他们很难与亲近的人沟通。来访者报告说，他们与生活中的人产生了距离，但在丧失发生前，他们的关系很亲密，甚至有些属于他们的人际核心圈子。空椅技术可以帮助来访者与这些重要他人重新建立联系，实现更有成效的沟通，这将有助于满足青少年的依恋需求。

第五章将进一步讨论 16 岁的埃琳的例子，她在经历了重大的丧失并感到与她的朋友和知己达拉斯（Dallas）失去联系之后，患上了抑郁症。埃琳表示她想再见到达拉斯，她真的很想念他，但因为他们有一段时间没有说话了，埃琳对与他重新联系感到不舒服。

治 疗 师：埃琳，几次会谈前，你告诉我，你真的很想念达拉斯，但仍然无法让自己和他说话。这一点上有什么变化吗？

埃　　琳：没有。我仍然能在学校看到他，但我们不说话了。不像以前那样了。我们在午餐时说些废话，但那都是没有意义的。

治 疗 师：你说你可能希望他在未来回到你的核心圈子里？

埃　　琳：是的，我想。

治 疗 师：我今天想尝试一些东西。这叫作"空椅"——你马上就会明白尝试的理由。我只是想确认一下你是否同意。所以我们要使用这把空椅，开始时，想象达拉斯坐在上面，你坐在他对面，在你的椅子上。然后我将要求你和达拉斯进行一次对话。我现在不想再多做解释——我们稍后会讨论发生了什么。有什么问题吗，埃琳？

埃　　琳：没有——不过听起来很奇怪。

治 疗 师：确实有点。可以试一试吗？

埃　　琳：好的。

治 疗 师：首先，你能想象达拉斯坐在对面的椅子上吗？告诉我他穿的是什么？

埃　　琳：好的，他穿着灰色短裤、运动鞋，以及他总是穿的那件红色的爱丽丝·库珀（Alice Cooper）的 T 恤。

治 疗 师：那他是怎么坐的？

埃　　琳：（调整自己的坐姿，模仿她想象中达拉斯的坐姿）

治 疗 师：他的脸上有什么表情，埃琳？

埃　　琳：他看起来有点困惑，还有点挖苦人。但他总是这样。

治 疗 师：埃琳，你愿意换一下椅子扮演达拉斯吗？我想见见他。你非常了解他，所以你可以帮我了解他。②

埃　　琳：好的（换椅子）。

治 疗 师：达拉斯，谢谢你来这里。我喜欢你的T恤！能告诉我你认识埃琳多久了吗？

埃　　琳：（扮演达拉斯）从我们上高中开始。

治 疗 师：那你们是在哪里认识的？

埃　　琳：（扮演达拉斯）我们是在上学的路上，在公交车上认识的。

治 疗 师：所以你已经认识她四年多了，你们是在公交车上认识的。你最喜欢她什么？

埃　　琳：（扮演达拉斯）我不知道。也许是她过去的样子。

治 疗 师：那么达拉斯，你最近注意到埃琳的变化了。你知道她发生了什么事吗？

埃　　琳：（扮演达拉斯）我知道她发现自己是色盲，不能加入空军了。再加上她的狗死了。我知道她需要一个人待一段时间。

治 疗 师：是这样吗？

埃　　琳：（扮演达拉斯）是的，差不多是这样。

治 疗 师：埃琳，你能不能换个椅子？你现在又是埃琳了。我猜在扮演达拉斯的时候，有很多想法在你脑海中闪过。那么，你想对达拉斯说什么呢？他就坐在你对面。

埃　　琳：不仅仅是这样，达拉斯。你知道的。不仅仅是关于空军，它是我的整个生活。这就像我死了一样。然后是佩佩（Pepe）。情况越来越糟。（流泪）

治 疗 师：（停顿）现在，再换个椅子，埃琳。你又变成了达拉斯。只要花一分钟关注达拉斯可能会有什么感受，你能做到吗？

埃　　琳：可以。我猜他只是开始明白到这件事对我来说有多严重。我想他有点惊讶，因为我通常是最坚强的那个。

治 疗 师：达拉斯现在更明白了，他会想做什么？
埃　　琳：不是很多，他从来不做太多事。但只是知道他明白……
治 疗 师：达拉斯和你很亲近，到目前为止，你一直觉得他不理解你有多难过。你一直没能告诉他。你们之间有了很大的隔阂。但现在，告诉他你的情况，他也明白了，这就不一样了。
埃　　琳：我真的很想他。我想念他明白我的感受并给我打电话让我振作的时候。想念如果我愿意，哪怕凌晨两点都可以给他打电话的时候。

在这次交流和随后的讨论中，埃琳至少了解到了她与达拉斯当前的关系中的五件事：(1) 埃琳得出结论，达拉斯没有理解丧失对她的重要性；(2) 他没有意识到这一点，是因为埃琳没有告诉他；(3) 如果埃琳真的和达拉斯谈过话，她相信他会理解；(4) 如果他们继续像埃琳经历丧失之前那样保持联系，她至少会体验到她习惯的理解和支持；(5) 在这种支持性关系的背景下，埃琳表示，她的抑郁、孤立/孤独、愤怒/易激惹、快感缺失和自我怀疑的症状将开始缓解。

与埃琳工作的下一步是计划和排练与达拉斯的互动。空椅技术将再次被使用，让埃琳有机会试验语言，并监测作为自己和扮演达拉斯时的感受。然后，埃琳将在下一次会谈前与达拉斯会面。之后，他们将探究这次互动的结果，包括哪些进展顺利、哪些可以改进，以及埃琳在与达拉斯的互动中注意到的情感和情绪。治疗师会引导谈话，帮助埃琳提取更一般性的知识，这可能会帮助她在其他关系中更有效地满足依恋需求。

人际关系中的正念

正念是一个人意识到自己在某个时刻的想法、感受和身体感觉，同时努力不去评判它们（Kabat-Zinn, 1994; 2005）。正念已经被包括在许多心理健康干预中，例如，基于正念的认知疗法（如 Segal et al., 2002）、接纳承诺疗法（如 Hayes et al., 2011）和辩证行为疗法（如 Linehan, 2014; Mazza et al., 2016; Rathus and Miller, 2014）。过去，正念没有被纳入 IPT 的文献和研究，但它可能是一种有用的技术，可以通过以下方式解决 IPT-A 的目标。

- 帮助青少年认识自己的反应，这些反应可能会破坏他们与他人有效沟通的努力。
- 提高青少年的痛苦耐受程度，包括人际交往中的不适感。

这些好处可能有助于青少年用适应性的方式处理人际关系，从而更有可能满足他们的依恋需求。

正念的特点让它对一些青少年很有吸引力，因为它是温和的、尊重的、非强制的。正念的教学通常是先将注意力集中在一个特定的身体感觉上，如呼吸，以培养平静和稳定。然后，拓展到其他身体感觉、想法或情绪。正念的目的是观察而不做出反应。然而，当青少年练习正念时，他们会注意到自己不可避免地做出反应。例如，他们可能分析、评估、回避、抑制或评判观察到的东西。培养一种不评判的态度是关键。当青少年注意到自己在评判时，要让这个想法退一步，不要评判自己正在评判的事实，而是继续观察和注意。随着青少年更能意识到自己的反应，他们可能会变得不那么纠结于这些反应，并获得新的视角。这反过来可以使他们处于一个更好的位置，选择做出适应性的反应。

青少年可能试图改变无益的关系模式，但没有成功，结果是发现自己尽了最大努力却适得其反。治疗师可能会建议，与其试图改变，不如关注一下能从中学到什么，包括这种行为出现的早期迹象。如果青少年能够做到这一点，正念可能会带来适应性的变化。

例如，在 19 岁的特洛伊的案例中，他的抑郁与人际隔阂有关（见第十章）。特洛伊对负面反馈过于敏感，经常认为别人对他有负面评价。他处理这个问题的习惯性模式是退出社交活动。在高中的最后一年，他变得越来越孤立，到了大学也很难交到朋友。治疗师结合了角色扮演和正念，帮助他加深现有的关系并建立新的关系。正念帮助特洛伊认识到他何时开始退缩，这使他能够质疑这种反应并选择不同的行为方式。治疗师在第六次会谈结束时引入了正念。

治 疗 师：我想做个总结，并提出今后的治疗方向。你在角色扮演中表现得非常出色。你意识到自己倾向于认为别人对你做出了负面评价，即使事实可能不是这样。你还确定了一些当感觉受到评价时可以做出回应的替代方式。事后你会意识到自己可能反应过度，但当身处其中时，你很难这样想。这是很不舒服的，你想离开。可以理解，这使你很难记住我们讨论过的替代策略。

特 洛 伊：好像我在意识到自己在做什么之前就已经有了反应。

治 疗 师：正是如此，我们可以做一些事情来帮助解决这个问题。你听说过正念吗？

特 洛 伊：不知道。

治 疗 师：它类似于冥想。你提到你在瑜伽中做了一些冥想。（特洛伊点点头。）它是关于注意内部发生的事情。这可能包括身体感觉、想法和情绪。它可以帮助我们更清楚地意识到我们的反应，有时只是通过观察它们而不做出反应，它们就可能会发生变化。我建议你从暂时放弃改变这种退缩模式开始。有时，当我们努力改变自己的一部分时，可能会适得其反。当你开始感觉到别人在评判你或者想要抽身离开时，你愿意去观察一下吗？看看你能注意到什么，我们下周再讨论。

特 洛 伊：是的，但你的意思是如果我想要离开，你是想让我离开吗？

治 疗 师：我是在要求你观察你能注意到的从别人那里离开的冲动。比方说，你可能会注意到这样的事情在你的脑海中浮现，"我感到很不舒服。我注意到，我在想生物课上坐在我旁边的那个人认为我是个浑蛋。他可能认为我刚才说的话很愚蠢。他们正计划在辅导课后去喝咖啡。我感到非常不舒服。我想离开。我会找一个借口。"这可能不完全是你注意到的，但听起来耳熟吗？

特 洛 伊：是的。

治 疗 师：我建议你暂时不要试图改变，只是觉察你正在经历的事情。有趣的是，当我们开始觉察时，例如感到不舒服或想离开时，我们可能会注意到它真的开始发生变化。例如，你可能会发现它不再像以前那样势不可当或自动化。不舒服的感觉可能会有一些改变，或者你可能会发现你可以推迟从这个环境中离开的时间，但现在说这个有点超前了。这对你来说有意义吗？

特 洛 伊：是的，如果它不是自动的就好了。我没有意识到我在做这件事。

治 疗 师：我对你下周的报告很感兴趣。你所需要做的就是注意它何时开始，看看你能注意到什么。

特洛伊发现，治疗师建议他停止尝试改变是有帮助的。当感到不舒服时，他想要远离别人的冲动变得不那么自动化了，他能够以他在治疗中排练的方式做出回应,包括与信任的人谈论他的不适。

正念中有更多的内容是 IPT-A 无法呈现的。由于 IPT-A 的时间限制,正念教学和其他临床技术都被限制在直接解决治疗目标的问题上。在适当的时候,治疗师可能会建议定期进行正念练习,作为治疗的辅助手段,以培养青少年对当下的觉察能力,就像特洛伊一样。随着特洛伊兴趣的增长,治疗师建议他尝试在瑜伽中加入日常正念练习,并与瑜伽教师讨论这一点,以此来鼓励他。治疗师推荐了一个网站和应用程序,包括指导下的正念练习。

阿娃(Ava)、凯莉(Kylie)和凯莱布(Caleb)的案例进一步说明了正念在 IPT-A 中的应用。正念还在第七章的活动 7.3 "针对哀伤和丧失以身体为导向的方法"中出现。

14 岁的阿娃(见第十章)很难控制自己的愤怒,这导致她在社交中被孤立。治疗师教会了阿娃一些愤怒管理策略。阿娃在学校参加了一个正念项目,她发现这有助于识别愤怒的早期预警信号。这种早期的认知为她创造了机会,能利用各种策略来防止愤怒升级,比如短暂地从交谈中走开,去喝一杯水。此外,治疗师鼓励阿娃注意喝水时的生理感觉,这有助于她放松,并增加了该策略的有效性。

21 岁的凯莉(见第七章)在分享她母亲去世的情绪时感到不舒服。她避免与别人谈论她的哀伤。这妨碍了她获得所需的心理和社会支持,也是维持她抑郁的一个关键因素。正念提高了凯莉耐受痛苦的能力,这让她更容易与他人分享自己的感受。当她这样做时,她感到与重要他人更亲近了。而随着重要他人更多地了解她的悲痛,他们也能够以更符合她的依恋需求的方式做出回应。

19 岁的凯莱布(见第十章)经历了抑郁,他的非语言沟通技能存在缺陷,这使得他很难建立和维持友谊。他很难进行眼神交流,而且通常看起来比他预想的更严肃、更阴郁。正念帮助凯莱布重新认识了自己与他人眼神接触时经历的不适。通过觉察眼神交流的体验，他发现自己可以忍受这种不适。随后，凯莱布通过与治疗师的讨论和角色扮演发展出更有效的沟通方式。

正念并不适合所有的青少年。禁忌证可能包括严重的抑郁、未解决的创伤、解离或精神病性障碍。在这些情况下，注意力集中的能力可能会受到严重影响（Britton, 2019）。但即使能够集中注意力，青少年也可能会越来越专注于抑郁症带来的负性预期或精神病带来的非现实体验。对于使用正念的青少年，最好要监测这些内容。

总　结

治疗关系是 IPT-A 干预的核心。治疗师努力与来访者建立一种被描述为"过渡性依恋"的关系，然后在治疗结束时战略性地后退一步。这种关系为上述临床技术提供了背景，使其能够在一个以信任和安全为特征的治疗环境中得到应用。在干预结束时，治疗师和青少年将在来访者的人际关系世界中找到能够满足来访者持续的依恋需求的其他人，重点关注需求如何满足，以及谁来满足。

本章介绍了一些可以促进这一过程的临床技术。人际事件——发生在青少年生活中的日常关系事件——仍然是探索关系困难和心理困扰之间联系的主要工具。情绪探索、角色扮演、空椅、人际关系中的正念以及冲突管理策略等技术，提供了导致心理困扰的失调关系模式的识别机制，并使用更可能帮助青少年有效满足依恋需要的关系行为来取代这些模式。

本章描述的临床技术清单远远没有穷尽。有经验的临床医生无疑会在 IPT-A 中加入他们与青少年工作时发现的其他有效策略。然而，为了忠实于 IPT-A 的干预方法，这些策略应该保持在协商的时间框架内，专注于确定的问题领域,并与 IPT-A 的三个主要目标保持一致:(1)减少症状;(2)通过提高重要关系中的沟通技巧来改善人际功能;(3)加强社交网络。

IPT-A 为临床医生提供了一个结构,让他们可以使用一系列临床工具来实现目标。本章描述的工具已被证明对青少年具有吸引力,并能有效地挑战那些导致痛苦和症状的习惯性关系模式。

注　释

①感谢斯科特·斯图尔特(Scott Stuart)和迈克尔·罗伯逊(Michael Robertson),他们开发了人际事件网格,并感谢他们允许我们为本文修改该网格。

②这种建议来访者以他人身份开始空椅治疗的策略是由 J. 莫雷诺(Moreno, 1969)提出的,有两个原因。首先,治疗师有可能获得关于他人的有价值的信息。其次,他人能够"确实存在"。也就是说,空椅不再是"空"的,对方现在占据了它,使青少年能够体验到对方在当下的存在。

参考文献

Britton, W. (2019). Can mindfulness be too much of a good thing? The value of a middle way. *Current Opinion in Psychology, 28*, 159-165.

Elliott, R., Watson, J., Goldman, R., & Greenberg, L. (2004). Empty chair work for unfinished interpersonal issues. In R. Elliott, J. Watson, R. Goldman, & L. Greenberg, *Learning emotion-focused therapy: the process-experiential approach to change* (pp. 243-265). American Psychological Association.

Fisher, W., Ury, R., & B. Patton (1991). *Getting to yes: Negotiating an agreement without giving in (2nd Edition)*. Sydney: Century Business.

Glasser, W. (1976). *Ten-step discipline program (Video tape). Conference Presentation*, NSW Department of Education, Sydney, August 1982.

Hause, J., & Pasnow, R. (Eds). (2014). *Thomas Aquinas: Basic works*. Indianapolis: Hackett Publishing Co.

Hayes, S., Strosahl, K., & Wilson, K. (2011). *Acceptance and Commitment Therapy: The Process and Practice of Mindful Change (2nd Edition)*. New York: Guilford Press.

Kabat-Zinn, J. (1994). *Wherever you go, there you are: Mindfulness meditation in everyday life*. New York: Hyperion.

Kiesler, D. J. (1996). *Contemporary interpersonal theory and research: Personality, psychopathology, and psychotherapy*. New York: Wiley.

Kiesler, D. J., & Watkins, L. M. (1989). Interpersonal complementarity and the therapeutic alliance: A study of relationship in psychotherapy. *Psychotherapy: Theory, Research, Practice, Training, 26*(2), 183-194.

Lemma, A., Target, M., & Fonagy, P. (2011). *Brief dynamic interpersonal psychotherapy. A clinician's guide*. Oxford: Oxford UP.

Linehan, M. (2014). *DBT (R) skills training manual (2nd Edition)*. New York: Guilford Press.

Mazza, J., Dexter-Mazza, E., Miller, A., Rathus, J., Murphy, H., & Linehan, M. (2016). *The Guilford practical intervention in the schools series. DBT (R) skills in schools: Skills training for emotional problem solving for adolescents (DBT STEPS-A)*. New York: Guilford Press.

Moreno, J. L. (1969). *Psychodrama volume 3: Action therapy and principles of practice*. New York: Beacon House.

Perls, F. (1973). *The gestalt approach and eye witness to therapy*. New York:

Bantam Books.

Rathus, J., & Miller, A. (2014). *DBT(R) skills manual for adolescents*. New York: Guilford Press.

Segal, Z., Teasdale, J., & Williams, M. (2002). *Mindfulness-based cognitive therapy for depression*. New York: Guilford Press.

Sheard, T., Evans, J., Cash, R., Hicks, D., et al. (2000). A CAT-derived one to three session intervention for repeated deliberate self-harm: A description of the model and initial experience of trainee psychiatrists in using it. *Psychology and Psychotherapy: Theory and Research, 73*(2), 179-196.

Stuart, S., & Robertson, M. (2012). *Interpersonal psychotherapy: A clinician's guide (2nd Edition)*. London: Arnold.

Sullivan, H. S. (1954). *The psychiatric interview*. New York: Norton.

Yalom, I. (2002). *The gift of therapy: An open letter to a new generation of therapists and their patients*. New York: HarperCollins.

第二部分

IPT-A 的初始阶段

第五章

IPT-A 的初始阶段

介 绍

青少年人际心理治疗的初始阶段通常包括 2～3 次会谈，目的是探索来访者的人际关系与现存问题之间的联系。虽然初始阶段主要是评估的延续，并且以人际关系为重点，但这一阶段获得的新见解和发展中的治疗联盟表明治疗已经开始。

本章讨论了来访者是否适合 IPT-A、心理教育的持续作用、人际关系清单、中期治疗开始前的人际关系概念化和治疗协议。

来访者适用性

确定 IPT-A 是否青少年最适合的干预将取决于几个因素，其中一些因素将在全面评估期间确定。例如，来访者是否准备好做出改变或参与治疗。此外，来访者与治疗师建立关系的能力、参与治疗的意愿和是否有时间参与治疗也很重要。

最近一项针对 IPT-A 研究的元分析总结如下：

"研究结果表明，IPT-A 在减少青少年抑郁症状方面显著有效，在治疗青少年抑郁症方面比对照组或常规治疗组效果更显著。IPT-A 产生的整体效应量（Hedges'g 校正效应量）为 1.19，而空白对照／安慰剂组为 0.58。综述结果表明，IPT-A 在改善青少年抑郁症方面的效果与成人 IPT 相当。"

（Mychailyszyn and Elson, 2018, p.123）

虽然 IPT-A 最初是为没有自杀风险且不伴有精神病性症状的抑郁症青少年设计的，他们的父母或养育者也都准备好参与到治疗当中（Mufson et al., 1993），但进一步的研究显示了它对更多青少年的有效性。例如，IPT-A 已经被证明对罹患双相情感障碍（Hlastala, 2010）、伴自杀风险的抑郁障碍（Tang et al., 2009）、共病焦虑的抑郁障碍（Young et al., 2006）、进食障碍（Tanofsky-Kraff, 2010）以及存在非自杀性自伤的青少年（Jacobson and Mufson, 2012）有疗效。基于家庭的 IPT 不仅对 9—12 岁的抑郁青少年有疗效，也对其他家庭成员有效（Deitz et al., 2008）。此外，IPT-A 在团体中的应用也显示出积极结果（O'Shea et al., 2015）。

综上所述，对于存在心理障碍但准备好做出改变、愿意且能够参加定期心理治疗的青少年，IPT-A 可能是最适合的干预措施。此外，如果来访者的父母或养育者支持治疗并能够参与到会谈和治疗的过程当中，将会促进治疗的进行。

心理教育

对来访者现存问题和治疗过程的教育关注他们在生活经历中的核心兴趣。了解他们抑郁的起源以及抑郁在最近生活事件和人际关系中如何起作用，并向来访者强调这些，将是治疗的焦点。让他们了解人际关系的变化如何引发和维持抑郁情绪并提供治疗方法，将有助于他们坚持参加治疗。一旦来访者了解自己如何变得抑郁，并获得合理的改善方法，他们将会对治疗更有信心。心理教育的两个结果：理解和信任，共同提升了最佳临床结局的前景。

埃琳，16岁（在第四章介绍过）

埃琳被她的家庭医生转介到心理服务机构，她暂时被诊断为抑郁症，并被要求优先进行心理治疗（而不是服药）。埃琳最初和母亲一起过来，当时她是初中二年级。她和母亲、父亲以及13岁的弟弟利亚姆（Liam）住在一起。她的父母都是全职员工，母亲简是一名教师，父亲吉姆（Jim）是汽车修理店的经理。

最初埃琳可以选择单独或与母亲一起进行心理治疗。她选择了和母亲一起进行。她身材中等，穿校服，但她有一头染成红褐色的齐肩发，戴着银首饰，打了眉钉。埃琳只有在直接提问时才做回应，大部分时间是她的母亲在说话。从这次会谈中，治疗师得知埃琳的情绪和行为在最近几个月开始变得糟糕。据她母亲说，埃琳以前是个快乐且听话的孩子，在学校表现不错，有很多朋友。但她最近脾气变坏了，对弟弟不友好，对父亲不顺从且态度粗鲁。她大多数时间待在房间里，出来只是为了吃饭，有时甚至不吃。埃琳的母亲越来越担心埃琳花太多时间上网，这不利于她的学业。她还担心埃琳不再和朋友往来，尤其是她最好的朋友达拉斯，她以前和达拉斯的关系非常亲密。虽然会谈中埃琳大部分时间都保持沉默，但她并没有脱离会谈：她不时点头，并和母亲争论她上网时间的问题。埃琳的母亲无法确定埃琳情绪变化之前的任何潜在触发事件，但认为这种变化很可能是由于她"16岁"了。在会谈结束前，母亲指出埃琳的父亲患有抑郁症，当前正在服用抗抑郁药。30分钟后母亲离开了会谈。

治疗师提醒埃琳治疗的保密原则（以及保密例外），并询问她是否需要对母亲已经提供的信息做出补充。迟疑一会儿之后，埃琳详细描述了她现在的生活情况。她的症状包括铺天盖地的忧伤和易激惹（对此她感到有些内疚），以及无法享受她以前喜欢的东西。

她说自己当前有些上网过度（母亲在房间里时她否认了这一点）；然而，她对上网已经没有那么感兴趣了。她说上网是当前唯一让她感到自己能"保持理智"的事情。她说在学校很难集中注意力，没有动力写家庭作业，尽管她知道这些作业很重要。埃琳说自己胃口还好（尽管她母亲声称她有时不吃饭）；但早上醒来非常困难，有时睡了12～14小时仍然感觉整个白天都很疲倦。她没有报告自杀想法，但说希望某天醒来发现自己得了绝症。当被问及最近是否以任何方式伤害过自己时，埃琳说虽然她有一些朋友这样做，但她不会。

埃琳在会谈中的情绪和行为符合抑郁症的表现。她语速有点慢，思想似乎至少游离了3次。虽然埃琳注意力不集中，但她的思维过程完整，没有任何妄想或思维障碍的表现。埃琳对她当前的情绪和行为表现出了与年龄相适应的洞察力。

就第一次会谈的情况来看，埃琳正在经历抑郁发作。

会谈之后，经过埃琳的同意，我们联系了她的学校心理教师。她的教师们已经讨论过她的在校表现，因为她总是迟交或不交作业。教师们也报告了她反常的易激惹情况，类似于她母亲报告的。

在这次会谈开始时，治疗师进一步探讨了埃琳当前的生活经历。除了上述症状外，埃琳对上帝的信仰也受到了挑战，她有一种深刻的无意义感。她的症状与重大压力以及社交、学校、家庭功能的受损有关。埃琳有点焦虑，没有精神病性特征，没有躁狂或轻躁狂发作。她最近没有经历丧亲，没有物质滥用，过去偶有饮酒和少量使用大麻，最近几个月都停止了。她过去没有经历过抑郁发作，在入学早期有点焦虑。这种焦虑似乎与完美主义特征有关。

对埃琳病前功能的探索发现，她有很强的社交和学习能力。她在学校选择了高阶学习内容，成绩优异，通常在班上排前三四名。除了她母亲的评论外，她的教师（通过学校心理教师得知）也称她是一个非常有能力的学生，善于交际，深受教职工和学生的欢迎。

图 5.1 是对埃琳的整体评估情况的总结。

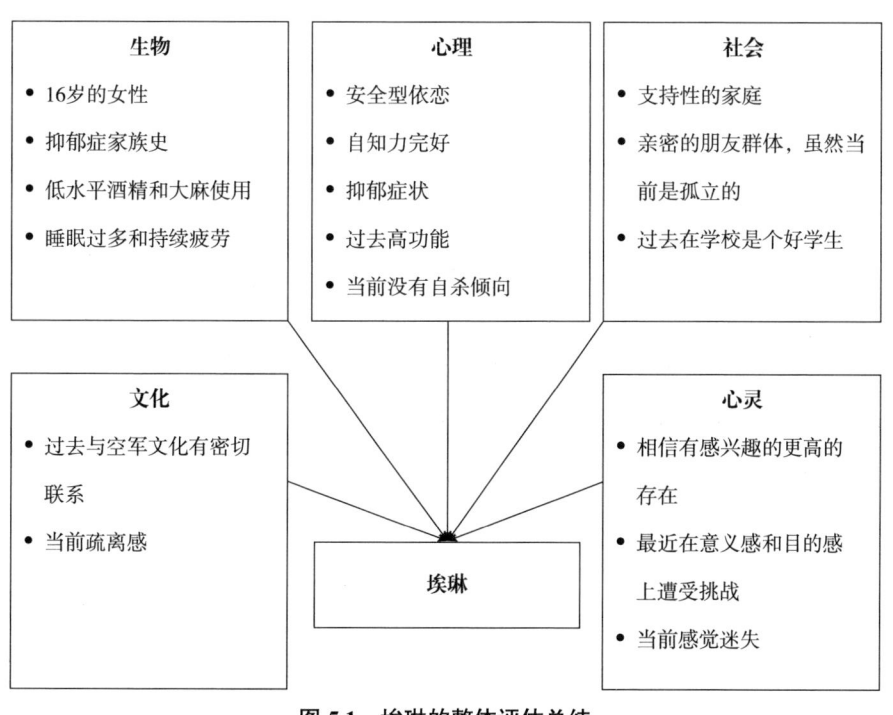

图 5.1　埃琳的整体评估总结

以下对话发生在第二次会谈中。会谈从对埃琳最近情况的总结开始——首先确认治疗师理解的准确性,其次向埃琳证明治疗师在倾听并且很感兴趣。接下来确认抑郁症的诊断,然后进行抑郁症相关的心理教育,并说明 IPT-A 可以如何帮助她。治疗师需要时刻注意建立一种信任、关怀、共情的咨访关系。

治 疗 师:埃琳,谢谢你告诉我这一切。我想试着总结一下我们谈到哪里了——主要是确认我的理解是不是对的。

埃　　琳:好,可以。

治 疗 师:所以看起来在几个月之前,你的生活相当不错。你在学校表现良好,有很多朋友,在家也很好。然后一切变了。现在你大部分时间很伤心、容易生气，你对此感觉很糟糕，尤其是对你爸爸。是吗？

埃　　琳：是的。

治疗师：你离生活中的很多人越来越远。你现在花更多的时间待在自己的房间里，很少和朋友见面。此外，以前喜欢做的事情也不能带给你乐趣，比如上网、和朋友在一起，甚至上学。你总是感觉很累，对任何事都没有动力，在学校也不顺利，因为你似乎无法开始做作业。我知道你真的在努力坚持，你说有时候甚至希望自己死掉，就可以摆脱这一切。我还有什么遗漏的吗？

埃　　琳：就这些。

治疗师：埃琳，我同意医生的意见。我确定你现在很抑郁。你对抑郁症了解吗？

埃　　琳：了解一点。我在维基*和其他网站上查了一下。我也认为自己有抑郁。我勾选了所有的选项。

治疗师：正如你发现的，抑郁是一种非常糟糕的经历。有时它似乎是突然出现的，有时人们在生活境遇改变后变得抑郁。你跟我说的这些都表明你最近很抑郁，我认为这跟你生活中发生的一些事情有关。我们稍后会详细讨论。不过，我现在想谈的一件事是，如何开始感觉好起来。当我们抑郁时，它会影响很多事情，其中受影响最大的是我们的人际关系。你告诉我你和父母、弟弟，还有朋友的关系都糟透了。这让你的抑郁变得更糟，就像它助长了你的抑郁，而你似乎对此无能为力。对吧？

埃　　琳：是的，孤独是最糟糕的，但我还是想一个人待着。我没

---

* 维基（wiki），多种语言编写而成的网络百科全书。——译者注

有精力和别人待在一起，当我和别人在一起的时候，我会因为很小的事情崩溃。

治 疗 师：在这个阶段，我认为最好的方法是人际心理治疗。你可以从名字中猜到，这种疗法需要在人际关系方面做很多工作。人际心理治疗，或者我们称之为IPT。现在，IPT告诉我们抑郁和人际关系是紧密相连的。我想你一直在向我描述你的生活经历：当你抑郁时，你生命中最重要的关系都变得更糟了。另外，这真的很让人困惑，因为你讨厌孤独，但又不想和别人在一起。

埃　　琳：不仅让人困惑，还让人恼火和沮丧。

治 疗 师：的确令人恼火和沮丧。在抑郁之前，你是一个很善于交际的人，现在看来一切都不一样了。IPT的一种观点是，抑郁和人际关系是有联系的。所以如果我们能想出一些方法来改善你生活中那些重要的人际关系，你会开始感觉变好。IPT告诉我们，当这种人际改善发生时，你的抑郁会慢慢开始消失。我知道这听起来有点难以让人相信。但是试着想象一下，你和你的朋友达拉斯坐在一个房间里。只是想象一下和他坐在一起，他真的在认真听你说话，你可以告诉他一些之前没能告诉他的，过去几个月发生在你身上的事情。你和达拉斯只是坐在一起聊天，就像你以前做的……你能想象吗？

埃　　琳：是的。

治 疗 师：所以感觉怎么样？

埃　　琳：有点尴尬……但好一些了。

治 疗 师：感觉好点了吗？

埃　　琳：就像以前一样，他懂我。

治 疗 师：我真的希望你能了解到，如果与对我们很重要的人的关系得到改善，我们会开始感觉好一点，是吗？

埃　　琳：我觉得是的。

治 疗 师：好的，我想我们都同意，你最近经历的这些事情现在听起来很像抑郁的表现，我们很快会讨论抑郁是如何开始的。但我们知道抑郁和人际关系确实是有联系的，我想你已经开始了解到：如果改变这些关系，你可能会感觉好一点？

埃　　琳：嗯，我想是的。

在上面的会谈中，治疗师向埃琳提供了一些关于抑郁症和IPT-A的新信息，目的是：(1)增加她对抑郁症的了解；(2)让她了解IPT-A如何帮助她缓解痛苦和压力。随着埃琳对痛苦和康复过程了解得更多，治疗师将试图引导和加深这种理解，使她坚定未来会康复的信念。

尽管心理教育是IPT-A初始阶段的重要部分，但它在整个干预过程中持续进行。治疗师会继续寻找机会，加深来访者对痛苦或抑郁的理解，并知道治疗如何能产生积极的影响。治疗师也会持续监测来访者对治疗的信念。

人际关系清单

如果确定来访者适合进行人际关系干预，并已经开始心理教育，就可以尝试使用人际关系清单。这是IPT-A和其他干预措施之间开始出现显著差异的地方。人际关系清单由五个任务组成，每个任务都关注来访者的人际世界。清单的目标是让治疗师了解，生活在来访者的人际世界中是什么感觉，并试图了解关系网络（以及这些关系的变化）是如何导致或维持当前的症状的。心理教育在这个阶段的作用是增强来访者的理解力和洞察力。在这个清单中，治疗师的一个关键任务是传达对来访者的世界和任何可能后果的真正的兴趣。

绘制人际关系地图

人际关系清单的第一个任务是对来访者的重要关系进行详细回顾。此外，治疗师还可以利用这个机会探索来访者的社会支持，以及这些支持是如何随着症状的出现而变化的。一种有效的方法是使用图5.2描述的亲密圈。

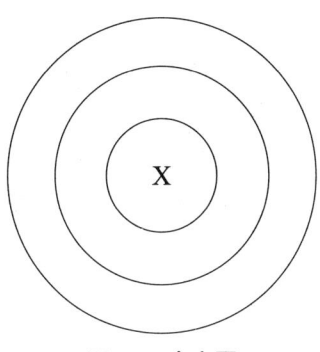

图5.2 亲密圈

治疗师向来访者解释，中间的X代表自己，内圈代表最亲密的关系。中间一圈代表和自己很亲近的人，但没有内圈那么亲密。外圈代表的是还在他生活中，但没有另外两个圈那么亲密的人。来访者在图表中标注的位置没有正确或错误之分。这个练习的目的是探索来访者的人际关系，为来访者提供机会，让他们以结构化的方式关注自己的重要他人，并开始理解人际关系和情绪困扰之间的联系。①

治 疗 师：埃琳，IPT的主要部分是考虑生活中对你很重要的人。为了帮助你思考，我会在这张纸上画一些圆，中间有一个X。（治疗师画圆。）X代表你自己。在这个核心圈子里，我会让你写下对你最重要的人的名字或者名字的首字母。这些人可能是你最亲近的人，是你想得最多、最在乎的人，或者你时常挂念的人。然后，在中间的圆圈里，写下对你来说中等重要的人的名字——没有核心圈子里的人亲密，但他们在你的生活中仍然很重要——仍然离你很近。然后在外面的圈子里，填入那些没有内层两个圈子里的人那么亲密，但仍然在你的生活中扮演着重要角色的人。你明白我的意思吗？

埃　　琳：我想是的。比如家庭和内部的人，然后是其他圈子里的其他人？

治 疗 师：嗯，你可以把任何人放在任何想要放的地方。重要的是他们和你有多亲近。等你完成之后，如果可以的话，我想花点时间谈谈你和他们的事，这样我就能了解他们是如何融入你的生活的，最近有没有什么变化，诸如此类。好吗？

在埃琳构建她的亲密圈（见图 5.3）之后，治疗师探索了她的一些人际关系模式，并继续对人际关系和抑郁之间的联系进行心理教育。

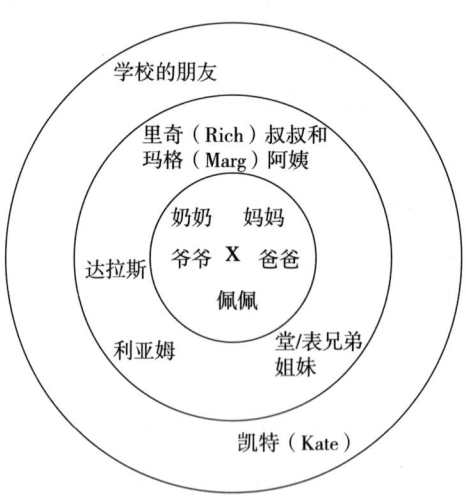

图 5.3　埃琳的亲密圈

治 疗 师：谢谢你，埃琳。我看到你的父母在你的核心圈子里，还有你的爷爷奶奶、你的小狗佩佩。

埃　　琳：对，利亚姆不是。他现在太烦人了。他以前在内圈，但我受够了。他真是个浑蛋。所以他才会在外面。

治 疗 师：你觉得利亚姆知道这些吗？

埃　　琳：我经常跟他说。我已经无数次告诉他不要进我的房间，但他就是不听。

治 疗 师：是的，那真的很烦人。利亚姆这样烦你多久了？

埃　　琳：有段时间了。可能从今年年初开始——他上高中的时候。

治 疗 师：那大概也是你开始变得抑郁的时候。

埃　　琳：你是说他导致了我的抑郁？浑蛋。

治 疗 师：我是说，当我们抑郁时，我们与他人的关系往往会改变。有些事情可能会让我们感到压力，而以前可能不会。你觉得呢？

埃　　琳：我不知道。妈妈说我变得不宽容了。

治 疗 师：当你抑郁的时候，很难保持良好的平衡。我不知道你是不是变得不宽容了。但我知道当你抑郁的时候，你更容易对别人发火，而不抑郁的时候，你更可能让一些事情过去。

埃　　琳：我不知道。我现在无法忍受周围的人。以前我经常和达拉斯还有凯特待在一起。现在他们只会惹恼我。

治 疗 师：我注意到达拉斯在第二圈，凯特在外圈。他们一直都在这里吗？

埃　　琳：他们过去都在内圈。尤其是达拉斯。我什么都跟他说，任何事。

治 疗 师：但现在？

埃　　琳：我主要是自己待着。就像妈妈告诉你的那样，我所有的时间都待在我的房间里。那不对，但我不常出去。除了去上学。

治疗师：跟我说说达拉斯吧。

埃　　琳：他是我最好的朋友。我们做什么都在一起，我们在学校的大部分课程都在一起上，我们有相似的兴趣，尤其是在音乐方面。

治疗师：可以给我讲一个关于达拉斯的故事吗？

埃　　琳：一个故事？好吧，去年我们一起去了一个音乐节，看了一些乐队表演。他太心不在焉了，把票都忘了。所以当我们到达那里的时候，我拿着我的票，开始他试图骗过保安让他进去，当保安阻止他的时候，他看到一个小乐队到了，他告诉他们关于票的事，并说："我可以做你们的乐队管理员五分钟吗？"他们很同情他，说"好吧"，然后他被放进去了。

治疗师：埃琳，我注意到你在微笑。我以前好像没见过你笑。想到达拉斯会让你想笑吗？

埃　　琳：是啊，但我还是不想去见他，除了在学校，我们在学校也不怎么说话。还是会发短信，但我就是没精力了。

治疗师：所以埃琳，如果我在去年年底让你填写亲密圈，达拉斯就会在核心圈子里。如果我问你，当我们完成IPT的时候，你希望圆圈是什么样子的，你希望达拉斯在哪个圈？

埃　　琳：我不知道。如果我还是感觉这样，那就不会有任何改变。但如果我感觉好点了，我会想，他能回到里面就好了。

治疗师：好的。我们会在一段时间内每周见一次面，随着你的病情逐渐好转，频率会降低一些，可能两周一次，然后频率会更低，可能一个月一次。我会把你的亲密圈保存在你的档案里，我们会经常把它拿出来。我也很想谈谈这里面的其他人，看看当你开始感觉更好时，他们在你的圈子里的位置是如何变化的。也许我们可以花时间讨论你想做些什么改变——如果你想让一些人回到原来的位置——或者让一些人到不同的位置。如果你愿意，我们可以谈谈帮助这些改变发生的策略。可以吗？

埃　　琳：我想是的。但我现在没有精力去想。

治 疗 师：当然。你今年真的过得很艰难，似乎事情很难改变。再次感谢你做的这些。我觉得我已经对你生命中一些重要的人有了更好的了解，我期待听到更多关于他们的事情。我希望你能意识到你的抑郁是如何影响你和其中一些人的关系的，尤其是达拉斯。我们下次会谈继续，埃琳。

下面的问题提供了一些常见的例子，可能有助于探索来访者的亲密圈子。

- 给我讲讲你哥哥的情况。
- 你认识比尔（Bill）多久了？
- 乔治娅（Georgia）是你的女朋友吗？
- 在所有这些人中，你最信任谁？
- 如果你遇到麻烦，你会去找谁？
- 你和谁在一起时最开心？
- 你和谁在一起的时候笑得最多？
- 你和妈妈在一起的时间有多少？
- 你和妈妈在一起时会做什么事情？

- 告诉我你和你男朋友之间发生的一些好的事情。再告诉我一些不太好的事情。
- 我想知道你对与萨尔（Sal）的友谊有什么期望。你能告诉我什么时候她达到了你的期望吗？有没有过她没有达到这些期望的时候？
- 看看亲密圈里的人，这确实是你想要的吗？
- 如果可以，你希望移动谁？
- 如果你回想患抑郁症之前的时候，比如说六个月前，你的亲密圈会有什么不同吗？
- 如果你有一根魔杖，可以按照你想要的方式画出你的圆圈，它们会有什么不同？
- 你希望六个月后亲密圈有什么不同？
- 请给出一个你和核心圈子里的某个人非常亲近的例子。那个人是谁？那是什么时候？那时候你在做什么？你感觉如何？
- 你是否希望核心圈子里的一些人不在里面？是什么让他们现在待在那里？要想让他们移动，需要做出哪些改变？变化会如何发生呢？
- 在外面的圈子里，有没有你希望更亲近的人？是什么阻止了他们移动？你能想出什么方法来帮助他们移动吗？
- 想一下核心圈子里的人。如果我让他们做这个练习，你觉得你会进入他们的核心圈子吗？你觉得如何？
- 在你的核心圈子里，是否有人和你在一起时会让你感到不舒服？

将生活中的事件与当前的问题联系起来

人际关系清单的第二个任务是将生活事件与来访者症状的发生联系

起来。这项任务的目标是确定伴随症状出现的事件以及这些事件对来访者的影响。虽然生活压力事件会成为主要焦点，但有时看似无害的事件也可能产生重大影响。这个事件的实际影响只能通过让来访者描述事件对他的重要性来确定。此外，不良生活事件还会有累积影响（Moffitt, 2013）。探究这些事件的一个有用方法是让来访者构建一个时间表，从症状出现前约六个月开始。

在第一次会谈中，埃琳和她的母亲说，在青春期，自己就对空军产生了浓厚的兴趣。13岁时，她成为了空军学员。埃琳在学员中很积极，立志在高中毕业后进入大学学习航空工程。空军学员在埃琳的生活中扮演了关键的角色，并且她花费了大量的周末和假期时间来训练和学习。她的母亲观察到，埃琳与学员们"生活在一起，呼吸在一起"，她承担起领导角色，指导更年轻的学员。可悲的是，当埃琳16岁时，她接受了一系列心理和生物测试，结果发现，尽管有学术能力和天资进入她选择的大学，但她患有一种特别罕见的色盲，这使她无法进入航空工程专业。据埃琳说，向她透露这一消息的工作人员毫无帮助地补充道，"埃琳，你因为色盲不能做工程师，那你考虑过当厨师吗？"

治 疗 师：埃琳，我们对抑郁症的了解之一是，它通常始于生活中发生的艰难的事情。尤其是那些给我们带来压力、让我们担心和哀伤的事情。你介意跟我谈谈抑郁之前的生活吗？

治 疗 师：我要在这里画一条线。最右边代表现在，最左边是十二个月前。你的抑郁是六个月前开始的，大概是今年5月。你能想到在那之前你的生活中发生了什么吗？

去年10月　　　　　　　　　　　　　　　现在

埃　　琳：你是指什么，指那些不好的事情吗？

治疗师：让我们从不好的方面开始吧，之后我们可能会加上其他的事情。

埃　　琳：嗯，最糟糕的是我被诊断为色盲。那是4月22日复活节之后。

治疗师：好的。你能告诉我在0到10的范围内，如果0代表完全没有压力，10代表最大的压力，得出这个诊断让你的压力变成多少分？

埃　　琳：超过10分？……差不多13分了。

治疗师：13？伙计，这压力可真大。你能帮我理解一下吗？

埃　　琳：嗯，那意味着我不能去空军了。

治疗师：这对你来说很重要。

埃　　琳：嗯，我从高中开始就想做航空工程。现在我做不到。

治疗师：我很抱歉，埃琳。我不知道这对你有多重要。

埃　　琳：那个心理医生说我可以当厨师。他把我惹毛了。我不是反对厨师，我只是想当工程师。然后下一周，佩佩被车撞了。

治疗师：你的小狗。

埃　　琳：是的，我爸妈说他们会再给我买一只，但我只想要佩佩回来。

治疗师：佩佩在你的核心圈子里。他对你来说很重要。埃琳，你的眼泪告诉我佩佩的事让你有多难过。你刚被诊断为抑郁症就丧失了他，这对你来说真是太糟糕了。

埃　　琳：是啊，糟透了。但每个人都说要克服它，所以我想我只能这么做了。

治疗师：但现在六个月过去了，你一想到这个就会很伤心……心理医生让你去当厨师，你父母说他们会再给你买一只小狗，但你想要的只是一切回到原来的样子，你成为工程师的梦想还活着，佩佩也还活着。

埃　　琳：对，甚至我的朋友都说忘了它。他们并没有说出口，但这就是他们的意思。

治 疗 师：你的朋友说了什么，埃琳？

埃　　琳：他们对佩佩的事很难过，但是他们都说我总能找到类似佩佩的狗，就像总能找到另一份工作，之类的。

治 疗 师：你觉得没人理解你。你最亲近的人都不明白。他们不知道你的生活永远被改变了。我猜从那时起你就开始花更多的时间在房间里了？只是为了躲避别人？

埃　　琳：他们都开始来烦我，我只是想自己待着。

治 疗 师：所以你不仅丧失了梦想的职业和宠物，还丧失了很多和朋友在一起的时间。那些和你最亲近的人，那些在你核心圈子里的人，你也丧失了一些。

埃　　琳：我想是的。我以前什么事都跟达拉斯说，现在我只能待在房间里。

埃琳的时间轴现在看起来像这样：

　　　　　　　　　　　　被诊断为色盲 13/10 分
　　　　　　　　　　　　丧失佩佩
　　　　　　　　　　　　丧失与朋友在一起的时间

| 去年 10 月 | 4 月 | 现在 |

对时间轴的进一步讨论表明，这些丧失还会带来附带的损害。埃琳的学业每况愈下，这意味着她丧失了作为一个优秀学生的自我意识。自我孤立后，埃琳不仅丧失了家人和朋友提供的社会支持，也丧失了她为

朋友们做出积极贡献的能力。她还丧失了被朋友和家人理解的感觉，以及参与社会活动的感觉，比如去看电影和其他她以前参加过的活动。此外，由于被诊断为色盲和失去了宠物狗，埃琳觉得自己被上帝遗忘了。在这些事件发生之前，埃琳与她所认为的一种普世信仰（但非宗教信仰）有很密切的联系，这种力量以善报善、以恶报恶。埃琳经常"检查"她在信仰方面的构建，以保持自己在道德和信仰上的平衡。色盲诊断和佩佩的去世粉碎了这些信仰，她发现自己不可能像以前那样祈祷了，有时她甚至质疑信仰的基础。

除了识别与症状发作相关的生活事件和这些事件的主观影响，时间轴还为治疗师提供了机会，以观察过程性和内容性情绪的相互作用。埃琳在提及色盲诊断时（以及在说她的小狗被车撞时）表现出的哀伤和崩溃，与治疗师所期望的她对这些事件的即时反应是一致的。即，过程性情绪与内容性情绪是一致的。治疗师承认了这一点。

治 疗 师：佩佩在你的核心圈子里。他对你来说仍然很重要。埃琳，你的眼泪告诉我，对于佩佩的事你有多难过。你刚被诊断为色盲，又失去了他，这对你来说真是太糟糕了。

在另一个案例中，15岁的男孩比尔报告了哥哥杰夫（Geoff）的死亡。杰夫喝了太多酒后以过快的速度开车，车子丧失了控制，驶离道路并撞到了一棵树上。杰夫当场死亡，比尔被困在座位上一个多小时才被发现，到他从车上被解救出来又过了一小时。当比尔在治疗中讲述这个故事时，他的讲述就像在阅读新闻报道一样。比尔的重新叙述几乎没有任何感情或情绪。他的过程性情绪和内容性情绪是不一致的。过程性情绪和内容性情绪的不一致往往表明情绪尚未被有效处理，需要进一步探索。这种不协调对人际关系的影响显然也需要探究。然而，在治疗的初始阶段，当主要目标是确定来访者痛苦的决定因素，并建立强大的治疗联盟时，通常最好只需要注意到这种不一致，在之后的会谈中再回顾，而中期的重点将是减轻症状和改善人际功能。

在构建时间线的过程中，治疗师和来访者之间的对话也让治疗师有机会考虑哪个问题领域与来访者的症状最密切相关。虽然问题领域的识别在稍后的人际清单关系中会更正式地提出，但敏感的治疗师会寻找线索，这些线索可能意味着或多或少与症状的发展和维持有关的任一问题领域。例如，人际隔阂的问题领域通常与来访者向他人表达依恋需求时的沟通困难有关。

来访者对如何开始和维持人际关系的描述、与治疗师建立人际关系的过程将为该问题领域的确定提供参考。治疗师通常会通过早期治疗中来访者与治疗师的人际交流来了解来访者的沟通情况。上面的对话表明，尽管埃琳在抑郁症状恶化时远离了朋友和家人，但在描述这种社交和心理的退缩时，她表现出了与年龄相称的成熟。远离朋友和家人，不是因为她缺乏建立和维持关系的能力，而是作为一种战略性的社会决策，以将她的痛苦最小化。埃琳意识到，这种战略性的撤退是以孤独为代价的。如果人际隔阂不太可能是与埃琳的抑郁最密切相关的问题领域，那么只剩下三个问题领域：复杂性哀伤、人际冲突和角色转换。这些将在人际关系清单的下一个任务中探讨。

总之，人际关系清单的第二个任务，将生活事件与当前问题联系起来，可以帮助我们探索：

- 与症状同时发生的事件。
- 这些事件造成的影响。
- 这些事件对人际关系的影响。
- 生活压力事件相关的内容性和过程性情绪。

确定问题领域

人际关系清单的第三个任务是建立与症状的发生和维持最密切相关

的问题领域。心理教育始于人际关系清单的开始阶段，在这个任务中持续进行——治疗师向来访者解释每个问题领域，并共同决定哪一个与症状的联系最紧密。问题领域（有时有多个）的识别将为余下的治疗提供重点。问题领域不是诊断，而是一个将人际因素与心理症状的发展和维持联系起来的简明描述。

IPT-A 中确定的四个问题领域是：复杂性哀伤、人际冲突、角色转换、人际隔阂。

复杂性哀伤

当来访者的症状出现在重大丧失的背景下时，复杂性哀伤会被选为问题领域。这种丧失可能与重要他人的去世有关，如家庭成员或朋友。然而，丧失的体验并不局限于死亡。许多来访者在青春期经历了重大的、多次的丧失，对许多人来说，丧失相关的情绪没有被完全处理，因为他们不被允许哀伤。成年人和同龄人经常会提供善意的建议，这些建议可能会最小化甚至否定来访者的丧失经历。埃琳就是一个很好的例子。正如上面的对话所示，当埃琳被诊断为色盲时，她的丧失是巨大的。她不仅丧失了自己选择的职业、她的未来，还在很大程度上丧失了过去——四年来对空军学员的持续和认真的奉献。她也丧失了一部分重要的身份特征。她作为空军学员时付出的时间、努力、热情和勤奋在很大程度上构成了她对自我的定位。埃琳相信并感觉到，当她得知自己的诊断时，这一切都被剥夺了。周围的成年人将这种失落感最小化，反而加剧了这种失落感。埃琳的感受是，没有人把她的丧失当回事。用治疗的话来说，没有人允许她哀伤。更糟糕的是，在她确诊后不久，她的宠物狗在路上被撞死了，她父母立即好心地提出再给她买一只小狗。父母试图通过更换宠物来安抚她的损失，但他们没有意识到失去宠物对埃琳的深切的伤害和她的悲伤，也再一次没有给她足够的空间和时间来哀悼这只对她来说如此重要的小狗。由于不被倾听，埃琳远离了朋友和家人，从而造成了另一个丧失：她的社会支持网络。因此，在埃琳最需要家人和朋友（以及宠物）支持的时候，他们却不在身边。

许多青少年会经历重大丧失，包括死亡造成的丧失。哀伤是一种正常的治愈过程。只有出现障碍，复杂性哀伤才会被识别，比如在埃琳的案例中，这个障碍是抑郁。当丧失的情绪没有被充分处理时，就直接导致了抑郁——当预期的哀伤反应转变为一种体验，包括持久的痛苦、学习或职业功能的障碍以及破裂的人际关系过程（见第七章）。

人际冲突

在许多文化中，随着来访者从童年走向成年，他们面临着寻求个人独立的普遍需求——从依赖家庭到融入和依赖同龄群体。随着关系性质的改变，人们会获得新的技能、建立新的关系，并遇到新的挑战。当来访者进入这个新领域时，人际冲突会很常见。争吵经常发生在来访者与父母之间，也可能发生在同伴、教师、兄弟姐妹、恋人、运动教练等人之间。对于一些经受着虐待、父母患有精神疾病、药物使用、犯罪、贫困或其他压力源的来访者来说，冲突会加剧（Springer et al., 2007）。

冲突可能是与一个人与另一个人之间的突出问题，也可能是与几个重要的人之间的行为模式。当争议的程度超出常规，导致某个（或多个）重要人际关系的中断，人际冲突会就会被认定为问题领域。对许多来访者来说，这引发了一种严重的无力感——一种"停滞"感——他人为他们做了决定，阻碍了他们想要的生活方式。这种"停滞"往往会伴随一种无法避免的感觉，常见的比如愤怒，但最突出的是不能妥协：他们相信自己几乎或完全没有能力改变现状。他们还感到没有尽头，于是抑郁或其他症状可能随之而来。

例如吉娜（Gina），一个 15 岁的女孩，和她的母亲、父亲以及妹妹住在一起。她的同伴被父母给予了相当的自由。相反，吉娜的母亲期望吉娜只能做某些特定行为，不答应吉娜自认为合理的要求。吉娜经常发现自己不得不向朋友们找借口，解释为什么她不能去朋友们经常去的地方，或者和他们一样在外面待到很晚。正因为如此，吉娜认为母亲的要求使她无法继续留在同伴中。她感到"快要被赶出去了"。吉娜告诉妈妈她要穿舌环时，发生了一件重大人际事件。吉娜相信这将加强她在群体中原本脆弱的地位。然而，她的母亲断然拒绝。一场激烈的争论随之而来，吉娜和她母亲的立场变得更加坚定。吉娜才15岁，需要她母亲的允许才能做这个手术，但她的母亲拒绝了。

从发展的角度来看，15岁的吉娜正在脱离家庭，通过与同龄人的联系走向独立。同龄人的接纳对吉娜来说至关重要，因为这个群体提供了接纳，满足了她的归属感和成长需求，提供了模仿和实践符合她年龄的行为的发展机会，是她身份形成的核心。吉娜认为，母亲不妥协的态度正在拼命地阻碍她融入这个群体，而群体成员身份对她的社会生存感至关重要。吉娜认为，无论她做什么都改变不了母亲的立场。在这种情况下，吉娜开始出现抑郁和社交焦虑的症状，包括在学校和家里惊恐发作。她停止了和母亲关于舌环的争论，她的母亲把这解释为这对吉娜来说已经不那么重要了，但从吉娜的角度来看，这是一种放弃的反应。吉娜在家里变得乖戾易怒，恐惧和焦虑取代了她以前谨慎友好的人际交往方式。

治疗师和吉娜会一起考虑她与母亲的人际冲突是否与她的症状和痛苦有关。他们将一起通过"亲密圈"探索她的人际关系世界在近年来是如何变化的，以及她的人际关系需求是如何被最亲密的人满足的。通过时间轴，他们会探究最近的人际关系压力源，包括"舌钉事件"以及该事件和最近的其他事件对她的影响。如果他们将最近的人际冲突确定为吉娜症状的中心，那么人际冲突将被确定为问题领域，并成为治疗过程的最初焦点（见第八章）。

角色转换

当生活环境发生变化时，来访者的角色就会发生转变，环境要求他们承担新的或不同的角色。这些包括但不限于：从小学到中学或从中学到大学的过渡、开始工作或换工作、从一个镇（或学校）到另一个、父母分居和离婚、新的继父/继母、月经初潮或青春期、寄养家庭的变化、怀孕、新生儿进入家庭、父母失业、疾病或残疾、经历死亡后家庭中的新角色，等等。这样的改变是正常的，在大多数情况下青少年都能成功适应。然而，对一些青少年来说，与本来可容忍的痛苦相关的变化实际上加速了障碍的发作。这些变化受到许多因素的影响，包括来访者的年龄和发展阶段；发生这些变化的心理、社会、生物、心灵和文化背景；以及，重要的是，来访者的人际世界中人际关系的本质，尤其是支持性的成人关系。

角色转换的一个重要组成部分通常是围绕旧角色的重大丧失。第二个因素是来访者在行为、认知和情感上适应新角色的困难。例如，在父母分居的情况下，来访者丧失了过去双亲家庭的生活方式。不仅旧的角色丧失了，来访者现在还必须适应一个新的认知环境：想法上的转变——生活在单亲家庭意味着什么；新的行为环境——需要在不同的地方花时间来调整；以及新的情感环境——如何在各自生活的父母之间分配爱和情感。通常，这些新的行为和情感环境需要在复杂的混合情绪中去适应，这些混合情绪包括愤怒、内疚、爱、忠诚、恐惧，或者对事情会再次改变的不切实际的希望。

对一些青少年来说，角色转换将是适应性的，而对另一些人来说，将让他们经历令人耗竭的压力，并对社会和学习功能带来严重损害。

克里斯，一个14岁的男孩，由他母亲带来接受治疗。他表现出焦虑和抑郁情绪，经常在家里和学校发脾气。克里斯是一个能力处于平均水平的九年级学生，和他的母亲及两个妹妹住在一起。他的父母在两年前就分居了，克里斯已经成功地适应了这次分离。他的父亲住在隔壁的镇上，克里斯和他的姐妹们每隔一个周末和一些学校假期都和父亲待在一起。父母都没有新伴侣，但克里斯的母亲开始与一位男性朋友交往，该朋友周末会来看望她。大约一年前，克里斯的父亲告诉他的孩子们，自己被诊断了帕金森病。

一段时间内没有什么变化，但后来克里斯的父亲病情迅速恶化，他出现越来越频繁和严重的颤抖、暴怒、流泪和失忆。克里斯说这是"父亲人格的改变"。当没有和父亲在一起时，克里斯开始担心他的父亲，尤其是当父亲不得不放弃工作，大部分时间不是待在医生那里就是独自在家之后。虽然克里斯还是像往常一样来看望父亲，但他的姐妹们经常在周末找别的事情做而不去看望父亲，克里斯发现自己也希望不必去看望父亲。

他和父亲在一起的时候变得越来越紧张，因为克里斯发现，自己不仅要照顾父亲，还要做许多父亲已经不能独自完成的家务。此外，以前克里斯经常会带一个朋友来拜访，他们会和父亲一起做一些有趣的事情，比如钓鱼和皮划艇。克里斯现在发现自己不愿意去问朋友，因为他不想让他们看到他父亲的样子。他说，他的父亲让他感到尴尬，也对他必须做的一切感到不满。克里斯对他的尴尬和怨恨感到内疚，他仍然很爱他的父亲，但无法理解自己的矛盾情绪。

克里斯的主要问题领域是角色转换。作为一个好父亲的儿子的旧角色现在已经丧失了。这一丧失包括：（1）他与作为养育者、向导、榜样、知己的父亲的良好关系；（2）他们过去常在一起做的事情——钓鱼、皮划艇等有趣的事情，以及在一起度过的轻松时光；（3）克里斯对他们未来在一起的期望。在新的角色中，克里斯不知道如何与病重且需要照顾和帮助的父亲相处。在情感层面上，他正在与父亲的"新个性"

斗争：如何应对父亲的抑郁和愤怒。克里斯的压力包括丧失旧角色的无法释怀的哀伤、不想要新的角色、不知道如何做。他不确定支持父亲的合理期望是什么，也不确定需要什么资源来实现这一点。

如果角色转换是与来访者的症状相关的问题领域，那么治疗的重点首先是识别与旧角色相关的丧失，如果有必要，帮助来访者哀悼这些丧失。其次，识别成功适应新角色所需的新的情感、功能和人际过程。一个强大的治疗联盟将能够协助完成这些任务，在许多情况下，这些任务被困惑、慌张、愤怒和绝望所包围（见第九章）。

人际隔阂

当一些来访者第一次走进治疗师的办公室时，不需要很长时间，就会发现他们哪里不对劲。有些来访者，尽管他们的童年和青春期是在他人的陪伴下度过的，但他们似乎并不懂得交际的规则。虽然来访者之间存在相当大的差异，但大多数人在没有有意识尝试的情况下，内化了建立和维持关系的能力。然而，对一些人来说，他们的童年和青春期由孤独、破碎的友谊、拒绝、不能有效地沟通等情绪组成，并且经常误解别人，反过来，也经常被别人误解。大多数青少年生活在一个人际交往的世界中，他们的同龄人群扮演着关键的角色，这种环境对个人身份的发展至关重要。如果在这个身份形成的关键时期，来访者的行为、认知和情感不符合同龄人群体的期望和要求，他们就可能会经历拒绝、嘲笑甚至欺凌，而不是这个群体给予的积极的归属感、成长感和紧密感。当来访者不具备建立或维持社会关系所需的技能时，青春期的这些规范性要求可能会受到威胁。同龄人的排斥通常伴随着社交失败，导致一些来访者可能会经历更高程度的痛苦，例如社交焦虑和抑郁。

然而，值得注意的是，一些人际交往能力较弱、没有被同龄人接受的来访者似乎在整个青春期都取得了成功。一些来访者似乎对发展与同龄人的联系不感兴趣，甚至可能发展出一种近乎强迫性的独立，这对他们来说是自我协调的。只有当来访者的痛苦、症状与无法和他人建立有意义的人际关系相关联时，人际隔阂才被确定为问题领域。

虽然这个问题领域主要与无法建立和维持人际关系有关，但这些社交隔阂的更微妙的表达也可能导致痛苦，引起症状。例如情感的过度表达或表达不足，不恰当和轻易地对他人发怒，过多或过少参与他人的生活，对批评过于敏感，不恰当的性行为，重新认识和理解他人需求和反应的能力减退。

克丽丝特尔是一个18岁的女孩*，她并不缺乏开始关系的能力，但在维持关系方面有困难。克丽丝特尔的母亲带她来接受治疗，并描述了自己对克丽丝特尔的困难的理解。她还报告了克丽丝特尔同龄人的情况，克丽丝特尔的母亲和他们有着良好的长期关系。

克丽丝特尔当时处于高中的最后一年，自从五年前搬到新学校以来，她一直是一个相当大但关系密切的朋友群体中的一员。克丽丝特尔喜欢男孩，在和本（Ben）建立恋爱关系之前，她和这群男孩中的两个约会过。本是个内向的男孩，深受多数同学和教师的喜爱。克丽丝特尔和本的关系稳步发展，不久他们就开始约会了。克丽丝特尔注意到，同伴中的其他人认为她对以前的同伴不用心，担心她会伤害本。克丽丝特尔若无其事地告诉他们不要担心，因为"他是我的唯一"。从克丽丝特尔的角度来看，一切都很顺利，但一些同伴对她对待本的傲慢态度感到越来越恼火。她会和其他男孩和一些女孩调情；会在其他朋友面前批评和贬低本；公开谈论他们的性接触；并且，从他人的角度来看，她开始全面控制本的生活。其他同龄人认为这是一种熟悉的模式，因为他们在克丽丝特尔的另外两个男朋友身上观察到了这种行为。然而，克丽丝特尔继续保持同样的方式，无视了她引起的烦恼以及与本之间逐渐疏远的关系。而

---

* 在第一章的"案例介绍"中出现时为22岁。——译者注

本有一天在超市做出了一件惊人之举。本和克丽丝特尔正在为即将到来的朋友聚会采购食品杂货。结账时，克丽丝特尔注意到购物车里有几包薯片。克丽丝特尔开始大声斥责本，仿佛没有意识到其他购物者的存在，不断坚持说他们的一个朋友已经买了那个东西，他是在浪费钱，他从来不听，还说下次她最好自己购物。本站在那里看着地板，过了一会儿，他对克丽丝特尔说，"我不在乎了"，然后离开了商店。当克丽丝特尔付完钱回到停车场时，她发现本的车不见了。他没有接电话，没过多久，克丽丝特尔收到了本的短信，说他想要分手。克丽丝特尔感到震惊和崩溃。本拒绝接她的电话，在学校里，她的同伴站在了本这一边。尽管克丽丝特尔一再试图从她的角度讲述故事，他们还是避开了她。不久，克丽丝特尔就和朋友们断绝了联系，开始不去学校。她母亲说，她大部分时间都待在自己的房间里，拒绝与家人沟通。她没完没了地思考她和本的关系已经结束的事，这加剧了她的低落情绪。在这些反刍中，克丽丝特尔妖魔化了本和她之前的朋友，把分手归咎于他们，确信他们嫉妒她和本的关系。

克丽丝特尔的母亲在她试图离家时出现惊恐发作后带她去治疗。她母亲还担心克丽丝特尔的情绪低落、难以捉摸的愤怒和社交孤立。治疗师给出了伴有焦虑的抑郁障碍的诊断，并发现她的障碍与人际隔阂的问题领域联系最为密切。克丽丝特尔养成了一种行为模式，别人能在她身上看到，而她自己却看不见。这种模式使她与他人疏远，最终被排斥。对克丽丝特尔来说，这种拒绝是自我矛盾的，因为它挑战了她受人喜爱的身份和总是在控制人的身份，这让她感到沮丧、焦虑和无力。

在克丽丝特尔这样的案例中，人际隔阂被确定为与症状群联系最紧密的问题领域，治疗师的目标是确定来访者社会行为中的隔阂，正是这些隔阂导致并延续了当前的痛苦。在克丽丝特尔的案例中，隔阂并不在于开始关系,而在于维持。她对自己的行为及其对他人的影响缺乏洞察力。这个案例的一个治疗目标将是协助克丽丝特尔发展一种意识,即他人如何表达他们的感受以及她的行为如何影响别人。治疗还将帮助克丽丝特尔发展一系列替代行为,在满足她的依恋需要的同时,符合别人的要求和需求,以此维持自己的社会联结(见第十章)。

协作识别问题领域

识别问题领域的过程证明了 IPT-A 的协作性质。这始于对每个问题领域的本质进行心理教育,最终,治疗师和来访者就四个领域中的哪一个与来访者当前的生活经历联系最紧密达成联合协议。下面与埃琳的对话说明了这一点,首先是关于四个问题领域的心理教育,然后为她提供足够的信息,让她做出明智的选择,决定哪个领域与她当前的问题最相关。

治疗师:埃琳,在 IPT 中,我们发现一件非常有帮助的事情是尝试将你的抑郁症与我们所说的问题领域联系起来。问题领域帮助我们更多地了解你的抑郁从何而来,也为我们未来的治疗提供方向。在 IPT 中有四个问题领域。我把它们描述给你听,然后我们一起决定哪一个与你的抑郁症状联系最紧密。好吗?

埃 琳:嗯,问题领域?

治疗师:问题领域帮助我们更多地了解抑郁症是如何改变你与他人的关系的,以及这些变化是如何让你继续抑郁下去的。我们知道你在被诊断为色盲后不久就抑郁了。那时你丧失了佩佩,似乎没人明白这两件事对你有多重要。我认为想出问题领域能帮助我们更好地理解问题,也能帮助我们解决问题。

埃 琳:好的。

治疗师：我来描述一下问题所在。现在我想，其中两个可能不适用于你，但我还是想和你商量一下，看你是否同意。第一个叫作人际隔阂，如果人们在开始和维持一段关系时遇到很大困难，我们就采用这个问题领域。这些人似乎不具备处理好人际关系的必要条件，他们感到沮丧，因为他们想要处理好关系，但他们似乎做不到。但在我们的谈话中以及和你妈妈的谈话中，你在这方面似乎没有问题。在过去，你与朋友和家人的关系很好，而且一直很好。你觉得呢？

埃　琳：我想是的。但现在情况不太好。我不跟任何人说话。

治疗师：是的，我知道，埃琳，但我不觉得你的抑郁是因为你的人际关系问题而产生的。你的人际关系出现问题出现在抑郁之后。看出不同了吗？

埃　琳：4月之前一切都很好。然后一切都糟透了。

治疗师：下一个问题领域叫作人际冲突。当抑郁似乎是由人们生活中的重大冲突引发时，我们会用这个问题领域。争吵和冲突有很多种，对青少年来说，往往是父母制定的规则看起来不公平并导致了太多的分歧，来访者感到被困住了，任何事情都无法解决它。有时还会和朋友或教师有很多分歧，似乎整个生活都被冲突驱动着。这个问题领域存在困难的人经常因为没有出路而感到沮丧。你认识这样的人吗？

埃　琳：是的。我觉得达拉斯的哥哥有点像那样。他总是和每个人吵架，然后他很沮丧，因为他觉得没人喜欢他。但这不是我。我讨厌冲突。我更像是一个和事佬。

治疗师：所以我们可以排除冲突。你愿意把人际隔阂也排除在外吗？

埃　　琳：是的。那也不是我。

治 疗 师：好的，下一个是角色转换。这个名字有点搞笑，它是指生活中发生的事情会导致重大的变化。这有点像在演一出戏，你要扮演一个角色，突然导演说，从现在开始你必须扮演一个不同的角色。你知道第一个角色的所有台词，却不知道新角色的台词。你想念以前的那个，只想回到过去。但是你不能。在现实生活中，对一些人来说，这是关于离开家、父母离婚或重病之类的事情。

埃　　琳：或者查出你是色盲。

治 疗 师：可能是的，它改变了你的一切。

埃　　琳：就像突然变成了一个新的角色。我想变回原来的那个人。

治 疗 师：那么或许角色转换适合你？先让我告诉你第四个，然后我们再决定哪一个最合适。最后一个领域叫作复杂性哀伤。它被称为"复杂"，因为尽管哀伤真的很艰难，但大多数人会努力克服它。有点像进入一个黑暗的隧道，然后从另一边出来。但当它变得复杂时，人们似乎会被困在隧道里。"复杂"可能出于很多原因。生命中有许多丧失。有时我们亲近的人去世、家庭破裂，或者搬到另一个国家，丧失朋友、文化和所有我们熟悉的东西。虽然有很多丧失，但有时其他人没有意识到丧失对我们有多重要，我们好像不能哀伤。就像被困在黑暗的隧道里，一个人被困在那里——因为其他人都不明白。

埃　　琳：这就是我的感觉，被困在隧道里，我不能前进，也不能回去。

治 疗 师：我们能不能花一分钟想想你的丧失？当你得知诊断时，你丧失了很多。似乎你过去几年作为空军学员的所有时间都突然被浪费，你也丧失了成为工程师的梦想。然后佩佩被车撞了，你丧失了你的宠物——从你告诉我的关于佩佩的事来看，当你遇到困境时，他是一个很好的倾听者，所以你也丧失了一个倾听者。因为你周围的人似乎不理解，你就离开了他们。你只是没有精力。所以，在某种程度上，你也丧失了很多。当你比以往任何时候都需要朋友和家人的时候，他们却不在。这还影响了你的信仰。现在你不确定你相信什么，你似乎不能像以前那样祈祷。你的事业，你的宠物，你的家庭，你的朋友，你的信仰，埃琳，你丧失了很多。

埃　　琳：这不仅仅是我的事业，这是我的生活。

治疗师：这真是一个巨大的丧失。我记得你说过，1到10的分数，你是13分。

埃　　琳：我真的被困在隧道里了。没错，最后一个很适合我。

治疗师：复杂性哀伤？

埃　　琳：二者都有。我确实感觉自己是剧中的一个新角色，但更糟糕的感觉是在隧道里。

治疗师：我同意你的观点。我能理解你对新角色的看法——你不想抛弃旧角色，因为你对那个角色很满意，而新角色是强加给你的，你真的不想扮演那个角色。但我也能看到你丧失了多少，你也因此受到了很大的伤害。可以从复杂性哀伤开始吗？然后在我们在一起的时间里，我希望能帮助你找到一条路，穿过现在困住你的隧道。

埃　　琳：好。

将症状与问题领域联系起来

在协作确定与来访者的症状最密切相关的问题领域后，人际关系的第四个任务是将问题领域与症状联系起来，使来访者不仅理解这种联系，而且相信治疗过程将解决问题领域，以及，开始解决当前的症状。

在这一点上，对当前症状的回顾将有助于在来访者的头脑中澄清当前生活经历的性质，以及这些症状是如何因为人际关系困难而持续的。治疗师将提醒来访者，这些困难会通过关注问题领域得到解决。IPT 的心理教育的一部分是帮助来访者理解，一般情况下，关系中的困难和症状是如何联系在一起的。具体来说，当前的生活经历是如何与关系状态联系在一起的。

IPT 治疗师的核心任务之一就是从一开始就教育来访者心理症状和人际功能之间的关系。人际关系是大多数来访者身份认同的核心，他们中的许多对人际关系在问题中扮演的角色有一定的认识。然而，也有许多有心理症状的来访者可能更倾向于认为他们的问题与自身缺陷直接相关。相反，有些人可能会把所有的责任都推给别人，认为他们当前的痛苦完全是别人的错。这两种立场中的任何一种，以及介于二者之间的许多立场，都将影响来访者身份的形成：一方面形成一种自我责备或无价值感，另一方面形成一种受害和无助感。在 IPT-A 中，治疗师试图发现这些误解，并对来访者的人际关系世界的本质及他们在其中的角色和责任进行更现实的评估。治疗师的目标是建立一种让来访者感到被养育和照顾的治疗关系，这种关系足够安全，能够容忍他的人际行为并做出适当反馈。

正在经历严重的抑郁、焦虑或其他症状的来访者可能需要特别的帮助来发展对关系的现实认识，治疗师可能需要明确和直接地解释确定的问题领域和症状之间的联系。在整个治疗过程中，这种解释需要在不同的时间、使用不同的方式不断重复，直到治疗师确定来访者已经充分掌握了这种联系。当来访者不仅理解了这种联系，而且相信症状会通过解决问题领域而减轻时，治疗师的任务才算完成。

例如，当埃琳用治疗师的比喻"被困在黑暗的隧道中"来描述当前的生活经历时，她对丧失和抑郁之间的联系有了一定的理解。她意识到丧失加剧了她的抑郁，而当前的症状不断地提醒着她那些丧失。治疗师会努力确认这种理解，然后帮助埃琳从理解转变为相信，并期望症状会随着她处理丧失引发的哀伤而减轻。

治 疗 师：所以我们确定复杂性哀伤是最符合你当前感受的问题领域。你对此有什么疑问吗？

埃 　 琳：没有。我也觉得是那个，但我看不出有什么用。我的意思是，就算它是复杂性哀伤或其他的，我仍然是色盲，我仍然不能成为一名工程师或空军中的任何人，我仍然没有佩佩。我还是很糟糕。

治 疗 师：还记得你说过你被困在黑暗的隧道里吗？不能前进，也不能回头？埃琳，我们不能把隧道移开，但我确信你能一点一点地移到前面，最终你就能看到出口了。明白我的意思了吗？

埃 　 琳：嗯，我想是的。只是我现在很消极。我想我看得出来。我知道你说的达拉斯的事是真的。天啊，我真想他。

治 疗 师：我知道，埃琳。我希望不久之后你会想再见到他，并最终回到你和他在一起的那种状态。但我今天想做的一件事是，帮助你认识到你丧失的所有东西都与抑郁有关，包括丧失你和达拉斯的关系。我们都知道你不可能追回很多，但也许最终能够和达拉斯谈谈这些事情，让他明白这一切对你意味着什么，会让你感觉好一些。从你跟我说的达拉斯的事来看，也许他也很希望那样。

埃 　 琳：我知道他会的。你觉得这样有用吗？

治 疗 师：我认为你问我这个问题就意味着，你已经离隧道的尽头更近了一点。

在上面的对话中，治疗师集中确认了埃琳的丧失和抑郁之间的联系，也帮助她看到，通过重新联系她生命中重要的人之一——达拉斯，她将开始感觉好一点，即减少症状。在IPT术语中，她将通过提高重要关系中的沟通技巧来改善人际功能，这将减轻她的症状。此外，在上面的对话中，治疗师注意到埃琳更直率的交流模式可能表明她与他的关系更加安全了。她在这次会谈中表现出了之前的会谈中缺乏的某种程度的情感，既有恼怒（"我的意思是，就算它是复杂性哀伤或其他的，我仍然是色盲"），也有脆弱（"天啊，我真想他"）。

将埃琳的抑郁症状与复杂性哀伤联系起来的任务始终是治疗师关注的焦点，直到埃琳表明她已经内化这种联系并承认她需要与生活中她关心和关心她的人沟通自己的感受。与此同时，她的治疗师将扮演一个过渡性依恋的角色，并试图与埃琳建立一种关系，让她能够在一种关怀和安全的关系中表达对丧失的感受，尽管这只是暂时的。

探索依恋

人际关系清单的第五个任务是让治疗师继续发展一个关于来访者依恋风格的假设。了解来访者依恋的过程从她第一次走进咨询室的那一刻开始，一直持续到最后一次。人际关系清单中的亲密圈、构建时间轴、识别主要问题领域、将症状与问题领域联系起来等任务提供了探索依恋行为的集中机会。来访者的依恋风格是精神障碍评估和管理的关键因素，因为它不仅会影响来访者对治疗师的反应，还会影响治疗师对来访者的行为。第三章概述了依恋理论及其在人际心理治疗中的应用，还讨论了帮助治疗师理解青少年依恋行为和风格的策略。

在接下来与埃琳的对话中，治疗师问了一些与依恋有关的具体问题，主要是关于信任以及当埃琳需要照顾时，这是如何导致别人对她的期望的。

治疗师：到目前为止，我们在一起的时间里，第一次和你妈妈一起的会谈，以及另外两次我们在一起的会谈，我一直在思考你和其他人的关系，如果可以，我想多谈谈这个问题。

埃　　琳：嗯，可以。

治疗师：让我们回到你的亲密圈。你能告诉我当你不顺心的时候你会信任谁吗？

埃　　琳：你是说现在还是以前？

治疗师：都行。要不从以前开始？

埃　　琳：嗯，可能是妈妈或者达拉斯。我相信妈妈，但有些事我不会告诉她。我会把一切都告诉达拉斯。

治疗师：你能告诉我一个在对你很重要的事情上信任达拉斯的例子吗？

埃　　琳：嗯，前段时间爸爸妈妈吵了很多次。他们一直在打架，大喊大叫，然后好几个小时不说话。我以为他们要离婚。达拉斯和我谈了很多。他没说什么，但我知道他明白了，他父母几年前离婚了。不管怎样，妈妈和爸爸都挺过来了，现在没事了。

治疗师：埃琳，你很难过，很担心你的父母，所以把你的担心告诉了达拉斯。他没有让你失望。

埃　　琳：他没有让我失望。不止这些，有时我在凌晨两点左右给他打电话，他会醒来接电话陪我聊天。但我们都知道，如果他难过了，我也会为他做同样的事。

治疗师：你知道他会在你身边？

埃　　琳：当然了。我知道，他也知道。

治疗师：那你妈妈呢？你说过她是一个你可以信任的人。你能跟我说说在你五六岁的时候，当你生病、害怕、迷路之类的事情吗？你能想到这样的事情吗？

埃　　琳：是的，我记得有一次。当我还小的时候，妈妈和我在一家大超市购物，妈妈让我去另一个过道拿我想要的巧克力。我刚找到它，就听到一声巨响，所有的灯都灭了。整个超市一片漆黑。人们都在尖叫和哭泣——大家都被吓得不行。你说的是这样的事情吗？

治疗师：当然是的。你做了什么？

埃　　琳：我不知道。但我知道我哭了。不知道自己在哪里，真的很黑，我不知道巨响是什么，但之后没有再发生了。我听到人们四处走动，撞到东西，有人在哭泣，有人还在尖叫。我想我只是待在原地。我还在哭，也很害怕，但已经没有巨响出现时那么害怕了。

治疗师：你妈妈当时在哪？

埃　　琳：嗯，她还在过道里。但那时她应该已经在找我了。我记得我只想听到她的声音，闻到她的香水味，拥抱她。所以我就等着。过了一会儿，商店的人拿着手电筒过来了，我找到了妈妈。她在黑暗中走到我的过道，离我也不远。我只是听不到她说什么，因为周围都是噪音。我记得我们把买的东西都放下就离开了。

治疗师：所以你知道你妈妈会来找你，你就待在原地不动？

埃　　琳：她当然会。任何人的妈妈都会。

在上面的对话中，首先是关于达拉斯，埃琳明确表示当她需要达拉斯的时候，他会在自己身边。同样，如果达拉斯需要她，她也会在他身边。双向信任和可依靠性表明了积极的自我意识和积极的他人意识，并且都指向依恋的安全性。同样，在对话的第二部分，埃琳确信，在她需要的时候，妈妈一定会来找她——也就是说，提供她需要的照顾和保护。

这样简短的对话绝不足以形成对埃琳依恋风格的确定看法，但她叙述的内容以及丰富的描述为治疗师提供了支持以下假设的参考——埃琳的依恋风格比专注型或回避型更安全。随着治疗关系的发展，这一假设将不断被回顾。

综上所述，人际关系清单由五个步骤组成。

1. 在亲密圈的协助下，发展人际关系清单。
2. 借助时间轴，将生活事件与精神障碍联系起来。
3. 确定与来访者症状最密切相关的问题领域。
4. 将症状与问题领域联系起来，首先使来访者开始理解，然后相信随着问题领域的解决，症状会逐渐缓解。
5. 探索依恋，这是一个持续的过程。

在完成人际关系清单任务之后，治疗师基于整体概念化获取的信息，将这些呈现给来访者。

人际关系概念化

IPT-A 初始阶段的下一个任务是向来访者呈现人际关系概念化。从上面的对话中明显可以看出，在完成人际关系清单任务的过程中，大部分的表述都是逐步灌输给来访者的。例如，诊断信息已经在适当的情况下传达给来访者；问题领域已通过协作过程确定；问题领域与来访者当前的痛苦或障碍的联系也已经澄清。人际关系概念化为来访者提供了总结的机会。

- 整体影响（生物、心理、社会、文化和心灵）如何相互作用，塑造来访者当前的体验世界。
- 最近的压力源如何促进症状的形成。
- 人际关系（和关系变化）与当前问题之间的联系。

- 药物和/或酒精如何与痛苦/障碍相互作用（在合适的情况下）。
- 问题领域与症状的关系。
- 人际心理治疗如何为这些问题的解决提供机会，并强调有希望的结果。
- 可能有助于恢复的个人优势资源。

然而，尽管这个概念化是一个总结，但它表达的内容远远超出总结。我们已经讨论过，在治疗室里有两个专家：来访者是他自己生活的专家，没有人知道成为他是什么感觉；同时，治疗师给他带来专业知识。这个概念化过程通过提供信息、联结、解释、理解，通过帮助来访者为当前的生活经历赋予更多意义，为治疗师提供了一个证明自己专业性的机会。

一位来访者在治疗师与她讨论了概念化后，给出了以下观察结果：

简，23岁

在接受治疗之前，我的生活就像在一个满是垃圾的房间里走来走去。我一直都能闻到它的味道，它就在我的脚下，到处都是。当你告诉我得了抑郁症时，我松了一口气。这就像把所有的垃圾都放在一个大箱子里。我还能看到它，还能闻到它的味道，但至少我可以在没有垃圾的情况下绕着箱子走。然后我们发现我的抑郁是关于角色转换，就像把所有的垃圾放进一个小得多的盒子里。一个我可以够得到，并把垃圾扔出窗外的盒子。

治疗协议

IPT-A 初始阶段的最后一个任务是讨论治疗过程中来访者和家庭的责任，并为中期阶段的治疗做好准备。

治疗协议应包括以下内容。

- 会谈的大概次数。
- 会谈的频率和持续时间。
- 待解决的问题领域。
- 治疗师和来访者双方的期望。
- 治疗边界和电话联系。
- 父母在治疗中的角色。
- 学校的角色。

下面将讨论这些组成部分。

会谈的大概次数

IPT-A 是一种有时间限制的干预。然而，时间限制不是由一个僵化的公式决定的，而是在治疗联盟发展的背景下，由症状减轻的演变性质决定的。临床经验表明，在考虑治疗协议时，治疗师通常会想到 8～15 次会谈的指导。具体的治疗次数受到一些因素的影响，如：来访者的痛苦和功能障碍的严重程度；依恋行为与风格；来访者表现出的洞察力；家庭和朋友提供的社会和人际支持的质量；年龄和发展阶段；与学校或工作的联系；来访者参与治疗的承诺；当然，还有来访者在治疗过程中的进展。

会谈的频率和持续时间

在协商确定了会谈次数后，治疗师和来访者将讨论会谈的频率和持续时间。在 IPT-A 中，通常最好在初始和中期阶段尽可能尝试每周一次的频率，然后协作决定从巩固阶段开始时逐渐调整为两周一次，在治疗即将结束时，进一步延长间隔。会谈时间通常为 50 分钟（治疗时长），可能会有些许变动，例如在学校的环境下，标准课程时间可能是 40～45 分钟。

待解决的问题领域

由于双方已经对问题领域进行了详尽的讨论并达成了一致意见，在治疗协议中主要是提醒人们注意治疗的这一关键要素。这也为治疗师提供了机会强调两个问题。首先，问题领域的讨论将在未来的会话中占据中心地位，这里治疗师要再次强调问题领域在人际关系中的重要性，特别是在来访者当前的困境中。其次，在治疗期间，如果另一个重要的问题领域出现了，经过协商后治疗师和来访者都觉得这是更好的选择，那么治疗可以灵活地转移到那个问题领域。

治疗师和来访者双方的期望

IPT-A 不是一种被动疗法。来访者应该在这个过程中发挥积极作用，包括完成家庭作业。IPT-A 的家庭作业可能包括练习新的人际交往技能和沟通模式、反思相关情感，以及观察这些情感与当前症状体验之间的关系等任务。来访者需要知道治疗的大部分重点是在现在，而不是过去，在练习过程中他们将讨论在治疗过程中发生的事件，包括与重要他人的顺利沟通，以及没那么顺利的沟通的例子。在治疗过程中，来访者的角色会发生变化。在初始阶段，治疗师发挥着相对积极的作用，因为这个阶段的大部分内容是数据收集和心理教育。随着治疗的进展，治疗师将变得不那么有指导性，而更多地关注治疗中来访者带来的人际事件。在治疗过程中，治疗师将期望来访者将讨论的主题带到治疗中，治疗师的作用是确保治疗过程与问题领域保持一致，并与初始阶段确定的关键沟通模式相关联。

治疗边界和电话联系

在讨论治疗协议时，治疗师将告知来访者保密原则及限制，并强调所有的治疗将被保密，除非治疗师判定来访者有严重的伤害自己或他人的风险。如果出现这种情况，治疗师将与来访者讨论采取什么措施来提供保护。家长也会被告知治疗的保密性，并被告知，治疗师不会随意与他们讨论治疗内容，除非来访者明确同意。与父母的这些对话应该在来访者在场的情况下进行，这样来访者和父母就能得到完全相同的信息。穆夫森（Mufson et al., 2004）建议，在治疗前几周的会谈期间每周进行一次电话联系，并为来访者提供在需要时打电话给治疗师的机会。这些讨论为治疗师提供了机会，表现出对来访者的尊重，并通过强调来访者和治疗师角色的相互作用，提供进一步加强治疗联盟的机会。

> **治 疗 师**：前几次治疗，我想在会谈的间隔期给你打电话，看看你进展如何。这不是心理治疗，只是几分钟，看看你是否一切都好。比如我们每周二见面，也许我可以在周五打电话。这样可以吗？你觉得打电话最好的时长和次数如何呢？如果你有任何原因需要给我打电话，请尽管打。我不是总能立即回复你，但如果你留言，我一定会回复的。

最近，治疗师用短信或电子邮件代替电话来进行这种交流。使用哪种方式取决于治疗师和来访者。对来访者来说，关键的信息是，即使他不在治疗室里，治疗师也在想着他。

父母在治疗中的角色

在大多数 IPT-A 干预措施中，特别是当来访者年纪较小时，父母将参与初始阶段的治疗。他们可能会带来访者参加第一次会谈；提供有关青少年在家中表现的宝贵资料；提供相关家族史的信息，包括来访者小时候的信息。一旦确定了诊断，选择了治疗方式，治疗师就会向父母提供心理教育，让他们了解来访者所呈现的问题的性质，以及治疗将如何进行。当然，这取决于来访者能否接受父母的参与。虽然大多数来访者同意，但有些人会反对。

例如，如果确定的问题领域是人际冲突，而主要的冲突是与父母的，来访者可能一开始就不愿以任何方式将父母纳入进来。同样，如果父母有虐待史，来访者可能会拒绝父母的参与。此外，一些父母可能因为许多原因无法参与治疗，例如工作、来访者与父母分开居住、父母自身有精神障碍、药物使用、身体健康问题、监禁、地理隔离或不愿意参与。

父母可以被教育成为家庭环境中的协作治疗师，以加强来访者在治疗中学习到的新的人际交往技能，并作为安全他人与来访者一起练习新技能。更普遍地说，父母可以接受教育，培养一套与来访者的痛苦程度和功能障碍相适应的行为期望，特别是社会期望，并随着来访者在治疗中的进展调整期望。当来访者或父母不愿意参与时，治疗师的任务就是继续鼓励父母的参与，但需要注意的是，一些来访者与父母的关系是有问题的，这种情况下，任何参与都可能会损害治疗过程。

埃琳 [和她的妈妈朱莉（Julie）一起]

治 疗 师：谢谢你再次加入我们，朱莉。埃琳和我已经一起进行了3次会谈，我们想告诉你进展如何。埃琳，你可以随时邀请你想邀请的人来参与我们的治疗。埃琳已经让我知道，她告诉了你一些我们一直在谈论的事情，她说她同意我现在添加一些内容。我只想说埃琳的抑郁已经很严重了。你已经注意到家里的一些变化，埃琳在过去六个月左右感到哀伤和烦躁，花大量时间独处，不想说话，在学校里也表现不好，完全不见她的朋友，诸如此类，她似乎无法摆脱。埃琳，还有别的吗？

埃　　琳：而且很生利亚姆和爸爸的气。

朱　　莉：埃琳！

治 疗 师：埃琳，你说你睡得也不太好，而且即使睡得好，你也一直觉得很累。所以，总的来说，当你抑郁的时候，这些事情就会发生。朱莉，我想埃琳最近告诉过你，当被诊断为色盲时，她有多伤心，以及那对她意味着什么。我也花了一段时间才明白那有多严重。那时她还丧失了一些非常重要的东西，佩佩被撞死了。另外，还发生了一件事，那就是埃琳对事情感到非常难过，她开始花更多的时间待在自己的房间里，只是思考，她几乎丧失了和朋友的所有联系。她离开他们越久，就越难再联系上他们。所以她也失去了她的朋友。朱莉，你告诉我，埃琳也离开了她的家人。

朱　　莉：我一直叫她打电话给达拉斯或凯特，她和他们是好朋友，但她不打。

治 疗 师：我知道——这对她来说太难了。抑郁会对人们造成这种影响——你知道你需要做的事情，但似乎就是不能让自己去做。

埃　　琳：我就是没有精力。我有点想见达拉斯，但同时又不想见。

治 疗 师：朱莉，埃琳的抑郁症是在她丧失一切之后开始的，现在我们必须帮助她找到重新开始生活的方法。但首先，让我们所有人都明白这些丧失对她意味着什么，这很重要。

治 疗 师：朱莉，你哭了？

朱　　莉：我只是想让她重新快乐起来——像她以前的样子。

治 疗 师：埃琳呢？

埃　　琳：我想做回以前的自己。我只是不知道怎么做，我也做不到。

治 疗 师：朱莉，你要理解这重要的第一步对埃琳来说有多困难。

我真的相信埃琳很快就会好起来的。当这种情况发生的时候，也许我们会再聚在一起回顾一下——如果埃琳同意。但与此同时，你可以鼓励埃琳和你一起吃饭，但如果她不能来，也不要太紧张。在埃琳能接受的情况下，你可以鼓励她多见见她的朋友。至于家务，你觉得呢，埃琳？

埃　　琳：不，我什么都做不了。（微笑）或许这还可以，我的房间一尘不染，但那是因为我没有其他事情可做，所以会强迫性地打扫。而且我一直在洗衣服。

朱　　莉：她在这方面做得很好。过于好了。事实上，我只是想让她多出去走走。

治 疗 师：朱莉，你可以做一件事。我担心埃琳经常感到疲劳。很可能这都是她抑郁症状的一部分，但为了确定，你能带她去医生那里检查一下吗？我今天就给他写信，但如果你能尽快带她去，那就太好了。埃琳觉得可以吗？

埃　　琳：可以。

治 疗 师：嗯，谢谢你们。朱莉，我想在结束之前多陪陪埃琳。下周五我会再见她。你有什么问题吗？

学校的角色

美国儿童和青少年精神病学协会在其抑郁障碍（Birmaher et al., 2007）和焦虑障碍（Connolly and Bernstein, 2007）的实践规范中建议，除了家庭参与，来访者的学校也应该包括在各种治疗方法中。这些规范确定了四个需要处理的领域。

1. 学校人员可以从心理教育中受益，了解心理障碍及其对学生的影响（NICE, 2017）。教育过程的一部分是承认学校的主要角色是教学和学习，但精神障碍阻碍了这些作用的实现。澳大利亚的一项报告"儿童和青少年心理健康"（Lawrence et al., 2015）对此进行了说明。报告指出，学校出勤率和学习成绩都受到精神障碍的显著影响，患有抑郁症的来访者每年因抑郁障碍平均缺勤23天，患有焦虑障碍的来访者平均缺勤20天。这还不包括其他原因导致的缺勤。该报告还发现，与没有障碍的学生相比，患有任何障碍的学生在各学科上的表现都更有可能低于平均水平。

2. 与保密有关的问题应与学校人员讨论，因为教师通常在不同于治疗师的保密水平下工作。
3. 治疗师应与来访者的家人一起，提倡在症状解决之前，根据学生的功能障碍程度，在课程表、工作量和评估任务等方面进行调整。
4. 根据当地或州法律，一些学生可能有资格获得残疾援助，这可能需要治疗师的认可。

学校心理教师、辅导员、法律顾问、社会工作者、学校护士以及任课教师和行政人员可以共同创造一种环境，使患有精神障碍的学生得到照护。同样，提供联络点，比如年级主管或同等级别的人，可以帮助易感性高的学生适应学校环境中那些常常令他们望而生畏的要求。家庭或学生不愿与学校建立联系时，也应尊重和探讨。在这些情况下，治疗师会概述学校对康复所能做出的贡献，或者协商与学校接触的具体程度和方式，比如与学校的心理学家联系，后者可以保持与治疗师相似的保密水平。

中期治疗的方向

大约在第三或第四次会谈中，上述初始阶段的所有任务，以及在此之前的整体评估都将完成。冈利克斯－斯托塞尔等人（Gunlicks-Stoessel et al., 2019）认为，在第四周时，应观察来访者对 IPT-A 的反应。他们建议，如果情况并未如预计那样得到改善，可以强化治疗，例如改变为每周 2 次会谈，或者在某些情况下，可能有必要服用抗抑郁药物。考虑到这一点后，剩下的就是让来访者为治疗过程的下一阶段——中期阶段做好准备。

中期阶段的方向主要包括重新审视来访者正在经历的症状、痛苦和损害，并将这些再次与已确定的问题领域联系起来。来访者再次被提醒，随着问题领域在治疗中被解决，随着人际关系开始改变，她会开始感觉好一点。其他有类似问题领域的病人的案例总结或故事（如本章前面提到的简，她看到自己在治疗前的生活就像一间满是垃圾的房间），通常有助于加强对问题领域对症状解决的有效性的聚焦。

隐喻也同样有效，比如埃琳提到的隧道隐喻。

治疗师：埃琳，当周五开始下一会谈时，我们会开始关注复杂性哀伤的问题领域，你认为这是与你的抑郁症状最密切相关的一个领域。你还记得吗？

埃　琳：那是最接近的一个。我记得还有一个关于换演员的故事也很接近。

治疗师：对，换演员，角色转换。所以我们决定用哀伤领域，因为考虑到你丧失的一切，尤其是当被诊断为色盲时，你丧失了一生的梦想。还有其他的事情，比如佩佩。你也丧失了与达拉斯和其他朋友的关系，因为你没有精力与人打交道。我记得你告诉我，这就像被困在一条长长的黑色隧道里，你不能向前走，也不能回去。你被困住了。

埃　琳：不过我还是不知道我要怎么出去。

治疗师：我记得，埃琳，当你想到再次与达拉斯交谈，并告诉他这对你来说到底是什么样子，而他能够倾听和待在你身边时，你觉得自己在隧道里移动了一点。我记得对吗？

埃　　琳：也许吧。我不知道。是的，也许吧。我想妈妈终于明白了。我简直不敢相信她哭了。她几乎从不哭——也许她开始明白了。我知道如果我们谈一谈，达拉斯会接受的。

治疗师：那隧道呢？

埃　　琳：嗯，也许如果达拉斯和妈妈最终理解了它，我就不会这么孤独了。隧道？我要过很长时间才能看到光明。

治疗师：好吧，下次治疗我们会试着弄清楚你怎么能在隧道里向前走几步。我想当我们学会如何与你圈子里的人交谈，让他们真正开始理解所有这些丧失对你来说意味着什么，以及你的生活发生了怎样的改变时，你会感到不那么孤独。这就像是朝着光明迈出了几步。你觉得呢？

埃　　琳：我希望是这样。

治疗师：好的，埃琳，今天就到这里。所以，从现在到下一次会谈，我希望你想一下这条隧道，看看你是否能想到其他东西可以帮助你走向光明。我们下周会谈到这个。星期二你放学回家后，大约下午4:30，我会给你打电话。别忘了，如果你想在下周五的会谈前了解什么，给我打电话或发短信。

总　结

由上述五个任务组成的人际关系清单，是 IPT-A 初始阶段的核心。在整体评估之后，初始阶段为治疗师提供了探索来访者人际关系世界的机会。在此过程中，治疗师还可以帮助来访者更好地理解人际关系与痛苦或症状之间的联系。通过亲密圈、时间轴、问题领域的识别、将问题领域与痛苦或症状联系起来并发展出一个关于来访者依恋风格的假设，治疗师将塑造一个治疗联盟，来访者可以在安全的环境中自由地学习、提问、表达和治愈。

注 释

①治疗师可能会发现，在指导来访者使用这项技术之前，完成自己的亲密圈是有帮助的。虽然这一技巧看似简单，但在完成过程中经常会出现意想不到的问题和感受。例如，"我应该把谁放在核心圈子里"和"我想接近谁"之间可能会出现分歧。此外，以亲近感为标准把名字写在纸上往往会引发令人惊讶的反应。如果治疗师完成了自己的亲密圈，就能站在一个更共情的位置处理来访者可能产生的反应。

参考文献

Birmaher, B., Brent, D., et al. (2007). Practice parameter for the assessment and treatment of children and adolescents with depressive disorders. *Journal of the American Academy of Child and Adolescent Psychiatry, 46*(11), 1503-1526.

Connolly, S., & Bemstein, G. (2007). Practice parameter for the assessment and treatment of children and adolescents with anxiety disorders. *Journal of the American Academy of Child and Adolescent Psychiatry, 46*(2), 267-283.

Deitz, L., Mufson, L. Irvine, H., & Brent, D. (2008). Family-based interpersonal psychotherapy for depressed pre-adolescents: An open-treatment trial. *Early Intervention in Psychiatry, 2*(3), 154-161.

Gunlicks-Stoessel, M., Mufson, L., et al. (2019). Critical decision points for augmenting interpersonal psychotherapy for depressed adolescents: A pilot sequential multiple assignment randomized trial. *Journal of the American Academy of Child and Adolescent Psychiatry, 58*(1), 80-91.

Hlastala, S., Kotler, J., McClellan, J., & McCauley, E. (2010). Interpersonal and social rhythm therapy for adolescents with bipolar disorder: Treatment development and results from an open trial. *Depression and Anxiety, 27*(5), 457-464.

Jacobson, C., & Mufson, L. (2012). Interpersonal psychotherapy for depressed adolescents adapted for self-injury: Rationale, overview and case summary. *Americal Journal of Psychotherapy, 66*(4), 349-375.

Lawrence, D., Johnson, S., Hafekost, J., Boterhoven De Haan, K., Sawyer, M., Ainley, J., & Zubrick, S. (2015). *The mental health of children and adolescents: Report on the second Australian Child and Adolescent Survey of Mental Health and Wellbeing*. Department of Health, Canberra.

Moffitt, T. (2013). Childhood exposure to violence and lifelong health: Clinical intervention science and stress-biology research join forces. *Development and Psychopathology, 25*, 1619-1634.

Mufson, L., Dorta, K., Moreau, D., & Weissman, M. (2004). *Interpersonal psychotherapy for depressed adolescents (2nd ed.)*. New York: Guilford Press.

Mufson, L., Moreau, D., Weissman, M., & Klerman, G. (1993). *Interpersonal psychotherapy for depressed adolescents*. New York: Guilford Press.

Mychailyszyn, M. P., & Elson, D. M. (2018). Working through the blues: A meta-analysis on interpersonal psychotherapy for depressed adolescents (IPT-A). *Children and Youth Services Review, 87*, 123-129.

National Institute for Health and Care Excellence (NICE). (2017). *Depression* in children and young people: identification and management. *Clinical Guideline*. Published September 2005, updated 2017.

O'Shea, G., Spence, S., & Donovan, C. (2015). Group versus individual interpersonal psychotherapy for depressed adolescents. *Behavioural and Cognitive Psychotherapy, 43*(1), 1-19.

Springer, K., Sheridan, J., Kuo, D., & Carnes, M. (2007). Long-term physical and mental health consequences of childhood physical abuse: Results from a large population-based sample of men and women. *Child Abuse and Neglect*, 5, 517-530.

Tang, T-C., Jou, S-H., Ko, C-H., Huang, S-Y., & Yen, C-F. (2009). Randomised study of school-based intensive interpersonal psychotherapy for depressed adolescents with suicidal risks and parasuicide behaviours. *Psychiatry and Clinical Neuroscience, 63*, 463-470.

Tanofsky-Kraff, M., Wilfley, D., et al. (2010). A pilot study of interpersonal psychotherapy for preventing excess weight gain in adolescent girls at-risk for obesity. *International Journal of Eating Disorders, 43*(8), 701-706.

Young, J., Mufson, L., & Davies, M. (2006). Impact of comorbid anxiety in an effectiveness study of interpersonal psychotherapy for depressed adolescents. *Journal of the American Academy of Child and Adolescent Psychiatry, 45*(8), 904-912.

第三部分

IPT-A 的中期阶段

第六章
IPT-A 的中期阶段

介 绍

IPT-A 的中期阶段聚焦于解决人际关系概念化的问题领域中出现的议题。中期阶段的目标反映了 IPT-A 的总体目标：

- 减少抑郁症状或其他精神障碍的症状
- 协助青少年更有效地传达他们对亲密关系和支持的需要，尤其是与他们的主要问题领域相关的需要
- 加强青少年的社会支持系统

在中期阶段，青少年将扩展他们的人际交往技能，以应对当前遭受的痛苦或症状。在学习如何应对当前挑战的过程中，来访者也习得了终身受用的应对技能，能够应对未来的逆境。

评估是一个持续的过程

评估持续贯穿整个中期阶段。评估将探索问题领域的具体细节，以便发展适合的方法去有效处理造成痛苦的主要原因。随着新信息被揭示出来，人际关系概念化可能会被修改，治疗协议可能会被调整，关于青少年依恋风格的假设可能会被完善。

解释中期阶段来访者和治疗师的角色

在初始阶段建立的合作伙伴式的咨访关系会一直延续到中期阶段，但青少年在治疗中的角色会发生显著转变。在初始阶段，来访者和治疗师主要是提供大量信息。而在中期阶段，治疗的焦点转变为帮助青少年发展必要的技能和信心，以建立他们的人际交往能力，包括详细探讨他们的人际关系及与之相关的感受。增加对治疗关系的信任将促进信息的披露。

治疗师的角色在中期阶段仍然是积极主动的，并有意识地作为过渡性依恋对象而存在。治疗师明确地为治疗建立起相互协作的性质，会进行个性化治疗，并监测来访者的症状。随着中期阶段的进展，治疗师有意地调整治疗关系的性质，使年轻人承担更多的责任去识别有帮助的人际关系模式和导致症状的模式。

在大多数情况下，治疗关系的这种变化会与青少年公开透明地进行讨论。例如，治疗师可能会解释，他也许不会问太多问题，以便为青少年创造空间，让他们自己提出与问题领域相关的议题、表达他们的感受。如果治疗师行为中的这种变化没有被解释，青少年可能会把变化的原因归咎于自身，比如他做错了什么或者在某些方面让治疗师失望了。

治疗师可以表明，这种关于角色调整的透明性为年轻人提供了一个例子，展示出他在治疗中的经验可能如何影响他在其他人际关系中进行协商的方式。这将在后面的治疗中详细阐述，尤其是在巩固阶段。

随着针对问题领域的治疗工作向前进展，治疗师会持续征求年轻人的意见，使所有决定都是依据他们对自己情况的熟悉和了解与治疗师共同做出的。治疗师示范了一种期望，即当事人能够理解自己经历中的关键方面，并就实现其目标的最佳方式做出明智的选择。

保持聚焦

尽管在中期阶段，就如何具体解决问题领域中的议题有着相当的灵活性，但最重要的是，它们（指问题领域）始终是治疗的焦点。

治疗师将持续对干扰"针对问题领域进行工作"这一核心任务的因素保持警觉。例如，在第五章中介绍的克丽丝特尔，她患有与人际隔阂相关的抑郁障碍和社交焦虑。克丽丝特尔经常想讨论同龄人群体的议题，治疗师认为这些问题是分散克丽丝特尔注意力的事物，帮助她回避面对人际隔阂——她症状的核心。在这种情况下，治疗师理解克丽丝特尔对同龄人群体的活动感兴趣，但同时提醒她，为了减轻她的痛苦，她的人际隔阂问题需要被解决。

为继续执行任务，还包括预测和管理危机。危机可能包括自杀意念或行为、自伤或危险和破坏性行为。在处理这些议题时，治疗师应寻找方法帮助年轻人理解这些问题是如何与问题领域联系起来的。如果青少年或他们的重要他人提出了外围问题，治疗师应首先探索这些问题与问题领域的相关性，因为这可能并不是一目了然的。在承认并理解青少年的担忧的同时，治疗师通常需要引开偏离问题领域的议题，或将这个被关注的议题与问题领域联系起来。提及治疗协议通常是有帮助的。

问题领域可被视为中期阶段和巩固阶段工作的焦点。它们是便于制定战略方法的简化概念，以期达到治疗效果的最大化，鉴于 IPT-A 的时限性，这一点绝对必要。而最重要的是，年轻人认为"问题领域"的概念可以接受，并且对他所处的境况有意义。

超过一个以上的问题领域导致了来访者的痛苦，这种情况很常见。在这种情况下，即使在有限的干预时间内，IPT-A 也有可能解决这些问题。例如，人际隔阂和人际冲突有时并存。帮助青少年发展成功应对冲突的技能，可以减少与冲突相关的痛苦，也可以减少一些与人际隔阂有关的行为，例如那些阻碍建立和维持关系的行为。泛化学习是巩固阶段的主要重点。

针对问题领域的工作技术

尽管针对问题领域的工作目标，对所有来访者来说都是一致的，但所应用的策略和技术是根据青少年的个体情况和需要而有差异的。本书中所列的技术并不是一份详尽的清单。如果治疗师熟悉其他方法，并认为这些技术可能会更有效地吸引特定来访者和解决他们的问题，治疗师当然应该考虑使用其他方法，同时始终确保治疗工作直接聚焦于问题领域。

对于一些青少年来说，第四章中所讨论的临床技术足以解决或部分解决他们的问题领域，而这可能正是促成症状显著改善所需的。详细论述问题领域的章节（第七章至第十章）中包含了对其他技术的讲解，以帮助青少年理解对他们来说可能难以理解的概念，或者帮助他们表达他们否则难以做出的反应。与一些青少年工作时，没有必要使用所描述的任何技术。例如，在第八章讨论的阿德米尔的案例中，尽管他很可能从该章概述的方法中获益，比如冲突图，但这些技术对他的进步而言不是必不可少的。通过与治疗师的讨论，他的洞察力已经提高到足够的水平，本来要花费于此以进一步发展其洞察力的时间，于是被用于发展必要的社交技能和信心，以帮助他实施有效的冲突解决策略。

计划和演练改变

将在探索问题领域过程中所获得的领悟付诸实践，其中一个关键方面就是协助青少年传达其需求，特别是与照顾和支持相关的需求。治疗师为青少年创造一个安全的空间，让他们能够识别和表达自己的需求。

接下来，必须搭建一座桥梁，从青少年与治疗师讨论自己的需求，到他们能够有效地将这些需求传达给他们生命中的重要他人。发展社交技能和建立自信是这座桥梁的关键组成部分。

由治疗师决定把重点放在哪里，以获得最大的受益。即使在经历人际隔阂的青少年中，许多来访者也不需要进行全方位的社交技能培训。而是发掘和加强他们现有的能力，以使他们能够有意识地利用这些能力。而社交技能的发展就可以有选择地集中在对青少年最具挑战性的和对其症状影响最显著的方面。

问题领域的一个共同主题是，青少年无法找到满足其需求的方法，包括他的依恋需求。IPT-A 提供了一些弥补的时间。这是一个在治疗的温室氛围中加速成长的机会。即使是几次会谈，只要能准确地针对关键的议题和必要的沟通技巧进行工作，也能大大改善青少年与其重要他人沟通的有效性。这能够引发他所需要的关心和支持，帮助他应对问题领域。如果在他目前的关系中没有这种支持，可以发展新的支持途径。对于缺乏社交技能或者背负着额外逆境的青少年来说，这些改善可能没有那么巨大，但在他们的需求满足方面仍足够带来一些改善。"足够好的改善"这一概念是限时治疗的核心。即使小小的进步也能改变青少年的生活轨迹。当来访者开始体验到一些成功时，绝望感将受到挑战，使其他小的变化成为可能，积极的势头由此建立。

继续园艺的比喻，就像温室植物通常需要经历一个逐渐过渡适应外部环境的过程，以避免由于温度、湿度或阳光强度的突然变化而受到冲击一样，青少年的新成长也可能是柔软而脆弱的，容易受到治疗的保护性环境以外的冲击。在 IPT-A 中，许多年轻人需要做好准备，将在治疗中获得的成长和所学应用到现实世界中。IPT-A 中，这一准备工作的组成部分是：识别和演练有效的沟通策略；树立信心；以及，增强青少年在向他人表达自身需求时，保护自己心理、情感和身体安全的能力。这些能力包括识别安全的表达对象以及选择最有可能产生预期结果的时间、地点和方法。

改善的标志

青少年在初始阶段所发展起来的有关其症状和问题领域之间联系的理解，在中期阶段会得到加强。识别和追踪改善标志是这一过程的关键部分，这也有助于促进他们对积极结果保持期望。这可能包括：症状减轻、问题解决、更有效地与他人沟通以及满足更多自身依恋需求。

治疗师可以帮助青少年识别改善迹象的问题包括：

- 你在问题领域的（改善）目标是什么？我们如何知道你在实现这些目标上取得了进展？
- 当你的抑郁情绪改善时，你会注意到什么迹象？我可能注意到什么？你的父母或朋友可能会注意到什么？
- 当你变得不那么沮丧时，会有什么不同？
- 当我们想办法减少你与父母的冲突时，你会有什么改变？例如，你设想它会如何影响你的感受？它会如何影响你与他人相处的方式？

父母和其他人参与中期阶段

当年轻人的父母和其他一系列对他而言很重要的人对治疗产生影响时，治疗效果可能会得到增强。他们可能是理解来访者和改善其人际支持的宝贵信息来源。然而，我们必须谨慎行事，因为无论这些重要他人多么了解这个年轻人，他们的意见和建议都是主观的，并受到他们自己的需求和关注的影响。

父母和其他人可能并不完全了解年轻人的境况，尤其是他们的内心世界。家长和教师往往会低估青少年所经历痛苦的程度，尤其是他们有内化性障碍时，比如抑郁和焦虑（Beaver, 2008; De Los Reyes et al., 2015）。此外，作为个体化过程的一部分，青少年经常对父母有所保留。同时，为了与同龄人打成一片，他们可能也不会与朋友和同伴分享自己经历和体验中的一些方面。

对此可能有帮助的是，向父母、教师或其他重要他人解释，青少年的痛苦可能通过一些行为表达出来，比如付诸行动（防御性的行动化）、声称独立和假装不在乎等。这些行为很容易被误解为他们缺乏对别人的关心和尊重或者故意不服从。因此成年人可能做出惩罚性的回应，但这可能会适得其反，并进一步加剧青少年的困难。成年人可能也因此错失以适合的方式做出回应的机会——去帮助青少年开放沟通和传达他们的支持。

在判断邀请青少年的重要他人参加治疗是否合适时，治疗师需要权衡潜在的利弊。第一个要考虑的问题是青少年的意愿。他们的意愿应该得到尊重。然而，这并不意味着不能探讨青少年不愿邀请他人参加治疗会谈原因。如果青少年的担忧/顾虑能够很容易地被解决，那么他就有可能对以这种方式将他人加入进来感到舒适自在。例如，在第九章讨论的皮帕的案例中，她拒绝让离了婚的父母参加治疗。皮帕之所以不愿意，是因为她担心父母会发生争吵。在发现这一点后，治疗师为每位家长提供了单独的治疗会面。这种安排皮帕可以接受，也使治疗师能够帮助皮帕更有效地向父母传达她的需求。

在邀请他人参与青少年的治疗会谈之前，治疗师应考虑他人是否有能力理解青少年的需求。

家长、学校工作人员或其他重要他人也可能被邀请与治疗师联络，以了解青少年与治疗相关的任何进展。关于让重要他人参与到治疗中，针对每个问题领域的特定附加议题将在四个问题领域的章节中分别探讨。

始终是由青少年自己来做最终的决定，他的重要他人中是否以及由谁来参加治疗或与治疗师联系。

父母

父母的治疗目标在初始阶段被探讨。在中期阶段，这些初期提出的、可能相当宽泛的目标，将在问题领域中作重新审视和细化完善。治疗师可以和家长讨论中期阶段的工作性质，以便家长能够支持它。讨论应该包括提醒父母：IPT-A 聚焦于当前，而非面向过去。因为父母可能热衷于谈论过去的议题，包括希望回到过去算旧账或证明自己立场的正当。

除了提供心理教育，以协助父母理解和支持青少年的需求；父母或其他人的作用还包括：积极参与治疗会谈和参与协助青少年在治疗外的技能练习。

转介父母接受心理健康和其他干预

当青少年的父母正在经历心理健康、毒品、酒精或其他妨碍其养育能力的问题时，支持青少年获得康复的一个关键途径可能是去协助青少年的父母得到评估、治疗和社会支持。有些父母可能抗拒承认或解决自己的问题；然而，大部分父母会欢迎治疗师的观察和建议。其中一些不仅会感激治疗师对他们所处的境况和需要给予了认真思考，他们也相信这种对自己关心和关注的能力，会转而也让自己的孩子受益。这一点将在第八章阿德米尔的案例中进行讨论。

学校工作人员

学校工作人员可能是为治疗师提供有价值信息的来源，也可以很好地监测青少年的功能，并支持他们实践练习在治疗中学到的技能。获得青少年的知情同意后，治疗师可以直接与学校联系，也可以支持家长的角色，协助他们与学校讨论自己孩子的需求。可以请学校工作人员对工作做出调整，以减少可能导致青少年出现临床症状的要求和压力。

学校工作人员通常对与青少年学业成绩相关的信息感兴趣，如果治疗师能够用这样的角度和措辞并用具体的例子来组织他们的沟通，会很有帮助。在考虑学校的关注点和目标的情况下，治疗师对学校提出的调整建议，可能更容易被接受。

如果青少年愿意，那么治疗师与值得信任的学校教师分享安全计划可能会很有帮助。这可能包括青少年能够用来应对困难情感的策略的例子。有了这些信息，学校工作人员可能能够更有效地处理危机，并且给予治疗工作以更多支持和巩固。例如，教师对正在经历急性痛苦的青少年的回应可能包括：

"我看得出来你现在很痛苦。这似乎是一个很好的机会，去练习你和你的治疗师一直在工作的一些事情。让我们把你和她一起制订的安全计划拿出来，它可以提醒我们，你现在可以使用什么样的方法和策略。"

总　　结

中期阶段旨在帮助青少年描述他们问题领域的相关体验。一个主要的任务是帮助来访者发展他的社交技能，以便他们能够更有效地获得所需要的照顾和支持。治疗师通过确保聚焦于来访者的问题领域来保持治疗处于正轨上。在中期阶段，来访者和治疗师的角色会逐渐发生变化，来访者要更多地承担责任，去识别和处理与自己症状相关的人际行为。最后，在巩固阶段，我们的目标是将来访者在治疗中得到提高的社交能力进行泛化，使其能够应用于来访者目前可能正在应对或将来可能会面对的其他挑战中。

参考文献

Beaver, B. (2008). A positive approach to children's internalising problems. *Professional Psychology: Research and Practice, 39*(2), 129-136.

De Los Reyes, A., Augenstein, T., Wang, M., Thomas, S., Drabick, D., Burgers, D. & Rabinowitz, J. (2015). The validity of the multi-informant approach to assessing child and adolescent mental health. *Psychological Bulletin, 141*(4), 858-900.

第七章

复杂性哀伤

介 绍

在生命中经历丧失是必然的,而哀伤是适应丧失的过程。它是形成依恋不可避免要付出的代价,哀伤有时被称作"爱的利息"。哀伤是我们作为一个物种与生俱来的一种正常、自然、健康的反应。哀伤是一个过程:当我们对人、事物或某些自我方面的依恋被切断时,我们会在情绪上、认知上、身体上、社会上和心灵上进行调整。当哀伤的愈合机制受阻或受损时,复杂的哀伤反应就会发生,给我们的功能运转及身心健康造成严重后果。

心理治疗针对复杂性哀伤的工作目的,是修复哀伤的过程,以便个体能够适应经历丧失后的新环境。IPT-A与其他疗法的不同之处在于,它通过改善人际功能来实现这个目标。当依恋纽带断裂时,心理平衡就受到威胁。协助来访者满足他们的依恋需求,构成了IPT-A干预的核心部分。这包括:个体更有效地向他人传达自己的体验和需求,而这反过来又增加他们获得所需支持和照顾的可能性。改善沟通的另一个益处是激活个体的调整和适应。虽然一些基本的哀伤工作可以单独完成——通过自我内在反思和个体单独活动,但其中有一些不可避免地还是属于人际过程(Attig, 2011; Klass et al., 1996)。与他人交流有助于我们澄清和修通对丧失的反应。它帮助我们获得客观判断力和思考角度,并为我们的丧失创造意义（Neimeyer, 2001）。这些过程在人际关系中发生，它们是对丧失做出健康调整和适应的关键。IPT-A 适用于中度至重度抑郁障碍（如 NICE, 2017）；然而，对于大多数经历适应性哀伤反应的青少年来说，不是必须接受治疗（如，如果他们没有被确诊为精神障碍；见第一章"阶梯式照护"部分内容）。

因为丧失是一种对人性的深深伤害，对治疗师来说，针对这个问题领域进行工作可能是一把双刃剑。治疗师经常可以见证青少年的重要成长。尽管这可能是种回报，但它也可能非常具有挑战性。来访者的痛苦可能会引发治疗师的强烈反应。例如，它可能会触发治疗师自身的丧失体验，而这又可以为治疗师的个人和专业成长提供肥沃的土壤。针对这一问题领域工作时，自我反省、督导、专业发展，以及有时自己去接受个体治疗，都是特别恰当的专业职责。治疗师有必要对自我保持关注，以便在临床工作中，面对来访者未经处理的剧烈痛苦时保持沉着镇定。

针对这一问题领域的工作目标是帮助来访者：

- 了解复杂哀伤与其症状之间的联系
- 探索来访者对于丧失的反应，并深入理解他们的以及他们重要他人的反应
- 协助他们就丧失及与之相关的需求与他人进行沟通，以深化他们现有的支持系统
- 如有必要，扩展他们的支持系统，建立新的支持性关系

本章概述了在 IPT-A 中处理复杂性哀伤的基本治疗过程。此外，还描述了一些青少年和青年人可能需要的指导过程，其中包括关于丧失的心理教育和从创造性艺术活动中汲取能量。

确定和评估复杂性哀伤的问题领域

复杂性哀伤这一问题领域被定义为：普遍适应不良的丧失反应。这些反应阻碍一个人适应丧失的能力，令其在经历丧失之后无法继续正常的功能运转。复杂性哀伤与适应性哀伤反应在时间范围、痛苦程度和对功能的影响上相区别。在适应性哀伤反应中，痛苦和一定程度的功能损害可能会出现，但这些症状是可以自行调节的，这就是人们适应丧失的一个健康的处理过程。区分适应性哀伤和抑郁障碍是一项复杂的任务，包括要考虑症状对正常功能的影响（强度、频率和持续时间），以及作为抑郁障碍而非适应性哀伤的标志的特定症状是否存在，例如：自尊受损、内疚、精神运动性改变和自杀倾向（American Psychiatric Association, 2013）。

复杂性哀伤的广义定义适用于绝大多数青少年遇到的情况，这包括丧亲和其他形式的丧失。在 IPT 文献中，对该问题领域的定义存在一些变化。例如，穆夫森等人（Mufson et al., 2004）将这一问题领域称为"哀伤"，并将其局限于丧失亲人。穆夫森将非丧亲的丧失放在了角色转换这一问题领域中。斯图尔特和罗伯逊（Stuart and Robertson, 2012）在他们称为"哀伤和丧失"的问题领域中，将丧亲和非丧亲的丧失都包括在内。将非丧亲的丧失纳入这一问题领域，有助于向青少年传达这样的信息，治疗师承认这些形式的丧失能够对他们产生巨大影响。当丧失不被他人意识到或重视时——有时被称为"被剥夺权利的哀伤"，这会增加复杂性哀伤反应的风险（Rando, 1993）。

正如第五章所讨论的，一种"权利被剥夺"的感觉是埃琳形成复杂性哀伤的一个主要因素。埃琳的哀伤之所以变得复杂化，是因为她的家人和朋友不理解她丧失的严重性，对她的感受不屑一顾。IPT-A 帮助她理解自己对哀伤的反应，并帮助其他人理解丧失对她的影响。

由于青少年缺乏成年人那样丰富的生活经验，他们可能更容易怀疑自己经验的合理性，因此他们会将自己对丧失的反应视为不相称的或不可接受的，特别是如果他们感觉到，对他们来说重要的人不认可他们的反应。此外，青少年在成长过程中必须符合同龄人的期望，这也可能会增加他们对于被排斥在外的过分敏感。

当丧失纷至沓来时，其多重性可能会导致哀伤变得复杂。适应性哀伤需要时间去化解，如果青少年在适应最初的丧失之前，又经历了另外的丧失或其他逆境，那么他们的应对机制可能会不堪重负。

一些青少年群体经历丧失的概率较高，他们的丧失体验可能具有不同的特点。有了这些人口统计学信息的预先警示，治疗师可以留意去探索对不同的青少年群体来说特别相关的问题。例如，多重丧失在原住民和第一民族*（First Nations）人群中非常常见，因为被剥夺和创伤的影响常常会跨越几个世纪。影响这些青少年及其家庭的丧失，包括过早死亡和身体残疾、物质使用、精神障碍、监禁、文化丧失、家庭外照料、忽视和虐待（如 Wynne-Jones et al., 2016）。下文讨论的米歇尔的个案中包含了其中一些问题。

对于一些正在经历转换的青少年来说，他们的痛苦和损伤不是与转换本身有关，而是与转换相关的丧失有关。在这种情况下，复杂性哀伤可能会被确定为主要的问题领域，而非角色转换。例如，它可能适用于经历移民或被同性吸引的青少年。在任何移民经历中，无论是国际迁移还是国内搬迁，都会造成多重丧失。此外，寻求庇护者和难民通常不仅经历了无数丧失，还经历了很多创伤；不仅在其原籍国中，也在前往安全之地的旅途中——这可能持续多年，以及有时也在新的东道国中（如 Mares, 2016）。

---

* 加拿大的一个种族名称，与印第安人（Indian）同义；通常泛指所有加拿大的印第安人，偶尔也用于泛指所有土著民族。——译者注

被同性吸引的青少年，特别是那些成长在无法接受同性恋的家庭或宗教和文化社群中的青少年，可能会经历不被家庭、朋友、社群和宗教所接受这种形式的丧失（如第九章中的格兰特的案例）。当青少年的痛苦和功能损害与丧失直接相关时，通常会选择复杂性哀伤而非角色转换作为主要问题领域。

阶梯式照护方法（在第一章中讨论）用于处理丧失议题可能是最合适的。大多数经历哀伤和丧失的青少年不需要接受心理治疗。他们可以自己从丧失中恢复过来，而无须心理健康干预。治疗师评估来访者所需接受的干预程度。一些青少年可以显著地从心理教育、自助和支持性咨询中获益。对于那些复杂性哀伤反应风险较高的来访者，适当的监测等待（以识别新出现的症状）或采用 IPT-A 作为预防性干预可能是有必要的。风险升高可能与一系列因素有关，包括先前存在的焦虑或抑郁、创伤史、缺乏可感受到的支持；或者丧失事件具有以下特征，比如暴力性的、突发的或者出乎意料的。在米歇尔的案例中，她的陈述可以清楚地显示她应该接受心理健康干预：她的症状非常严重，包括自杀倾向；她所经历过的丧失的性质和数量；以及她的家人和亲属所经历的跨代际创伤和虐待。

为了使 IPT-A 个体化，治疗师应评估来访者的需求，包括来访者哀伤的性质和具体情况、他的能力、风险因素以及他拥有的社会支持。这将帮助治疗师确定以下概述的基本治疗过程是否足以让青少年适应他的丧失，或者是否需要一些额外的指示性治疗过程。

中期阶段针对复杂性哀伤的工作内容

IPT-A 针对复杂性哀伤的干预目标，是通过协助来访者适应丧失从而减轻症状，让他们能够在新的情境下恢复正常的功能运转，包括获得他们所需的支持。这可以通过帮助来访者建立安全感、自信心和学习必要的技能而得到促进，以使他们能够与治疗师以及其他重要他人一起探索和沟通自己的丧失体验，或以其他方式来适应丧失。

图 7.1 总结了 IPT-A 治疗复杂性哀伤在中期阶段的治疗路径，确定了基本治疗过程和指示性治疗过程。

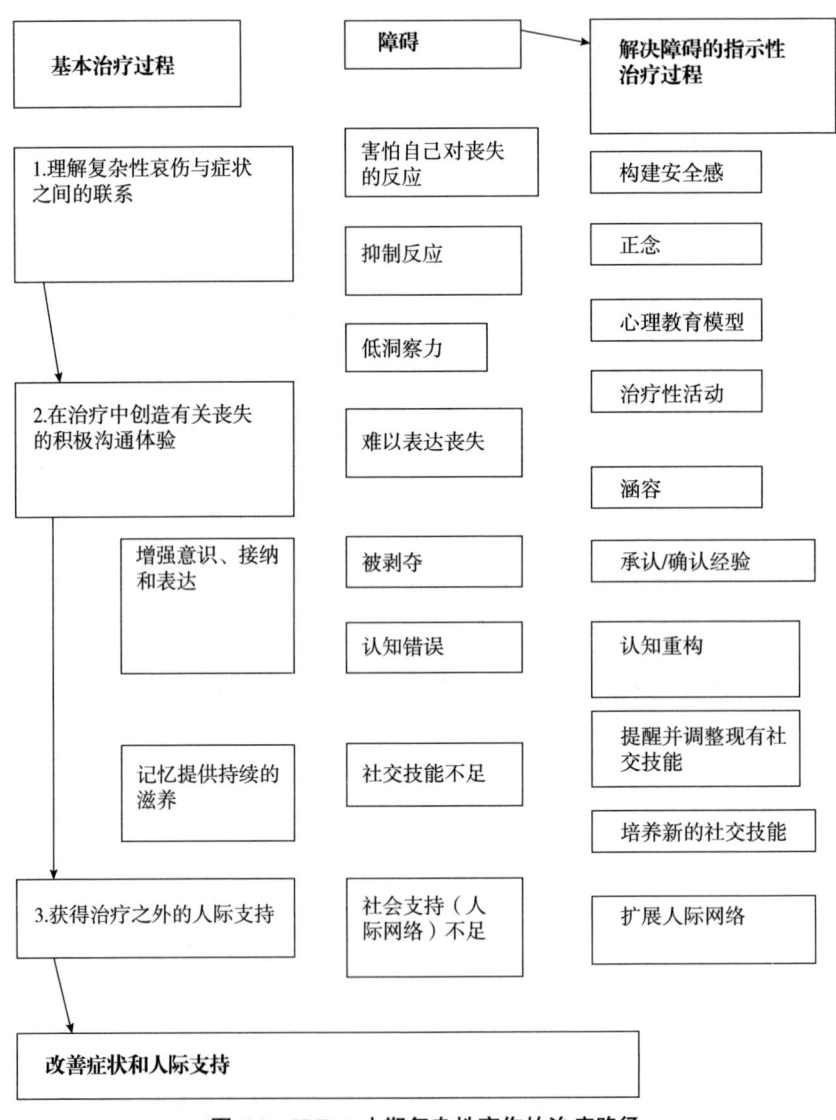

图 7.1 IPT-A 中期复杂性哀伤的治疗路径

尽管指示性过程可能对许多经历复杂性哀伤的青少年有益，但由于 IPT-A 是有时间限制的，所以这些技术只在需要时以及必要的程度下使用，其目的是协助青少年顺利完成基本治疗过程。

中期阶段的基本治疗过程如下：

1. 理解复杂性哀伤和症状之间的联系
2. 在治疗过程中创造有关丧失的积极沟通体验
3. 获得治疗之外的人际支持

IPT-A 针对复杂性哀伤的基本治疗过程

理解复杂性哀伤和症状之间的联系

正如我们已经提到的，必须让青少年理解该问题领域与他们的症状之间的联系。这为中期阶段的工作提供了理论基础，并鼓舞了来访者相信会有积极的结果。正如在第五章中与埃琳关于时间线的对话中所看到的，这种理解开始建立于初始阶段。在中期阶段这一联系会得到加强。例如，在 17 岁的维杰（Vijay）的案例中，他经历了多次可以预料到的丧失。

治疗师：我们在几次治疗前确定了你的抑郁与哀伤有关，到今天，这种联系变得更加清晰。你真的帮助我理解了丧失对你的影响。你很好地应对了你的家庭在你成长过程中的每一次搬家。正如你向我描述的那样，我更清楚地理解了它们给你和你的家庭所带来的压力。你努力了，但你发现真的很难交到新朋友，因为一两年后你们又搬家了。你没有告诉父母你有多介意这件事，因为你知道你父亲别无选择，这也发生在其他军人家庭。但听起来你真的很讨厌这种情况。你说这就像把自己的一部分抛在身后。我的理解对吗？

维　　杰：对。

治 疗 师：去年你爸爸受了重伤，你一直很担心他，不知道他的情况会不会变得更糟。今年早些时候，你姐姐离开了家，你也很想念她。你母亲不得不长时间工作，这让你很少能见到她。最近你父亲病情恶化，你听说他可能活不了多久了。对你而言这是一个庞大的事件清单，而且已经持续很多年了。大多数人都要艰难地应对父母的受伤和病危，而你还经历了所有那些额外的丧失。但是事情发生得太多太快了，你还来不及哀伤，所以在你的身体里积压了太多的悲伤。现在你担心你父亲可能快死了。我说得对吗，或者，你觉得我夸大了吗？

维　　杰：我没有像那样把它们都放在一起看。认为这一切都是丧失——但你是对的。它变得越来越难。

治 疗 师：你之前提到过，你不想在父母面前流露出伤心或生气的情绪。我们的治疗将给你时间和空间来谈论你的感受。当你这么做的时候，你一直背负的负担将会减轻，我想你会发现，你已经开始注意到的、自己抑郁症的改善将会持续下去。

在治疗过程中创造有关丧失的积极沟通体验

重大丧失造成的痛苦可能会由于社交孤立而被维持和放大。在复杂性哀伤中，许多青少年形成了这样一种观点：没有人理解他们的丧失体验。而这种信念会变成自我应验的预言，当他们放弃尝试传达他们对于丧失的感受以及他们对于亲密和支持的需求时。在IPT-A中，治疗师直截了当地进入这个议题，并积极地创造一种正向体验，让青少年感到自己被治疗师很好地倾听和理解。这向青少年表明/展示了，其他人是有可能真正有兴趣理解他们的。这种治疗中的积极体验挑战了青少年的消极假设——关于别人是否对他感兴趣，或者关于他自己是否有能力与他人有效地沟通。

治疗师通过明确地邀请青少年讲述他关于丧失的故事，以及表明自己想要听到故事的细节，来创造这种给人以希望的正向体验。治疗师应向青少年解释，自己为什么要邀请他讲述他的故事，并将其置于特定的背景中，以便青少年理解这其中的基本原理。这是治疗师展示治疗透明度的另一个机会。

治疗师：作为人类，我们应对丧失的方式之一就是谈论它。它可能是回忆实际发生的事情，或者谈论感受、问题、怀疑、担忧、困惑、需求等任何事情。这是哀伤的关键组成部分，许多人需要一遍又一遍地重复。它可以帮助我们接受已经发生的丧失，并理解它对我们意味着什么。我将请你告诉我这次丧失如何影响了你。我真的想理解你所体验到的一些细节和不同方面的信息。我们会花一些时间来谈论它。然后，我们可以想一想在你的生活中，你还想和谁谈论这件事，你希望他们如何回应，以及我们如何让这一切真实的发生。这听起来怎么样？

治疗师还可以预测并告诉青少年在讲述自己的经历时可能会遇到的阻碍。

治疗师：听起来你似乎很担心这会像打开了一个装满虫子的罐子，会让你心烦意乱。对我来说，如果你在这里变得不安是没有关系的。实际上，这里正是一个非常适合让这种不安发生的地方。我可以帮助你应对你的不安，我们两个可能都会从中学习。记得吗，我之前提到过，情绪就像高压锅里的蒸汽。当你表达出自己的情绪时，你释放了内心的压力；那么当你不想让情绪爆发时，它就不太可能爆发了。

一些青少年会需要更多的心理教育，以便他们能接纳自己对丧失的反应，并在治疗中表达出自己的哀伤。有一些模型和工具可以帮助青少年理解和接受他们对于丧失的反应，我们将在本章后面的"指示性治疗过程"部分具体讨论。

治疗师可以用一些问题来帮助来访者描述他们的体验。

- 告诉我……
- 你最喜欢的是什么？
- 你最想念什么？
- 关于丧失或丧失发生的方式，有没有让你感到愤怒或内疚的地方？
- 你有没有思考过你说过的或没说过的话？
- 你能帮我理解那对来你说是什么样吗？

治疗师的肢体语言和肢体反应，提供了他对来访者真的"感兴趣"和"理解"的证据。准确地总结或引述来访者的体验，也能表明治疗师一直在认真倾听和理解。

- 听起来，你父亲的死给你带来特别困难的是……
- 我知道这对你和她来说一定都很难。我想，这对你来说是最困难的事情之一，对吗？
- 所以你真的很介意你没被允许去医院探望他？
- 我想，你为没能去参加葬礼而感到被冷落和愤怒，对吗？

治疗师可以通过邀请来访者通过反思治疗关系中呈现的过程和品质，来加强他从讲述自己故事的过程中取得的学习效果。请继续看维杰的个案。

治疗师：你告诉我你对父亲的感受以及为他的健康状况感到不确定，这是什么样的感觉？

维　　杰：这很难。但还行。

治疗师：你能再多告诉我一些，什么是"艰难"，什么是"好"吗？

维　　杰：好吧，难在于，很难去说；但好的是，你在听。

治疗师：我很好奇，是什么让你觉得我在听？

维　　杰：你看起来是在听。而且你没有打断我。

治疗师：还有别的吗？

维　　杰：不确定。

治疗师：我主要是在听，但我也说了一些。你对我说的话有什么感受？

维　　杰：很好。看起来你理解了。

治疗师：那么，除了以我能理解的方式讲述了你的故事之外，你也注意到了我在做的一些事。我对你所说的话做回应的方式，有助于你讲述自己的故事吗？

维　　杰：是的。

治疗师：让我们把你的亲密圈拿出来。我想听听，你最想和谁谈谈我们讨论过的事情，以及你希望他们如何回应。我知道和我谈论这件事很难，和其他人谈论它可能也会很难，部分原因是你担心会让他们感到困扰。但正如你发现的那样，和我谈论这件事对你很有帮助，我想，能让你感觉更好的一个非常重要的办法，就是想办法让别人理解你所经历的事情。你会感到自己与家人重新联结在一起了，你们都将能更好地互相支持。

治疗师假设维杰有一些焦虑回避型依恋的特征，并且承认，讲述自己的体验对于维杰来说并不容易。治疗师花时间帮助维杰理解他自己对于获得支持的矛盾需求，以及他对于信任和依赖他人的疑虑。

通过这种方式，治疗师为维杰进入基本治疗过程的第三个部分做好了准备，即：获得治疗之外的人际支持。这包括询问他还有谁可能会以他认为在治疗过程中有帮助的方式做出回应，比如善于倾听、不打断和能理解他。对话还展示了基本治疗过程的第二和第三个部分如何提供了机会来强化第一部分的治疗内容，即：理解复杂性哀伤和症状之间的联系。

在 14 岁的米歇尔的案例中，这些治疗过程以不同的顺序进行。米歇尔在一次试图自杀后接受了治疗。她表现出了超越年龄的成熟，这似乎与她多次丧失的经历有关。米歇尔和她的家人是原住民。他们的丧失包括了大家庭中的过早死亡和残疾，以及对其传统文化的强烈侵蚀感。米歇尔非常痛苦，因为她的祖母最近中风，导致了语言障碍和记忆丧失。米歇尔突然丧失了她所熟悉的"正常"祖母，包括她一直以来从她那里得到的可靠支持。米歇尔的哥哥六个月前死于自杀。米歇尔的父母艰难地既要照顾她的祖母，又要承受儿子去世的悲痛。米歇尔远离了她的家人和朋友。因为不知道该如何回应父母的哀伤，使她与他们隔绝。这一切又被她对自己反应的羞耻感所加剧，让她感到无法获得那些往常在需要时就能获得的支持。因此，米歇尔在哀伤中感到孤独。

米歇尔看起来似乎是安全型依恋，而这也在她后续参与治疗的方式上反映出来：米歇尔根据治疗师的建议采取行动，包括完成治疗外的任务；她最终以直接坦诚的方式获得了所需要的支持。随着她的个案在本章中逐步展开，这些特征会变得很清晰。

为了迅速处理米歇尔的安全感问题，在她尝试自杀后的那一周我们进行了前两次会谈。治疗聚焦于制订安全计划，以及协助米歇尔向她的父母表达她的体验和感受（由此开始基本治疗过程的第三部分：获得治疗之外的人际支持）。米歇尔的父母证明了，尽管他们有自己的哀伤，但他们也想要能够支持她。在此之后，正如青少年的依恋需求得到满足时经常发生的那样，米歇尔的自杀倾向迅速下降。IPT-A 干预继续，包括经常性地评估她的自杀倾向和安全计划。

除了协助青少年向治疗师和其他重要他人表达自己的体验，另一种在丧失后满足依恋需求的方法是通过回忆。在一次丧失之后，我们仍然可以被一个人或一件事滋养，即使情况可能已经发生改变，或者这个人或这件事物理上不再出现在我们的生活中（如 Klass et al., 1996）。保持积极的记忆鲜活是核心，治疗师可以通过讨论和鼓励青少年为丧失创造具体的象征性表征来促进这一点，包括使用如下所述的活动。

阿蒂格（Attig, 2000, 2011）在谈到死亡带来的丧失时说，为这个人建立其一种持久的爱可以抚慰我们丧失的痛苦。而记忆是实现它的载体，我们需要滋养这些记忆，这样逝者才能继续以积极的方式塑造我们的生活，他们的爱才能继续滋养我们。

治疗师鼓励米歇尔发展与祖母之间持续的情感纽带。

治 疗 师：对你来说，这听起来特别艰难，因为你奶奶中风后，你无法像过去那样与她交谈，她也不会再对你说那些安慰你的话。她仍然尝试着和你说话，但你无法理解她的意思，这让你难过。你感到窘迫，不知道该说什么。我知道这对你和她来说都很难。我觉得这是对你来说最困难的事情之一，对吗？

米 歇 尔：是的。

治 疗 师：你能告诉我一件你感觉到奶奶给了你很大支持的事吗？

米 歇 尔：我读五年级的时候，同学因为我的皮肤是黑色的而欺负我。

治 疗 师：那奶奶呢？

米 歇 尔：她告诉我不要担心。那些同学还很小，什么也不懂。

治 疗 师：你记得她还做了其他什么吗？

米 歇 尔：她告诉我我有多聪明又善良，所有认识我的人有多爱我。

治 疗 师：你奶奶真的很可爱。你还记得其他什么吗？

米 歇 尔：奶奶甚至主动提出要去学校。

治 疗 师：这很重要吗？

米 歇 尔：是的。奶奶讨厌去学校。她说去学校会让她想起她小时候。你知道在她的学校，他们过去会因为说（传统）语言而受罚。

治 疗 师：是的，我知道，我也认为这完全是错误的。所以，尽管这对她来说非常艰难，但她还是愿意去你的学校，试图阻止你被欺负。

米 歇 尔：她在那儿会觉得很尴尬，因为她的阅读能力不太好。

治 疗 师：对你奶奶了解越多，我就越喜欢她。你觉得她还一直爱你吗？如果她现在能说话，还会对你说那些话吗？

米 歇 尔：是的。

治 疗 师：从你告诉我的来看，很明显，她非常爱你。因为她不能像以前那样跟你说话了，你现在必须用你的记忆来填补这些点，这样她的支持才能继续让你受益。为了帮你做到这一点，你需要保持对她的记忆鲜活。把它们写下来会有帮助，或者画下来。我会希望你能记住那些细节，她对你的爱和给你支持与鼓励的细节，即使等你像你奶奶那么老的时候也记得。你有兴趣写或画一些你的记忆吗？

（米歇尔点头。）

治疗师：太好了。她展现爱你的方式可以是通过大事情，也可以是小事情，她对你的赞美、她教给你的东西，任何事情。看看你下周能想出什么，我会很有兴趣听听。你也可以问问你的父母，看看他们是否还记得你小时候她和你在一起时发生的事。

在下一次治疗中，米歇尔描述了她如何不仅列出了一份积极记忆的清单，而且向她的祖母大声朗读了她的清单。她说她的祖母很明显非常感动，她们一起哭了，但这是"好的眼泪"，因为她觉得和祖母更亲近了。当米歇尔给祖母讲述她的回忆时，她的祖母在泪水中笑着。

在再下一次治疗中，我们以类似的方式讨论了米歇尔如何继续与哥哥保持持续的情感联结。

治疗师：我在想我们能不能谈谈你哥哥。他不在这里，不能用你和奶奶那样的方式说话。但以类似的方式来想一想他可以吗？

米 歇 尔：我想可以。但他已经不在了，我能怎么做呢？

治疗师：你最近不那么悲伤了，这似乎是因为你想起了对奶奶的那些美好回忆，并意识到那些回忆仍然那么真实，即使奶奶现在不能和你说话。我在想你也许可以用同样的方式来使用你对哥哥的记忆。

治疗师促成了一场讨论，帮助米歇尔回忆她哥哥曾经是如何表达对她的关心的。在两次会谈间隙，米歇尔收集了哥哥的纪念品，包括哥哥送给她的礼物和卡片。她装饰了一个盒子，打算把这些关于他的回忆保存在盒子里。这些程序为米歇尔提供了有效的方式，让她能持续地感受到被哥哥一生中曾给予她的爱所滋养。本章后面讨论的其他创造性活动，可以为米歇尔提供实现这一目标的其他手段。总之，米歇尔的治疗重点是 IPT-A 治疗复杂性哀伤的基本治疗过程中的第三个部分，即获得治疗之外的人际支持。

有时通过询问简单的问题"关于你的丧失，你觉得最困难的是什么？"可以快速地帮助青少年开始向治疗师讲述他们的丧失。例如，17 岁的马克（Mark）在被诊断出患有癌症后变得抑郁。他变得孤僻，避开大多数朋友，也避免与教师和家庭成员接触。当被问及关于他的诊断对他来说最艰难的是什么时，他说：

"我讨厌人们总是问我过得怎么样，好像他们期待我每时每刻都要倾吐我的心里话。或者他们说我为你的病感到抱歉。我该说什么回应他们呢？"

进一步的讨论表明，马克担心的是，他不知道如何回答人们的这些问题，或者说，他在别人面前可能会感到很不安。马克一直在努力让自己保持积极而不是一直悲伤，他感到他人的慰问和对他如何应对的询问削蚀了他的努力。当治疗师对此进行探究时，事情就变得明晰：马克害怕在别人面前哭。他担心感觉到羞耻和被认为是软弱的，有一部分与他所持有的作为男性应该在人前如何表现的观念有关，但也与他害怕人们怜悯他有关。此外，马克与许多其他青少年没有什么不同，都觉得融入同龄人群体中和表现得"正常"是至关重要的，这样才能被同龄人所接受和显得有魅力。这就意味着不能与众不同。他对因为自己的病而与别人不同非常敏感，并觉得分享感受，尤其是分享悲伤的情绪，会强调他与别人的差异。

马克有着青少年普遍具有的坚持维护自己独立性的强烈需求，同时也经历着早期发展阶段所特有的心理脆弱性以及对支持和指导的需要。他试图通过不依从药物治疗、忽视学业任务（而这是他原本喜欢的）和增加物质使用，来行使他的自主权。这引发了他与父母的冲突，这让所有相关的人都感到痛苦。

马克努力想弄明白他的诊断，并陷入纠结"为什么是我？"。他放弃了自己的宗教信仰，这进一步加剧了他与也是宗教社团成员的朋友和家人间的隔绝。

在马克谈论他对诊断的反应时，他表达了悲伤、困惑和愤怒。对马克来说，这让他更深入地了解了自己对支持的需要，进而减少了冲突。其后，他就能够与咨询师协商找到其他方式来表达自主权。

当丧失很严重时，依恋需求可能会加剧。米歇尔和马克所经历的丧失，都因为他们不能与对他们来说重要的人讨论自己的丧失而更加复杂化。治疗师协助米歇尔和马克在治疗中讲述他们关于丧失的故事。通过创造一种积极的体验，让他们感到被倾听和被理解，治疗师满足了他们的一些依恋需求，并为他们的这些需求由他们的重要他人来满足铺平了道路。

潜在的障碍

对于一些青少年来说，使用语言的方式讨论他们的丧失，比如像上面略述的那样，就是他们有效交流自己的丧失体验、表达相关影响所需要的一切。这将足以使他们能够进入复杂性哀伤基本治疗过程的下一个部分，即向治疗之外的人传达他们对丧失的体验。但其他一些来访者很难接受在治疗中讲述他们的故事。在这种情况下，治疗师应该识别障碍，并提供指示性治疗过程（图7.1），用以解决任何阻碍青少年讲述他们经历的议题。

总体来说，协助青少年在治疗中传达自己的丧失体验有几个好处：

- 帮助治疗师了解如何最好地支持青少年调节以适应丧失
- 提高青少年对自己与丧失相关的反应和个人需求的认识和接受程度，这将有助于他们帮助其他人理解自己的体验，并最终以满足青少年需求的方式做出回应
- 让青少年体验到很好地被倾听，带着尊重、兴趣和理解
- 让青少年有机会练习传达自己体验的方法，这最终会协助他们与自己的重要他人交流沟通

获得治疗之外的人际支持

在第三个基本治疗过程中，治疗师促进青少年与他们的重要他人之间的交流沟通。青少年的依恋纽带，可能因为丧失或因为丧失后无法获得与他人的支持性联结而破裂或受到威胁。在上述基本治疗过程的第二部分中，治疗师通过展现他对青少年的兴趣、关心和理解青少年丧失体验的能力，有意识地进入一个过渡性依恋对象的角色。接下来是通过讨论以及（如果显示有需要的话）角色排演，来帮助青少年过渡到获得治疗之外的依恋支持。当青少年成功地做到这一点时，症状通常会有显著改善。青少年的孤立感可能会随着体验到治疗师的照顾、关心和理解而消散，尤其是当这些是由他的重要他人所提供时。正如我们在米歇尔的案例中看到的，当她能够将自己的体验与父母及祖母联系起来并感受到他们的支持时，她的自杀倾向便迅速减少。

接下来继续看维杰的个案，治疗师解释了这个过程。

治 疗 师：当你向我描述，你父亲的受伤如何影响了你时，这帮我更好地了解了你。你告诉了我你所经历的细节，这让我更容易准确地领会你是如何以及为何感到如此痛苦。我真的非常愿意听你讲述，你和我分享的结果，是我觉得和你更亲近了。我在想，如果你能像对我一样，向你亲密圈里一些重要的人讲述你的体验，他们也会更好地理解你经历的事。我想，他们中许多人会像我一样感动。他们会觉得与你的联结更紧密，你也会觉得与他们更亲近。对于我说的这些，你怎么想？

维　　杰：也许是的。我还没这样想过这些。

治 疗 师：我知道这对你来说很重要，所以很重要的一点是，我们要为此做准备，使你最有可能得到你想要的回应。我们可以做一些计划，例如，找出谁可能是开始的最佳人选，如何确定他们是否愿意接受，以及什么时候是进行这种谈话的最佳时机。我们可以练习你和他们交流的方式，来建立你的信心。然后你可以自己和他们交谈，或者，如果你愿意，你可以邀请他们参加一次这里的会谈，在这里我可以支持你去说你想说的话，并可能帮助他们理解你需要什么。这听起来怎么样？

预期中的哀伤带来了挑战，也提供机会去完成未完成的事情——否则这些未完成事件会进一步使青少年的哀伤复杂化。下面与维杰关于他的男友克里斯和父亲的对话，为此提供了一个例子。

治 疗 师：我们一直在谈论，你发现你父亲健康状况的不确定性以及不知道他是否可能很快会去世，这让你感觉有多难。但尽管这很难，它也给了你机会去提前思考并好好利用你和他在一起的剩余时间，去说你想说的话，或去问他一些事情，尽量减少他走后你留有遗憾的可能，比如你希望自己说了或做了什么。我们可以谈谈这个吗？

维　　杰：我一直在想这个。

治 疗 师：然后呢？

维　　杰：克里斯认为我应该和他谈一谈，因为他是个恐同者（homophobe）。

治 疗 师：那你呢？

维　　杰：他说得对。爸爸是个恐同者，但他还是我爸爸。克里斯觉得，如果我在爸爸去世前不和他谈谈这件事，我会一直想知道他到底有多爱我。

治 疗 师：那你怎么想？

维　　杰：我一直在犹豫。我出柜的时候他真的很难过。现在他病得这么重，我为让他难过而感到内疚。他以前总是说一些恐同的话。现在他不再那样说了，他努力让克里斯受欢迎。但有时他说的话真的很不对劲，他对待克里斯的方式和对待我姐姐男朋友的方式不一样。

治疗师：你能具体说说吗？

维　　杰：嗯，他不会用同样的方式询问克里斯的情况。

治疗师：我猜，你还没有向你爸爸说出你对这件事的感受，因为你不确定你是否应该说或者你该说什么？

维　　杰：是啊，好像一切都会是错的，我可能真的会后悔。

治疗师：你可能知道许多同性恋人士不确定该如何与他们的父母或其他人谈论这样的事情。我能理解，这对你来说感觉甚至更复杂，因为你不知道你爸爸还能活多久。不如我们尝试一下，你可能会说不同的内容，以及你爸爸可能会如何回应？它可能会帮助你弄清楚，你是否会说、如何说，以及说什么。

维　　杰：那太好了。

治疗师：想象一下你爸爸坐在这张椅子上。现在，把你对令他难过的担忧放到一边——我们会考虑这个问题，但还不是现在。你会对他说什么呢，或者你有任何其他什么想法吗？

　　通过角色扮演、空椅技术和讨论，维杰弄清了他想告诉他的父亲，他对父亲可能即将离世感到难过，以及他会多么想念他。他决定也对父亲说，出柜对他来说有多么难，以及父亲欢迎克里斯对他来说是多么重要。他选择等待，直到看到父如何回应，然后再决定是否要处理他觉得难以应对的父亲的行为。

　　为了有效地关注基本治疗过程的第三个部分，治疗师和青少年都需要充分理解他们当前的人际功能以及支持需求。例如：

- 青少年觉得自己被他人理解和支持的程度如何？
- 在他人的支持下，青少年需要什么，或者理想情况下想要什么？
- 丧失对青少年生活中的其他重要他人有何影响？
- 青少年对于丧失对他人的影响了解多少？
- 青少年是否就此询问过其他人？
- 这些人是否与青少年分享了他们自己对丧失的反应？

如前所述，许多来访者认为没有人能理解他们对丧失的体验。下面的问题可能有助于在治疗的初始阶段进行评估，并且将协助青少年探索与他人就丧失进行沟通的策略。

- 对于丧失对你的影响，你认为其他人的了解程度如何？
- 他们做了什么或说了什么，表明他们理解或不理解？
- 关于丧失对你的影响，你对他们说过什么？
- 在你没有告诉他们的事情中：
  1. 是什么阻碍了你？
  2. 如果你真的告诉了他们，你想象他们会如何反应？
- 你认为丧失对他们有影响吗？如果是，在哪些方面？
- 你还想与谁分享（例如，我们讨论过的事情、你画的画、你写的东西，等等）？
- 你可能会告诉他们什么？可以举几个例子吗？
- 什么时候可能是和他们谈论这件事的好时机——也许是当你们都不太被打扰的时候，以及你们都不累或不分心的时候？
- 在你认识的人中，你认为谁能更好地理解你的处境，并以你需要的方式做出回应？
- 关于你需要的或想从他们的回应里得到的，你可能会告诉他们什么？你想让他们只是倾听、评论、告诉你他们的想法、给你一个拥抱、鼓励你哭出来或表达你的情绪、尝试分散你的注意力或让你振作起来？或者你想让他们以某些实际的方式帮助你？

一些青少年幸运地拥有强大的支持系统。对他们来说，这可能足以帮助他们在一些重要的关系中调整他们的沟通，以便其他人能更好地理解他们在丧失后的依恋需求。这可能就是为满足青少年的依恋需求所需要的全部。

例如，在米歇尔的父母向她明确表示，他们想要理解和支持她度过哀伤之后，她发现与家人和朋友接触变得更容易了。她告诉他们她感到多么伤心和愤怒。当有些人的反应让她体验到有些被轻视时，米歇尔很失望。在治疗师的鼓励下，她随后根据过去的经验，挑了几个她觉得最有能力理解她需求的人。她告诉他们，她希望他们如何支持她，以及她认为什么对她没有帮助。

米歇尔显然相信她的家人和朋友会积极回应她的需求，而且，她与他们的沟通是相对容易的，这与治疗师对她是安全型依恋的假设是一致的。这说明，即使她认为有些人最初的反应是没有帮助的，但她明白他们是在试图帮助她，并且她能够向他们提供反馈，告诉他们如何能最好地协助她。此外，她还展示了一种能力，即她能够认识到自己的需求，能够认识到她的重要他人在提供她想要的人际支持方面各自具有不同的潜力。一个安全依恋不足的青少年不太可能在自己是否能获得帮助的问题上表现出这样的信心。一个专注型依恋的青少年将专注于判断和测试是否能得到照顾。他们的行为可能会适得其反，并使他们寻求协助的人疏远他们。回避型依恋的青少年可能会认为，有效的支持对于他们来说是无法获得的，因此不会尝试向他人传达自己的需求，或者即使他们尝试这样做，也不会像米歇尔那样能够直接地交流。关于依恋类型的更多信息，请参阅第三章。

埃琳（见第四章和第五章），在治疗师的鼓励下，也能够从她现有的支持网络中获得她所需要的许多支持。

治疗师：我知道，在你发现自己是色盲以及佩佩去世后，你对父母的表现感到失望。你觉得他们既不支持你也不理解你。告诉我你想从他们那里得到什么。如果他们能够支持你，那看起来或听起来会是什么样子？

埃　琳：他们会对我感觉有多难过更感兴趣，比如他们就会询问我的感受。但他们甚至都懒得问。他们只是提出给我买一只新的狗，还说我可以学习其他类型的工程学。

治疗师：你提到过，你很早就试图和他们谈论这些，但很快就觉得他们不理解你，然后你就放弃了。

埃　琳：是啊。

治疗师：你有没有想过，试着帮助他们理解？

埃　琳：我为什么要这么做？如果他们真的在乎，他们会自己想明白的。

治疗师：你知道，有些人不善于弄清楚这些东西，除非你向他们说出来，这并不意味着他们不在乎你。我不知道你的父母是不是这样，但我的印象是他们非常关心你。比如，一些父母认为他们不应该问太多问题，因为这是在窥探，并且可能会把青少年推开；或者觉得，当青少年自己准备好的时候，就会向他们敞开心扉。如果你想让事情对他们来说轻松一点，知道他们不能读你的心思，你能不能给他们一些提示，告诉他们你觉得最困难的是什么，以及他们如何才能给你更多支持？你会对他们说什么？

对于其他青少年来说，即使改善了沟通，他们现有的支持系统仍然是不足够的。这些青少年可能就需要协助，通过发展技能和信心，去建立新的关系或去深化与目前处于其亲密圈外围的人的联结，从而扩大他们的支持来源。

例如，继续看马克的案例：因为宗教上的分歧，马克感觉与他的父母和朋友变得疏远，但治疗师重申了他与他们最终和解的可能性。与此同时，治疗师帮助马克发展新的支持来源。马克重新审视了他的亲密圈，确定了他想要加深联结的人，包括住在海外的祖父母和叔叔，以及学校里的几个熟人。

在与治疗师讨论了如何最好地继续进行下去之后，马克询问了他的祖父母和叔叔是否可以和他们更经常地视频聊天。他向他们解释了自己的感受，而他们以安排来看望他回应了他。此外，在与治疗师进行了一些角色扮演后，马克邀请了他在诊所预约时遇到的两位病友和他一起出去玩。当他们和他们的父母不仅接受了马克的邀请，而且愿意为他们出去玩提供交通工具时，他感到非常高兴。治疗师还告诉马克，有一个为有类似心理健康困境的青少年组成的支持小组，必要时可以作为他获得额外支持的来源。

对于马克、维杰和埃琳来说，确定选择并与治疗师演练沟通方法，足以使他们能够在治疗之外与他人进行有效的沟通。对于其他青少年来说，最好的实现方法可能是邀请他们的重要他人来参加一次治疗会谈，这样治疗师就可以支持和指导双方有效地进行沟通。如前面提到的，这一步发生在米歇尔的治疗早期，以便快速处理她的自杀倾向问题。

有关角色扮演和空椅技术的更多信息，请参见第四章。发展沟通技能的方法包含在第十章中，对于协助青少年就丧失进行沟通可能也非常重要。

IPT-A 针对复杂性哀伤的指示性治疗过程

对于一些青少年来说，上述基本治疗过程不足以使他们的症状得到充分改善。他们将需要额外的指示性治疗过程。可能存在的障碍包括：青少年害怕面对自己对丧失的反应，缺乏洞察，或难以找到词语来表达他们的体验。与治疗师的进一步讨论可能最终会引导他们发展洞察力、接纳和表达体验的能力，但有时额外的指示性治疗过程会产生更快的进展。在解决这一问题领域时，往往需要进一步关注心理安全。这可能与青少年对治疗师的信任、治疗过程或他们的情绪有关。

在埃琳的案例中，她的被剥夺感和相关的认知错误是关键因素，阻碍了她与父母及最好的朋友交流自己对丧失的感受（见第四章）。她远离了这些重要他人，因为她认为他们觉得她反应过度，且没有兴趣理解她的感受。埃琳开始怀疑自己反应的适当性。她从关于丧失反应的心理教育和简短的认知重构中获益，这些能够帮助她识别和质疑导致她在自己重要关系中退缩的想法。这些指示性过程使埃琳能够在基本治疗过程的第三个部分（获得治疗之外的人际支持）取得进展。

图 7.1 中包括了 IPT-A 针对复杂性哀伤的指示性治疗过程的示例。下面将讨论三个指示性治疗过程在复杂性哀伤中的应用：请他人参与治疗，心理教育，以及较少依赖语言探索而更多依赖创造性表达的治疗性活动。图 7.1 中所示的其他指示性治疗过程在本书第四章和其他章节中讨论。

治疗师在这些指示性治疗过程上花费足够的时间，是为使青少年准备好去更有效地传达他对支持的需求。应该指出的是，当青少年讨论丧失时，障碍可能会自行解决。当青少年感到被倾听和被尊重时，他们传达自己的丧失体验时可能会感到更容易。治疗师可以确保这种积极的体验在治疗室中发生，也可以引导青少年在治疗之外获得积极的沟通体验。在发现青少年的社交技能存在缺口的地方，治疗师可以教授其新技能。如果青少年的社会支持网络在数量或质量上有所缺乏，治疗师可以通过发展新的联结或深化现有的联结来扩大社会支持网络，例如上述马克的案例。

让青少年的重要他人参与治疗

尽管青少年往往想要维护自己的独立性，但在遭受重大丧失后，他们可能会向成年人寻求指导。他们的重要他人能够在支持青少年度过哀伤方面发挥重要作用。而在治疗师提供的信息和鼓励下，他们也许能够更有效地做到这一点。这可以采取心理教育、讨论或辅导等形式。邀请父母参加治疗的例子在第八章中呈现。

父母、教师和其他人可能会感谢治疗师提供如何最好地支持青少年的建议。例如，尽管知道青少年正在经历一段充满挑战的艰难时期，他们可能会觉得帮助他们的最好方法是降低期望，让青少年尽可能轻松地度过一段时间。然而，这可能会产生相反的效果：当生活的多个领域突然发生变化时，青少年会感到更加不稳定。如果家庭、学校和课外活动的常规程序和规则得到维持，这可以为人们提供急需的免于哀伤的避难所。保持熟悉的生活节奏，确保有些事情保持不变，同时为生活向前发展提供动力和支持。当一个青少年正在经历适应性哀伤反应而没有被确诊为精神障碍，那么这个建议可以是相对直接地提出的。然而，在 IPT-A 中，当青少年患有抑郁症或其他疾病时，这一建议就要做出调整，因为青少年当前的功能水平可能不在他发病前的水平。

当来访者所依赖的人也在经历哀伤时，比如家人、朋友或学校社团在经历丧亲、受伤或灾难事件后，这些人要去处理自己的哀伤，青少年可以获得的照顾可能就会减少。治疗师的职责可能不是直接帮助这些相关的人，但治疗师也许能够转介或促成青少年的重要他人获得照顾。帮助青少年人际支持网络中的重要他人，可以极大地提高这些人照顾青少年的能力。

米歇尔的治疗师认识到，米歇尔的大家族和社会团体的哀伤程度是非常深的。尽管米歇尔的父母在意识到她的痛苦程度后，增加了对她的关心和照顾，但他们还在自己的哀伤中挣扎。在前两次治疗中，在米歇尔的同意下，治疗师向她的家人提供了心理教育，包括如何更好地照顾米歇尔以及有助于保证她安全的策略。这位治疗师还联系了其他机构，包括米歇尔的学校和社区卫生服务机构，以建立一个当地的哀伤和丧失同伴支持小组。

对父母的心理教育可能是必要的，以解决一种普遍存在的误解，即他们认为可以通过不展示或不讨论他们自己的感受来保护青少年免受哀伤。但这种保护的尝试使青少年丧失了学习人们如何哀伤的机会。目的是取得一种平衡，既保护青少年不因父母的哀伤反应而感到不知所措，同时又让他们有机会学习和确信自己能够应对痛苦的体验。

关于哀伤和青少年期望的文化规范，在不同文化之间和同一文化中不同代人之间可能会有很大差异。在跨文化工作时，治疗师必须确保他们的实践在文化上是恰当的（Wynne-Jones, 2016）。

帮助来访者理解和接受丧失的心理教育

一些青少年因自己对丧失的反应而感到困惑、不知所措或害怕。这可能是一种强大的障碍，阻碍他们接纳、沟通或有时甚至是识别/承认自己的反应。关于丧失反应的心理教育可能会对这些年轻人有很大帮助：了解他们自己和他人的反应。当他们了解到，他们的反应属于丧失后人们普遍会经历的一系列反应的范围内，这可能是一种巨大的解脱。这可以打破不表达的僵局，而不表达正是导致他们的哀伤变得复杂化的原因之一。

评估这一问题领域的一个核心方面，是衡量青少年与丧失有关的情绪素养。一些青少年需要接受全面而广泛的心理教育，了解关于丧失的情绪以及如何处理这些情绪。而其他青少年已经有了很好的情绪素养，并不需要教育，或者只需要简短的信息——聚焦于他们理解上的欠缺。

例如，15 岁的内森（Nathan）对于自己在父亲去世后的反应感到惊恐和困惑。他很难接受自己对丧失的情绪反应。在接受了一些心理教育后，他对丧失的处理有了自己的动力，因为他发现谈论自己的体验变得更容易了，首先是能与治疗师谈，然后是与他的一些重要他人谈。与此相反，同样 15 岁的奈尔（Nile）则需要接受心理教育，才能接受自己对丧亲的反应。但这并不足以让他向其他人表达自己的哀伤。在他准备好向他人传达自己的感受和需求之前，治疗师对他进行了几次进一步的心理教育性活动（如下所述），以帮助他探索自己的丧失体验。

与青少年分享关于哀伤和丧失的理论及模型时，可以通过以下几种方法。

- 提供丧失领域图谱。这将会有许多个人化的路径。因此，不应以规定的方式提供模型，也不应强行给出一种包含规范化内容的理想图示。
- 为哀伤和适应丧失的过程提供安慰和保证。
- 帮助青少年构建、理解并认可自己和他人的丧失体验。
- 为调节以适应丧失建议可能的后续步骤或选项。
- 帮助青少年处理他们的情绪，并最终与他们的重要他人就丧失以及他们在丧失带来改变的情境中的需求进行沟通。
- 帮助青少年的重要他人理解青少年的需求。

下面包括四项心理教育活动，然后是两项针对丧失的工作活动。在引入这些模型时，可以通过从一系列形式和媒介中进行选择，来解决青少年所偏好的学习风格的多样性。这可能包括：语言描述；视觉呈现，诸如讲义、网站、白色书写板或屏幕图像；以及在某些情况下，触觉或走动体验（见下文）。

活动 7.1：哀伤和丧失的阶段

重大丧失后适应过程的阶段模型，可以帮助青少年理解和接受自己和他人对丧失的反应。库伯勒－罗斯（Kübler-Ross, 1969）的模型——否认、愤怒、讨价还价、抑郁和接受——可以是一个有用的起点，其他模型也可以使用（Bowlby and Parkes, 1970; Konigsberg, 2011; Kübler-Ross and Kessler, 2014）。

这些模型被用来表达人们在遭受重大丧失后一般公认可能会经历的常见阶段。它们并不是要暗示健康的哀伤会以线性方式经历所有这些阶段。其中一些模型是专门针对丧亲之痛的。如果青少年的丧失不是丧亲，那么使用更通用的语言将是有益的。邀请青少年将模型应用到自己的经历中，包括去看看哪些方面对她来说比较相关或不相关，比较符合事实或不符合事实。可以邀请青少年发展他自己的个人化模型，来代表他对丧失的独特体验。如果在青少年围绕丧失的困难中有一部分在于缺乏对他人如何应对丧失的理解或接纳，那么去思考这些模型如何帮助青少年理解他人，可能是有用的。例如下面费尔南多（Fernando）的例子。

治　疗　师：我已经解释了一些人们可能经历的这些阶段。你有没有想到什么在家人或其他人身上注意到的例子？

费尔南多：有，很多。自从妈妈拿到诊断书后，好像每个人都变了。就像你说的那些阶段。我妹妹就假装什么都没改变，好像她不在乎一样。我弟弟非常生气，经常打架。爸爸开始总去教堂，比以前去的多得多。他坚持要求妈妈戒烟，饮食更健康。我告诉他，他很奇怪，这不会带来任何区别，然后我们吵了起来。但你谈到了讨价还价。也许这就是现在他身上发生的？

治疗师：你可能是对的。我想，很明显的是，你家里的每个人都很难接受你妈妈的事，这是意料之中的。你们每个人的处理方式都不一样。这造成了你们之间的误解和争论，把你们彼此推开了。理解了这一点可能会对你有什么帮助吗？

介绍这些模型时一个可选择的方法是，治疗师在描述每个阶段时，实际移动到房间的不同部分，给出示例和与年轻人可能相关的应用。然后，可以邀请青少年与治疗师一起实际移动，通过各个阶段，并反馈哪些阶段他能识别出或者与自己或他人有关 [见下文活动 7.3 中与纳齐姆（Nazim）的对话]。

活动 7.2：不同的哀伤体验

有些人期望随着时间的推移，丧失的强度和相关的痛苦应该会减少。然而，这可能不是他们实际体验到的。即使过了很多年，丧失可能也不会减少。感受仍然可以同样强烈，同样重要，或者同样痛苦。当这种期望与实际体验的不匹配发生时，一些人倾向于去评判自己或他人的哀伤，断定这是不正常或病态的。

许多经历了丧失的这种非递减轨迹的人，可以持续保持良好的功能运转，他们的反应显然不是病态的。它们以适应性的方式在丧失后发生改变。他们通过与丧失的动态交互作用而获得成长。他们通过自己的努力，将丧失纳入自己的身份、关系和意义感中，从而令自己得到延伸和扩展。汤金（Tonkin, 1996）围绕哀伤的成长模型，有助于验证这种丧失体验。图 7.2 对其进行了修改，很容易被青少年理解。丧失的轨迹，用一系列的两个圆表示，一个圆在另一个圆之内：外部的圆圈代表人，内部的圆圈描述了丧失的痛苦或重要意义。在丧失会随着时间而减少的轨迹中，最初，里面的圆几乎与外面的圆一样大；随着时间的推移，内圈变小，代表着丧失减少；而外圈或者说人的大小保持不变。另一种轨迹，即通过丧失而获得成长的轨迹，最初以相同的方式表示，内圈几乎与外圈一样大；随着时间的推移，内圈的大小保持不变，表示丧失没有减少，而外部圆圈则随着人在丧失中的成长而变大。第三条轨迹为一些青少年提供了有益的补充。它结合了前两个轨迹的元素。在这条道路上，人们经历哀伤而成长，而作为这种成长的结果，他们丧失的痛苦最终会减少。

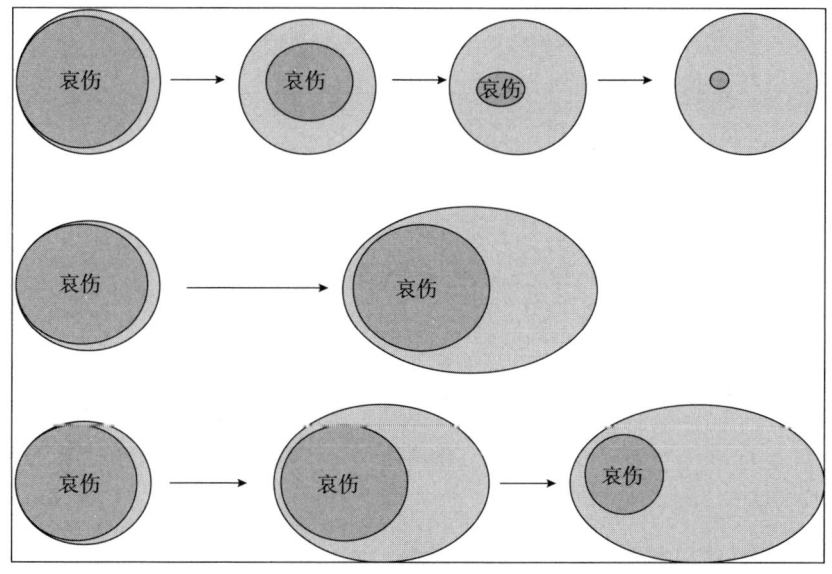

图 7.2　不同的哀伤经历

在解释模型之后，请青少年发表评论，该模型中的哪些方面与自己或他人的经验相似或不同，这对治疗是很有益的。

这个模型表明，丧失并不一定会从我们的生活中消失。但它可以被纳入其中。我们的丧失体验可能会随着我们生活的改变而改变，这可能会影响我们对未来情况的反应。后一点可以在巩固阶段重新审视。届时，重新再返回这一模型可以作为治疗对话的一部分，讨论如何从当前的丧失中学习和总结经验，以应对未来的挑战。

活动 7.3：针对哀伤和丧失以身体为导向的方法

一些青少年发现识别和谈论他们的身体感受比他们的情绪更容易。对于这些青少年来说，讨论他们对丧失的身体反应可能是一个更有成效的起点。注意到自己身体里发生的事情，往往转而能够协助青少年识别和讨论相关的想法和感受。这是正念可以整合进入治疗的一种方式。正念在第四章中讨论，凯莉的例子将在本章稍后讨论。

即使对于情绪素养相对较高的青少年，加入一些对身体感觉的讨论，以补充和扩展他们对丧失反应的理解，也可能是有帮助的。许多模型和隐喻可以用来促进讨论身体对丧失的反应。注意能量的起伏/消长是一种方法。

治疗师：有时我们会感到疲倦，想要休息；有时我们又想要活跃起来。也许有些时候我们想要集中注意力在丧失上，去思考它、去回忆和哀悼；而另一些时候我们感觉不对，我们需要考虑其他事情、思考未来以及与我们的生活一起前进。你有没有注意到自己或别人有这样的情况？

这些变化和转变在儿童和青少年中可能比在成人中更快。对于一些青少年来说，这种波动可能会让他们感到痛苦和困惑。一些模型指出反应发生变化是正常的，这样的模型可以为青少年提供保证和许可，让他们接纳并允许这些自然起伏的发生。

中医的阴阳概念与此有些类似，而且可能对那些熟悉太极、气功、空手道或柔道等武术的青少年特别有帮助。阳可以被认为是行动，而阴是顺服。西方文化倾向于强调行动（阳）的价值，而不欣赏顺服、放下或静止（阴）的力量。阴和阳，被理解为整体中相互关联和影响的部分。两者之间的平衡创造了健康，就像明亮的白天和黑暗的夜晚形成了完整的一天。阳变成阴，阴变成阳，就似行动变成休息，然后又回到行动，在一个连续的循环中。顺服或休息带来复原，并为行动创造空间或能量。

同样，对于对物理学感兴趣的青少年来说，艾萨克·牛顿（Isaac Newton）的概念"每个作用力都有一个大小相等、方向相反的反作用力"可以用来介绍我们丧失反应中的自然涨落。

其他青少年可能会发现自然界中自然发生的周期循环，比如季节，它们也可以帮助反映出对丧失的反应变化。例如，春天的能量迸发跟随在秋天的能量减弱以及冬天的休耕和恢复期之后。

斯特罗布和舒特（Stroebe and Schut, 1999）描述了一种自然的振荡过程——在专注于丧失的阶段以及回避阶段或关注于向前推进生活的阶段之间。喘息的时间可能是适应性哀伤的一个重要部分。

上面的隐喻，可以帮助青少年理解丧失中的身体或能量，并帮助他们活动起来，正如在与16岁的纳齐姆的对话中所展示的。

治疗师：纳齐姆，在这里（治疗师移动到连续体的相关侧）代表那些我们感到没有能量、只想瘫坐的时候。我们可能想睡很多觉，事情可能会让我们感到太多、太难以承受；我们可能想把被子蒙在头上，不想面对这个世界；我们可能在想着那些丧失，或者我们根本没有意识到在想着什么。然后在其他时候（治疗师移动到连续体的另一端），我们会经历相反的情况。我们可能有很多精力，觉得需要做一些事情、解决一些问题，或者继续向前推进我们的生活；我们可能很难保持静止或反思；我们可能感觉有一种能量，需要释放或表达。可能还有其他时候（治疗师沿着连续体移动到一个点），我们会经历两者的混合。我们可能开始考虑要做事情，而能量正在积聚，但还不足以能够按照我们的想法行动。你觉得这里面有任何哪一个可以联系到你的经历吗？

纳齐姆：嗯，很多时候我都觉得精力不足。

治 疗 师：你注意到什么了？

纳 齐 姆：我不知道，但就是好像我什么都不想做。

治 疗 师：当人们处于连续体的这一端时，这当然是可能发生的。可能还有更多。我能邀请你来和我一起站在这里吗？这可能看起来有点奇怪，但当我们探索一个想法时，动起来，有时可以帮助我们理解。它可以激活我们大脑的不同部分。我可以给你一些人们可能会体验到的内容作为例子，你可以让我知道你想到的一些你自己的体验。这样可以吗？

纳 齐 姆：我想可以。

大多数人都有一种默认模式，他们可能在连续体的某一端更为舒适，并回避相反的一端。然而，这会抑制他们的哀伤和对丧失的适应。为了在哀伤中前进，往往有必要允许我们自己在不同的状态之间往复。下面与21岁的凯莉的对话，展示了解决这个问题的一种方法。

治 疗 师：凯莉，关于你的哀伤，我们了解到的一件事是，保持积极活跃对你来说很重要。你一直在告诉我，你确实需要解决一些问题，而且你已经成功地做到了很多。这真的是你的强项。在你生活的其他方面，你很善于解决问题。你思考问题透彻、富有逻辑，你相信自己有能力让事情变得更好。你会注意别人是如何做事的，善于借鉴他们的本领，并将其应用到你自己的事情上。你所拥有的这种能力已经帮助你处理了你母亲去世的一些事情，它也将有助于处理你在生活中可能遇到的其他挑战。我想你可以为此感到自豪。我对你这方面的理解正确吗？

凯 莉：我倒没想过这是一件可以为此骄傲的事，但从你讲它的方式，我想这是一件好事。

治 疗 师：你还告诉我，你觉得让自己停下来什么都不做很不舒服。你能再多说说以便帮助我理解你的意思吗？

凯　　莉：好吧，它什么都办不到，不是吗？只是觉得情绪低落，什么都改变不了。

治疗师：有没有你心里的某一部分有时觉得什么都没有在做，或者只是感受自己的感受，不管它们是什么——哀伤或愤怒？

凯　　莉：嗯，是的，但这有什么意义呢？它有什么用？

治疗师：如果你让自己这么做，你想象会发生什么？

凯　　莉：我只会感觉很糟。

治疗师：然后可能会发生什么呢？

凯　　莉：我不知道，我可能会感觉更糟。

治疗师：那你觉得接下来会发生什么？

凯　　莉：（看起来很惊慌/苦恼）我会是个废物，是个失败者。没有人会想和我在一起。

治疗师：能跟我解释一下吗？

凯莉表达了她的一个信念，她认为自己会很无聊，而如果她太悲伤，人们就会避开她。治疗师承认这是一个很重要的点，在完成对"振荡"这个概念的解释后会回到这一点。

治疗师：你可能是对的，凯莉。如果你有一段时间不再积极活跃地行动，那你就可能会注意到痛苦的情绪，因为你没有用活动来分散自己的注意力。但那可能正是你所需要做的，以帮助你度过哀伤。你已经发现，你可以通过保持忙碌来避免痛苦的感觉；但你也注意到，情绪可能会在你不想让它们出现的时候悄悄地出现，比如当你在公共场合的时候。我的建议是，如果你对自己的感受给予一些关注，它就不太可能在其他时候爆发出来。你怎么看？

凯　莉：这和我现在所做的正好相反。

治疗师：有些时候，我们需要积极地处理像丧失这样的困境，而有些时候，我们需要停一停，让自己休息和反思。你在这一面做得非常好。（治疗师指向连续体代表"行动"的那一面。）事实上，你非常熟练。而你一直在回避这一边。（治疗师指向连续体的另一面。）你还没有真正允许自己在悲伤中停留很久。你担心如果这样做，情况会变得更糟。一种选择是去进行实验，去看看这是不是实际发生的情况。你可以在治疗中尝试这个实验，在这里，如果你真的用你的话来说会"崩溃"，你也会是安全的。在治疗之外，你可以尝试短暂的休息，如果觉得自己无法应对发生的事情，你随时可以切换回活动状态。

凯莉对丧失带来的情绪的不适感，意味着她避免与他人谈论自己和别人的感受。这项活动有助于识别出阻碍凯莉获得人际支持的这一障碍。关于情绪的心理教育、挑战对情绪消极信念的认知方法以及正念的结合，提高了凯莉忍受情绪痛苦的能力，进而使她能够与他人交流她的丧失议题。

活动 7.4：定义康复步骤

青少年在治疗中的角色已经在 IPT-A 的初始阶段得到解释，并在中期阶段重新审视和调整。在复杂性哀伤中，这一点可以被扩展为向他们提供具体的心理教育——他们可以做什么以帮助自己调整并适应丧失。

上面讨论过的心理教育模型是帮助青少年识别和理解他们自己及他人的丧失体验。心理教育模型也可以向他们建议一些经历哀伤的方式，尽管仍带有上面提到过的限制性附带条件，即它们不是被规定必须使用的，例如沃登的"哀悼任务"（Worden, 2002）。

临床工具 7.1"丧失后我的任务"和临床工具 7.2"丧失后我能做

的有帮助的事情",旨在让青少年明白他们可以做些什么,来帮助自己调整以适应各种形式的丧失,不仅仅是丧亲,同时也将 IPT-A 的人际关系重点纳入其中。临床工具 7.1 适用于年龄较大或洞察力更强的青少年。临床工具 7.2 是为年龄更小或领悟力较差的青少年设计的。

临床工具 7.1　丧失后我的任务

注意:该临床工具模板应为每位来访者进行个人化设置。

在遭受重大丧失后,我可以通过以下方式帮助自己进行调节:
- 接受丧失已经发生
- 承认我的痛苦,或对丧失的其他反应
- 适应一种新的生活,在此,我所丧失的已经不再存在
- 找到方法以继续被我所丧失的东西滋养,包括回忆
- 与对我来说重要的人分享这些事情,以便他们能够理解:
  - 丧失对我意味着什么
  - 如何最好地支持我
  - 他们如何帮助我完成这五项任务

（改编自 Worden, 2009）

临床工具 7.2　丧失后我能做的有帮助的事情

注意:该临床工具模板应为每位来访者进行个人化设置。

经历丧失后,我可以通过以下方式帮助自己感觉更好:
- 接受丧失已经发生
- 允许自己心情不好,如果这就是我所感受到的
- 保留我的美好回忆
- 与对我来说重要的人谈我的感受和我的需要,以便他们能够理解我
- 在需要时寻求帮助

（改编自 Worden, 2009）

上述提供的示例是通用的临床工具,可用作给来访者的治疗材料。

他们应该为每位来访者进行个人化设计,如图 7.3 中 16 岁的梅(Mei)和图 7.4 中 12 岁的杰克(Jake)。

妈妈去世后,我可以通过以下方式帮助自己:
- 接受母亲去世的事实
- 承认我对母亲去世的痛苦或其他反应
- 适应妈妈不在的生活
- 找到继续被母亲滋养的方法,包括记住她
- 与对我来说重要的人分享这些事情,以便他们能够理解:
  - 妈妈的死对我意味着什么?
  - 如何最好地支持我
  - 他们如何帮助我完成这五项任务

图 7.3　梅的治疗材料:我现在的任务"妈妈去世了"

我搬到了离朋友很远的地方,我可以通过以下方式让自己感觉更好:
- 接受搬家已经发生的现实
- 如果我感觉心情不好,允许自己心情不好
- 保留美好的回忆,与老朋友保持联系,并结交新朋友
- 与对我来说重要的人谈我的感受和我的需要,以便他们能够理解我
- 在我需要帮助的时候寻求帮助

图 7.4　杰克的治疗材料:搬家后我能做的有帮助的事

这样的治疗材料和围绕其内容进行的讨论,可以为青少年揭开治疗的神秘面纱,澄清他们在治疗中的角色,并概括指出他们在治疗之外可以做什么来帮助自己。

压抑性应对方式这一概念,是与图 7.3 和图 7.4 中的第二点相关的一个重要的考虑因素。具有这种应对方式的人倾向于否认他们的情绪困扰,并将他们的注意力从威胁性的信息上移开(如 Derakshan and Eysenck, 1997)。压抑性应对,可以通过在压力下保存认知能力以及保护当事人免受丧亲或创伤的不良情绪后果,来促进一些个体的韧性,但

在其他情况下可能适应不良（如 Bonanno and Mancini, 2008; Parker and McNally, 2008）。认可这种应对方式，挑战了这样一种假设，即宣泄是治愈重大丧失的必要组成部分。在对许多青少年的临床工作中，宣泄都是一个重要的方面，但也许并不是所有人都需要它来适应丧失。不管青少年的应对方式如何，试图鼓励他们聚焦于困难的情绪可能不仅会适得其反，而且可能会被视为对那些具有压抑性应对方式的人的潜在滥用。一个更尊重个体的方法，是协助青少年评估他自己的应对方式。这可能包括：考虑在丧失发生后立即处理丧失的潜在优势和劣势，以及在随后几个月和几年间处理丧失的有效性。一些青少年可能会得出结论：压抑性应对的好处显然超过了其他选择。另一些可能会在丧失的早期看到最大的好处，否则他们可能会感到不堪重负。然而随着时间的推移，他们可能会认识到，探索他们的情绪其实是有益的，尤其是这样他们就可以与他人交流他们的体验。

对于丧失体验非常矛盾的青少年，在解释和探索有关记忆作用的建议时（例如，在临床工具 7.1 和临床工具 7.2 以及图 7.3 和图 7.4 中），需要保持敏锐。例如，如果（与丧失对象的）关系或情况在其他方面是虐待的或消极的，那么一些记忆可能就不是积极的或有益的。矛盾心理是复杂性哀伤反应的一个风险因素，有这些经历的青少年通常需要机会来识别和处理他们的矛盾心理。弗洛伊德（Freud, 1917）在他的论文"哀悼与忧郁"（Mourning and Miscerolia）中指出，当哀伤与被压抑的敌意——针对一个对其怀有矛盾情绪的丧失客体的敌意——有关时，这种哀伤就更有风险发展成为抑郁。

治疗师可以提供具体的例子，来说明如何在治疗中和治疗之外完成这些处理哀伤的任务，以及如何让青少年参与共同选择具体的活动以完成这些任务。

探索、处理和交流丧失的创造性活动

创造性的活动可以促进表达，使那些难以用语言表达自己体验的青少年能够接受治疗并参与其中。它们可能包括绘画、写作、拼贴、缝制、编织、制作篮子、记忆盒、网站设计、音乐、舞蹈、戏剧、其他表演、仪式和纪念活动。

这些活动邀请来访者创造一些具体的东西来代表他的丧失。这要求青少年反思自己的体验，并可能让他在精神、情绪和身体层面参与处理丧失。这些活动将青少年的内在体验外化，这样做可以使其更容易被接受、更容易向他人传达。这些交流活动可以让青少年做好准备，并给他们一些具体的东西来谈论，而不是试图表达一个她可能感到模糊不清的内部世界。外化的过程可以带来领悟和新的视角。以前没有被表达过的情绪内容可能会呈现。

当他们表达和组织那些可能让他们感到困惑和混乱的东西时，这些活动可以带来一种容纳感或舒适感。一些青少年反馈，他们在参加这些活动后感到不那么不知所措了。

和一些青少年工作时，不是必须要使用这些活动。他们可能有能力使用其他治疗过程（例如讨论）来探索在这些活动中处理的主题，如上面提到的米歇尔和马克。治疗师可以提供选择并询问青少年的偏好。

治疗师：我注意到，你觉得谈论你男朋友的去世是一件很难的事。有些人觉得用写或画的方式来表达他们对丧失的感受更容易。我记得你说过你在学校喜欢艺术。我们这里有一些选择。我们可以继续交谈，就像之前一样，这可能需要点时间，没关系的，通常都是这样；或者我想知道你是否更喜欢做一些像艺术或拼贴之类的事情？

总体来说，创造性活动可以帮助青少年：

- 为他们的丧失创造一个象征性的表达/代表
- 识别并表达他们对丧失的感受和想法
- 发展新视角和洞察力
- 与他人沟通丧失
- 发展与丧失相关的意义感
- 获得一种控制感和自主感*（sense of agency）

在治疗中使用经验性和创造性活动的原则

在治疗中使用经验性和创造性活动的关键原则总结如下。其中一些原则将在下面的讨论中进一步阐述。

- 解释活动的基本原理。治疗师对话的例子见下文。对大多数青少年来说，简短的解释就足够了。焦虑的来访者可能需要一些安慰——例如，这个活动里面没有对错之分，只是实验。你可以先用铅笔或蜡笔随便画画，看看会出现什么。
- 强调选择。明确这些活动是可选择而非强制性的，青少年有选择权——例如，"你可以选择你关注什么，以及告诉我多少有关你创作的内容。如果你希望，你可以给自己保留一些私人的内容不公开。如果你愿意，你可以在手机上做。"
- 减少尴尬，培养自我导向。例如，"有些人喜欢在不被注视的情况下做事。你画画的时候，我会在我的桌子上做一些事情。这样你就不会觉得自己过于受关注了。大约十分钟后我会来问你，当然你准备好和我谈的时候，随时告诉我就好。"
- 在提供解释时保持谨慎，尤其是因为你通常是在猜测——例如，"请告诉我这对你意味着什么，或者创作它是什么感觉"。
- 与重要他人建立沟通。例如，"你还想和谁分享这个？"

---

* 自主感是指对行动及其后果的控制感。——译者注

- 促进安全，包括考虑到青少年与他人谈论活动时的安全——例如，"你想要与你的男朋友讨论这个，这太好了。让我们想想你希望他如何回应，以及你如何能增加这种情况发生的可能性。"
- 在邀请来访者进行活动之前，亲自体验这些活动。这将使你能更深入地洞察活动的潜在力量、影响和细微差别。

活动 7.5：画出丧失

绘画活动可以是很宽泛的，如：画一个简单的邀请函来代表丧失。或者，活动可以聚焦在丧失的具体方面。例如，体现一段对已经失去的人或物的特定记忆。前者可能在中期阶段的早期特别有帮助；而后者可以帮助探索已经出现的特别重要或有问题的丧失内容。邀请创作关于丧失的绘画可以如下进行。

治疗师：乔（Joe），我们谈到过绘画可能会有帮助，你也提过你愿意试一试。我想邀请你现在来试着画一画。你能画一些东西来代表远离了你的朋友吗？它可以是任何东西。它可能是一个特定的记忆或更一般化的东西。有时人们对绘画感到紧张或难为情。也许他们觉得自己不擅长画画，或者担心出错。但其实这没有对错之分。无论画什么，都可能是有益的。它可以是现实的表达，也可以是抽象的、象征性的。它可能是随机的线条或模糊的颜色。无论画什么都很好。

邀请来访者思考与丧失有关的愿望，并在纸上表达这些愿望，可能是触及尚未表达的丧失内容的有效方式。这可能包括一些情绪，比如后悔和负罪感。它还可能引发对公平和丧失意义的信念。

治疗师：我想邀请你画三个与你奶奶去世有关的愿望。关于愿望，要说的一点是，它们可以包括日常现实中不可能发生的事情。正如我所说的，这些活动没有对错之分。不管你想出什么都很好。你对我的建议有什么想问的吗？

对于一些青少年来说，像这样一个简单的邀请，他们就能够开始进行这项活动。如果治疗师了解青少年与这项活动有关的信息，可以做更加个性化的介绍。其他青少年，比如21岁的凯莉（上文提到过），更愿意在参与活动之前先了解这项活动的基本原理。凯莉非常聪明，因此，治疗师在此选择的语言可能不适合不太感兴趣或不太聪慧敏锐的年轻人。

治疗师：你很擅长逻辑思考，这在很多情况下对你很有帮助。然而，我们的理性思考可能会支配和排挤其他的存在方式，阻碍我们的情绪、想象或创造。但给这些东西一些空间，可以帮助我们更多地理解自己。例如，我们的理性思维告诉我们，我们的体验中可能有一些部分是不可接受的、愚蠢的、令人尴尬的、幼稚的或自私的。然而，这些方面对于理解我们需要什么以及适应丧失可能是非常重要的。思考与丧失有关的愿望，可以帮助我们挖掘感受和其他反应。我想邀请你画一些与你妈妈有关的愿望。记住，愿望不必是理性的，甚至不一定是能够真正实现的。

活动 7.6：写下丧失

写作是另一种将丧失的体验进行外化的方式，以促进探索和表达，并获得新的视角和洞察。治疗师可以邀请青少年在治疗期间或作为日记在治疗之外写下有关自己的丧失的内容。

与其他创造性活动一样，一些青少年可能会犹豫不决，并担心没有理解活动对他们的要求或担心自己会出错。治疗师可以给予安慰和保证，同时提出一些触发性的问题可能会帮助青少年开始进行活动。

> **治疗师**：没有对错之分，我们的目标也不是创作完美的文学作品。你可以试着把文字写在纸上，看看会出现什么。它可以是一封信、电子邮件、文本、一个故事、童话、简单的要点或纸上随机的单词。你不需要担心拼写或标点。有些人觉得回想一段特定的记忆和当时发生的事情是有帮助的。

与在屏幕上打字相比，在页面上书写是一种不同的触觉和运动感觉体验。两者都可能对治疗有益。与艺术作品一样，你也可以将文字扫描或拍成照片，用数字化的方式存储起来。

在经过一段适当的写作时间后，来访者可能会被邀请谈论他的体验。邀请青少年大声朗读他的作品，可以增加一个强有力的维度。为写下的文字发出声音，与在页面或屏幕上表达它们相比，可能是一种截然不同的体验。写作可能是这个青少年第一次用文字表达自己的经历。大声朗读可能是他第一次为自己的感受和想法发出声音。这种附加的表达维度，说出他的体验，而不是只是把无声的文字写在纸上，可能既在强度上又在多样性上放大青少年的情感，并显著地推动他理解和处理他对丧失的反应。如果青少年似乎对此感到畏惧，那么只读出自己文字的一部分，他可能会觉得更容易些。

治疗师可以指导青少年如何完成这项朗读的任务。

> **治疗师**：当你阅读的时候，我希望你不时地抬起头看看我，注意到我在这里，我在听你说话。你可以和我进行眼神交流，如果这样做让你感到舒适，然后你可以继续读。

以活动为基础的治疗的一个关键部分，是邀请来访者反思自己的活动体验。在 IPT-A 中，治疗师要特别注意到一些因素，它们可能会影响青少年向他人传达自己体验的能力。反思可以通过正念的方法来指导，就像阿黛拉（Adela）案例中的情况。当阿黛拉大声朗读时，治疗师注意到她在与治疗师眼神交流时感到不自在，每当她这样做时，她的声音和面部表情都表明她正在强忍着眼泪。治疗师回顾了阿黛拉的经历，并尝试帮助她理解这种动力可能会如何影响她的症状和她与他人交谈的能力。需要注意的是，治疗师在之前的治疗中引入了一些正念的方法来帮助阿黛拉识别情绪，所以她已经熟悉了这种方法。

治 疗 师：当你大声朗读时，关于你自己的体验，你注意到了什么？

阿 黛 拉：真的很难。

治 疗 师：最难的是什么？

阿 黛 拉：看着你。

治 疗 师：当你看着我的时候，你注意到发生了什么？

阿 黛 拉：这些话很难说出口。

治 疗 师：你事实上体验到了什么？你有没有注意到你身体里的任何想法、感觉或知觉？

阿 黛 拉：我的声音开始发颤。我感到有点不舒服。

通过进一步探索她的体验，阿黛拉能够识别出，大声朗读和看着治疗师会加剧她悲伤和恐惧的感觉。治疗师问她觉得自己是因为什么而恐惧，这促使她识别出了几个与她哭泣有关的不适的来源，包括一个她之前没有明确表达过的担忧，即如果她开始哭泣，她会不知所措、她可能无法停止哭泣，以及，别人会对她做出负面的评价。这为治疗师提供了一个有用的提示，要就情绪在丧失中的作用为阿黛拉提供进一步的心理教育，以解决阿黛拉的压抑和情绪调节的问题，并去探讨阿黛拉对他人负面评价的恐惧。

在讨论了青少年对活动的体验之后，如上所示，治疗师探讨了青少年还与谁讨论了这些议题，以及她想与谁交流这些事情。

总　结

依恋需求在遭受重大丧失时会受到挑战。作为治疗师，我们的任务是协助我们的来访者找到方法，来满足他们在丧失所带来的情境变化中对亲密和支持的需求。这可能包括在现有的关系中重新建立或加深联结，或者发展新的关系。许多青少年需要一些心理教育，以便能够识别和表达他们对丧失的反应，并有效地向他人传达他们的体验。此外，青少年可以通过他们对已经丧失的人、事或自我的某些方面的记忆继续获得滋养。他们可能需要鼓励才能这样做，一些青少年需要积极地加强他们的记忆。幸运的是，有很多方法可以做到这一点，包括与治疗师讨论；与重要他人交流；以及使用创造性活动，包括本章中讨论的活动内容。

参考文献

American Psychiatric Association. (2013). *Diagnostic and statistical manual of mental disorders (5th edition)*. Arlington, VA: American Psychiatric Publishing.

Attig, T. (2011). *How we grieve: Relearning the world (Revised edition)*. New York: Oxford University Press.

Attig, T. (2000). *The heart of grief: Death and the search for lasting love*. New York: Oxford University Press.

Bonanno, G., & Mancini, A. (2008). The human capacity to thrive in the face of potential trauma. *Pediatrics, 121*, 369-375.

Bowlby, J., & Parkes, C. (1970). Separation and loss within the family. In E. J. Anthony & C. Koupernik (Eds.). *The child and his family.* New York: Wiley, 167-216.

Derakshan, N., & Eysenck, M. (1997). Repression and repressors: Theoretical and experimental approaches. *European Psychologist, 2,* 235-246.

Freud, S. (1917). *Mourning and melancholia. The Standard Edition of the Complete Psychological Works of Sigmund Freud, Volume XIV (1914-1916): On the History of the Psycho-Analytic Movement, Papers on Metapsychology and Other Works,* 237-258.

Hillin, A. (2012). *Grief, loss, transition and change: creative ways of working with children, adolescents and adults workshop handbook.* Sydney, Australia: Anthony Hillin.

Klass, D., Silverman, P., & Nickman, S. (1996). *Continuing bonds: New understandings of grief.* Philadelphia, PA: Taylor & Francis.

Konigsberg, R. (2011). *The truth about grief: The myth of its five stages and the new science of loss.* New York: Simon & Schuster.

Kübler-Ross, E. (1969). *On death and dying.* New York: Macmillan.

Kübler-Ross, E., & Kessler, D. (2014). *On grief and grieving: finding the meaning of grief through the five stages of loss.* New York: Scribner.

Mares, S. (2016). The mental health of children and parents detained on Christmas Island: Secondary analysis of an Australian human rights commission data set. *Health and Human Rights Journal, 18,* 219-232.

Mufson, L., Dorta, K., Moreau, D., & Weissman, M. (2004). *Interpersonal psychotherapy for depressed adolescents (2nd ed.).* New York: The Guilford Press.

Neimeyer, R. (2001). *Meaning, reconstruction and the experience of loss.* Washington, DC: American Psychological Association.

National Institute of Clinical Excellence (NICE). (2017). *Depression in children and young people: identification and management*. London: National Institute for Health and Care Excellence.

Parker, H., & McNally, R. (2008). Repressive coping, emotional adjustment, and cognition in people who have lost loved ones to suicide. *Suicide and Life-Threatening Behaviour, 38*, 676-687.

Rando, T. (1993). *Treatment of complicated mourning*. Champaign, Illinois: Research Press.

Stroebe, M., & Schut, H. (1999). The dual process model of coping with bereavement: rationale and description, *Death Studies, 23,* 197-224.

Stuart, S., & Robertson, M. (2012). *Interpersonal psychotherapy: A clinician's guide (2nd ed.)*. London: Arnold.

Tonkin, L. (1996). Growing around grief—another way of looking at grief and recovery, *Bereavement Care, 15*(1), 10.

Worden, J. (2009). *Grief counselling and grief therapy: A handbook for the mental health practitioner (4th Ed.)*. New York: Springer Publishing Company.

Wynne-Jones, M., Hillin, A., Byers, D., Stanley, D., Edwige, V., & Brideson, T. (2016). *Aboriginal grief and loss*: A review of the literature. Australian Indigenous HealthInfoNet.

第八章
人际冲突

介 绍

如果青少年认为，冲突阻碍了他们满足对自己幸福感至关重要的需求，那么（这个冲突）对心理健康的负面影响就可能是深远的。当冲突发生在重要关系中时，尤其如此（如 Allen et al., 2006）。此外，如果青少年相信以满足其需求的方式解决冲突的可能性很小时，可能就会产生深刻的无助感和绝望感。如果在这种青少年视为对其幸福感来说不可或缺的议题上，他们对于改变可能性的信念是消极的，那么这种消极信念就可能会变得根深蒂固，并可能成为支配青少年对自己及自己的生活更普遍的看法。痛苦和抑郁可能被触发或加重。

治疗师要挑战这种绝望感，以使来访者相信改变是可能的。这可以通过更好地理解当前关系中的沟通模式、识别应对冲突的替代方案，以及发展社交技能和在现实生活情境中使用这些技能所必需的信心来得到实现。

在人际冲突中，来访者的依恋需求将发挥作用。治疗师通过进入过渡性依恋对象的角色来应对这些需求。青少年的依恋类型，可能既会对他在冲突中的行为方式也会对他对治疗的反应方式产生显著影响。

处理人际冲突，对来访者和治疗师双方都是一项具有挑战性的工作，但它们也可以为改变提供独特的机会。由重大冲突所产生的危机，可能会使青少年和他们的重要他人以在其他情况下不太可能接触的方式接受治疗。在学习如何应对当前冲突的过程中，来访者可以获得为未来逆境提供心理韧性的终身技能。

本章描述了人际冲突这一问题领域；勾勒了针对冲突工作的目的和目标；讨论了对该问题领域特别有帮助的三种技术：冲突曲线、冲突解决方式和冲突图。

我们对阿德米尔的案例做了较为详细的描述，以说明解决冲突的多个阶段和多种策略。其他简短的案例展示了问题领域的范围和可以使用的技术范围。

确定人际冲突的问题领域

导致青少年抑郁和其他精神障碍的冲突，往往发生在与他们身边的权威人物之间。对于青少年来说，通常是父母、照顾者或其他家庭成员，也可能包括教师、体育教练、雇主或经理等。青少年的冲突往往直接涉及与父母的规范冲突。例如，13岁的简（Jan），专注型依恋，因父母要求她晚上9点前回家而产生焦虑症状。简的朋友们被允许在外面待到更晚。简认为，这个规定不仅对她不公平，更重要的是，它威胁到了她在朋友圈中的成员资格。她觉得这个规定令她被排除在那些有关她没有参加过的活动的谈话之外，她担心朋友圈会把她抛弃。她认为父母很固执，没有兴趣理解这个问题对她有多重要。我们将在本章后面更详细地讨论简和她父母之间的冲突。

当冲突中不存在像成年人和青少年间这种隐含的权力差异，比如冲突发生在朋友或情侣之间，也可能导致抑郁或其他疾病。例如，20岁的特蕾西，同样也显示出专注型依恋风格。她和她的男朋友已经交往四年。最近几个月，她越来越感到不安，因为她认为男友在与其他女孩调情，包括当他们一起与朋友外出时。特蕾西说，她尝试与男友谈起自己的感受时，总是会发生争吵。因此，对于改变，她变得非常悲观。她因为男友的行为而感到愤怒、悲伤、尴尬和感到羞辱。但她对结束这段关系感到害怕，她认为他们共同的朋友会站在男友那一边，她会被社交圈孤立。特蕾西越来越觉得自己被困在一个没有希望改变的败局中，这与她抑郁症的发作恰好同时发生。

有时，冲突中的另一方并不理解这个议题对青少年的重要性，也不理解冲突对他的所有影响。这可能是因为青少年没有有效地解释他的需求和感受。在这种情况下，提高青少年就冲突议题有效表达其需求的能力，可能会为当前冲突及青少年的症状带来显著改变。培养青少年的沟通能力，也有可能改善双方对关系的感受，并为在其他关系中更有效的沟通创造可能性。

将关系中有差异和分歧的议题正常化，并教授解决冲突的技巧，能够帮助消除无助感和绝望感——它们是抑郁症不可或缺的组成部分。IPT-A 的核心是促进青少年的主导感和自信心，相信自己能够在关系中创造改变。正如第三章中所提到的，通过提高个人能力来建立一种主导感，对于像简和特蕾西这样专注型依恋风格的来访者来说尤为重要。学习处理冲突的新方法有助于双方意识到，他们都可以影响重要关系的结局。特蕾西学到，将自己的需求传达给男友并了解男友在这段关系中的需求，使他们能够找出令双方都满意的安排。即使冲突的另一方不会改变，青少年也可以改变自己，包括自己的行为和观点，这转而又可以改变冲突。对任何青少年来说，增强自己改变现状的能力感都很重要，因为它挑战了抑郁症中普遍存在的绝望感和个人能力不足感。

冲突的另一方可能不会以满足青少年所有需求的方式去回应青少年改变冲突的尝试。然而，来访者的一些需求可能得到满足，这就可能足以改变他们的情绪和看法。其他人可能以消极的方式做出回应，这种可能性应该被预料到并在治疗中主动讨论，以便来访者为这种可能出现的结果做好准备。

青少年人际冲突的性质

"年轻人被天性所点燃,就像醉汉被酒点燃。"

——亚里士多德(Aristotle)

对青春期的理解和对青少年的期望,不同文化间最明显的差异,可能莫过于体现在年轻人与成年人,尤其是与父母间的冲突中。

霍尔(Hall, 1904)将青春期的概念引入心理学文献。他和其他人将青春期描述为"大动荡(storm and stress)"时期,这一观点在一些西方文化中被广泛接受。在这些文化中许多人认为,青少年和成年人之间发生某种程度的冲突是正常的,尽管常常会让当事人感到不安,但这种冲突通常都会过去,因此不会引起太大担忧;与父母和其他权威人物的冲突,可能被视为个体化和走向独立的标志——在这种文化视角中,作为青少年健康发展轨迹的标志,这通常是受欢迎的(Arnett, 1999)。

其他文化可能对青少年的发展结果有着完全不同的期待。增加的独立性和与家庭分离会引起人们的警觉(Lam, 1997)。当青少年进入青春期,人们可能会期待他们对成年人产生一种尊重甚至崇敬的感觉,同时伴随着不断增加的家庭承诺和责任感。在这种文化背景下,人们对青少年和成年人之间的冲突可能会有着(与其他文化)完全不同的看法。

青少年与父母间的"正常"冲突

尽管人们认为青春期可能是与权威人物(尤其是父母)发生冲突的时期,但大多数青少年只会与父母和其他人发生轻微冲突(如Hadiwijaya, 2017)。对于那些确实经历过重大冲突的人来说,这种冲突对于青少年与父母的关系是适应性的(Branje, 2018)。

当青少年与父母之间的冲突出现时，这往往反映出其潜在动机上的差异。一方面，家长通常是关注孩子的安全和他们要承担的风险。然而另一方面，个体化这一青春期发展要务往往会促使青少年寻求独立和突破界限。

家庭可以是青少年进行分离和个体化过程的安全环境。冲突可以为青少年提供一个机会，学习重要的社交技能和获得对自己及他人的深入了解。然而，冲突会给直接涉及其中的人和整个家庭带来痛苦。为了减少和应对压力，父母和青少年要面临的任务是，在保持适当界限和限制与及时放松限制之间取得平衡。

破坏性冲突

根据定义，作为 IPT-A 中的一个问题领域，人际冲突被视为破坏性冲突。它们与我们认为属于正常水平冲突之间的区别在于，所造成的痛苦程度、频率、持续时间以及对青少年和参与其中的人所造成的功能影响不同。它们可能是令人不愉快的、反复发生的，涉及愤怒的交流，并涉及一个以上的议题。此外，冲突可能以抑制和退缩为特点，这也可能是破坏性的。当找不到可行的解决方案时，损害往往会加剧；而卷入冲突的人会对这段关系变得越来越不满。然后，他们可能会开始质疑对方的动机，并开始相信对方对于理解或尊重自己的关切并不感兴趣。

IPT-A 关注的是与青少年抑郁障碍或其他疾病的发作和维持相关的冲突。如果一个冲突与青少年的症状无关，由于 IPT-A 的时限性，它就不会成为治疗的重点。

破坏性冲突的这些特点（弥散、尖锐和未解）为评估这一问题领域提供了有用的探索领域。

七个步骤

图 8.1 概述了 IPT-A 针对人际冲突工作的七个阶段，并在下面进行了讨论。

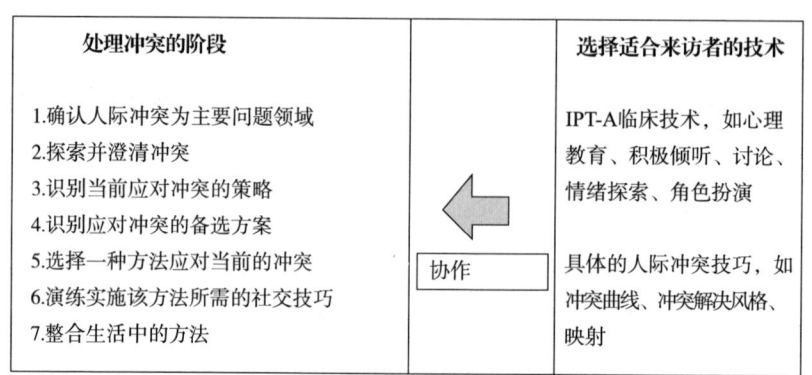

图 8.1 针对人际冲突工作的七个阶段

评估人际冲突

确认人际冲突为主要问题领域

治疗师将在 IPT-A 的整体评估和初始阶段检查反复出现的冲突。如上所述，仅仅存在冲突不足以证实这是主要的问题领域。

在评估冲突时，观察青少年与他人之间的互动可能特别有用，包括冲突如何产生，是否以及如何升级或解决。当冲突的其他各方不在治疗中时，治疗师必须依靠从来访者和其他知情人那里收集信息来做出判断。当然，这些叙述可能并不公正。尽管如此，这些信息仍可能有助于拼凑出对冲突的理解。

人际关系清单提供了一个理想的机会来帮助治疗师识别问题。例如，在亲密圈活动中，治疗师邀请来访者谈论自己在任何关系中的冲突。如果冲突被识别出来，治疗师会探讨冲突所造成痛苦的程度，以及来访者和其他人尝试沟通或处理分歧的方式。这通常包括询问具体的例子和最近的人际事件（见第四章）。以一个冲突为例，对其进行较为详细的探究，可以找到有关来访者对自己和他人的需求的洞察力与理解水平，以及他们现有的沟通技巧的信息。

这些信息，结合时间线的使用（见第五章），将有助于识别人际冲突是不是与抑郁症或其他疾病的发作相关的主要问题领域。其他指向这一问题区域的线索如下：

- 在抑郁症或其他精神障碍发作前存在冲突
- 来访者认为冲突对其重要需求产生了重大负面影响
- 在多种关系中反复出现一种人际冲突模式
- 来访者对于解决冲突和满足其需求感到绝望或无助

在第六章中讨论了与来访者合作共同确定问题领域的好处，以及当一个以上的问题领域与疾病相关时应该如何做。

在中期阶段的开始，治疗师会先弄清来访者发展或保留了多少从初始阶段获得的关于问题领域的了解，以及为什么这是他们即将开始的治疗工作的核心。这里的例子是治疗师与16岁的阿德米尔的对话，他表现出安全型依恋风格。本章分段讨论了阿德米尔的案例，来说明处理冲突的许多阶段和策略。图 8.2 总结了从阿德米尔的整体评估中获得的信息。阿德米尔的时间线显示，在抑郁症发作之前，他与母亲的冲突显著升级。

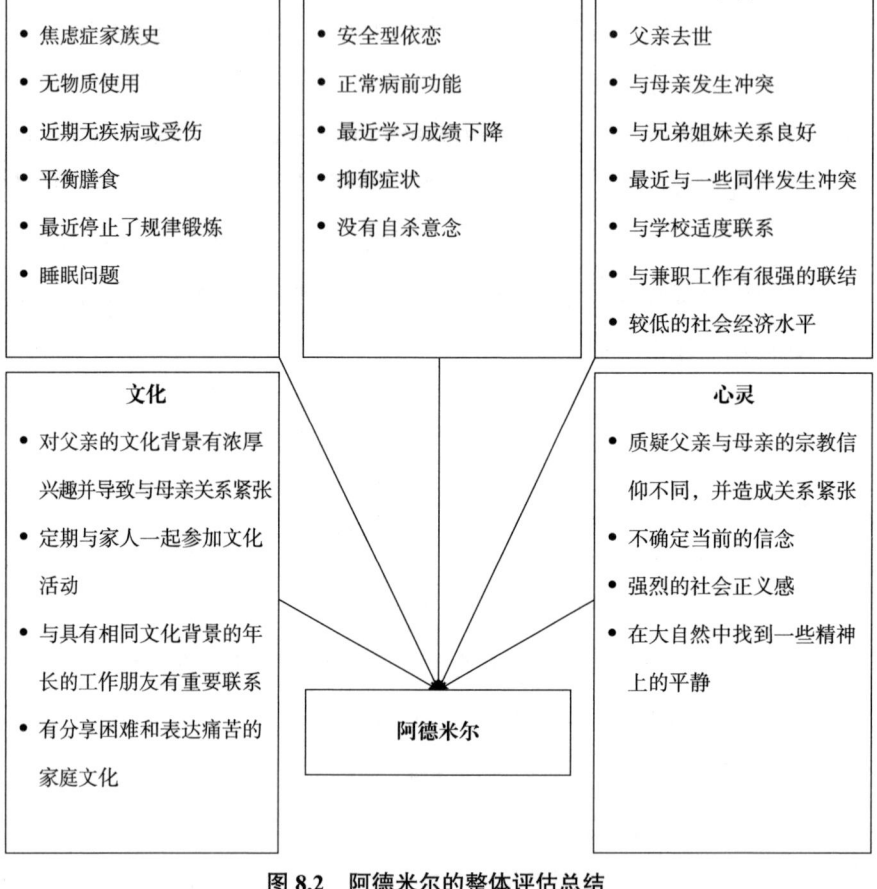

图 8.2 阿德米尔的整体评估总结

治疗师：很高兴再次见到你，阿德米尔。如你所知，这是我们的第五次会谈，通常情况下，在今天之后我们还会有 7 次会谈。我一会儿会问问你这周过得怎么样，不过首先，让我们先来回顾一下上周。你能告诉我，从上次的治疗中你还记得什么吗？这不是考试。只是去了解在你看来什么是有意义的或重要的，这对我非常有帮助。

阿德米尔：我们谈到了和妈妈的争吵，你还问了我一些其他的事情，比如我是否有什么大的变化或丧失。

治 疗 师：是的，你还记得我说过为什么这很重要吗？

阿德米尔：记得，当我们做时间线的时候，它显示在我变得情绪低落之前，我和妈妈的争吵变得更严重了。

治 疗 师：知道这些，如何帮我们前进呢？

阿德米尔：你说如果我们能解决和妈妈的冲突，我的抑郁症就会好转。

治 疗 师：在上次会谈中你似乎同意这个逻辑。现在过去一个星期了，你还这样认为吗？

阿德米尔：我想是的。

阿德米尔的回应说明他已经掌握了这个概念，即他与母亲的冲突是他抑郁症的核心，并且他仍然葆有这种理解。但他理解聚焦于这一问题领域进行治疗的原理。如果阿德米尔理解了 IPT-A 的这些关键概念，他的治疗师就可以直接着手处理冲突。但如果阿德米尔显示出没有理解这些内容，那么在着手针对问题领域进行工作之前，就需要进一步的心理教育。

探讨并澄清冲突

显然，治疗师需要对冲突有很好的理解，才能帮助青少年解决冲突。此外，澄清冲突的过程可以增加青少年对自身需求的洞察力和理解。这可能会在很大程度上帮助青少年找到解决冲突的办法或策略。

获取以下信息有助于确认该问题领域、了解如何最好地解决冲突。

- 哪些问题上存在冲突？
- 谁涉及其中？
- 冲突更多是由来访者还是由其他人引起的？
- 对所涉及的每个人，有什么关系期望？（期望是否现实并相互兼容？）

- 冲突是不是多个关系中反复出现的主题？
- 对冲突的反应是什么（包括来访者和另一方的认知、情感和人际行为）？（冲突是否造成重大困扰？是否对改变感到无望？）
- 冲突最令人痛苦的是什么？
- 冲突的发展轨迹是什么？（是变得更糟、保持不变还是有所改善？）
- 什么有助于冲突，什么使冲突恶化（包括来访者或另一方的内部因素，以及压力源等外部因素）？
- 哪些具体变化是青少年和冲突中的其他人所希望看到的？
- 每个人对冲突中的其他人有多少深入了解？
- 各方在应对冲突时使用了哪些现有的策略和技能？

治疗师邀请青少年讲述他们关于冲突的故事，并对青少年解释，只有当我们很好地了解冲突和牵涉其中的每个人的需求时，我们将最有能力找到有效的解决方案。

关键是要识别出青少年的沟通可能导致冲突的具体方式。误解的常见模式包括，青少年不明确地说出来自己的需求，但期望对方能够理解他们的需求。其他的例子比如是，青少年以带有敌意的方式引发争吵，或者他不自觉地使用了模棱两可的方式进行沟通，使他人很容易误解，其结果就是，当对方不理解或没有以他认为自己明确要求的方式进行回应时，他就会感到沮丧和愤怒。

一些青少年很少意识到自己对冲突的情绪反应，或者缺乏交流感受的能力。当这些动力发挥相互作用时，治疗师协助青少年识别并表达他的反应，其中可能包括悲伤、愤怒、失望、无奈和绝望的感觉，尤其是当冲突长期存在且他们看不到改变的希望时。

第四章中概述的技术，可用于探讨和澄清冲突。此外，如下所述，一些具体的解决冲突技术可以帮助到青少年。

识别冲突议题和重要关系

当冲突是青少年反复出现的主题，而不是孤立存在于一种关系中时，冲突很可能（至少部分）是由青少年造成的。或者是他对这段关系的期望不切实际，或者是他缺乏解决冲突的技巧。

如果阿德米尔只是经历与母亲的冲突，那么这场冲突可以说更多的是与他的母亲有关，而不是阿德米尔。然而，进一步的评估发现，他在学校里也与一些男同学发生冲突，这表明问题可能（至少部分地）出在他身上。

在确定与母亲的冲突是导致阿德米尔最大痛苦的原因（与他和同龄人的冲突相比）后，治疗师探讨了出现在他与母亲冲突中的议题。阿德米尔之前曾提到过，他的母亲在个人卫生和家庭作业方面"唠叨"他。

他透露了与母亲的另一个冲突。他觉得他的母亲一直在否认他父亲的文化和宗教背景，并希望他只认同她的传统。阿德米尔的父母曾是来自战区的难民。他们来自战争冲突中相互对立的团体——来自不同的宗教和文化背景。他的父母来到安全之地之后，阿德米尔出生了。在他12岁的时候，他的父亲死于一场交通事故。

治疗师会探讨，冲突的哪些方面对青少年来说是最痛苦的。这不仅为治疗师提供了一个加深理解和检验假设的机会，同时也鼓励青少年反思自己的内心世界，并能够为青少年识别他们可能没有充分意识到的需求和情绪铺平道路。对一些青少年来说，这将是协助他们应对或解决冲突的一个关键方面，因为无意识的情绪和需求会抑制冲突的解决。

起初，阿德米尔认为，冲突的长期性以及他母亲在争吵时常常哭泣是这段经历中最令他感到痛苦的部分。在治疗师进一步询问后，阿德米尔才表示，他的母亲对理解他的需求或感受明显缺乏兴趣，这让他感到生气。他将他的母亲描述为拒绝讨论或承认他拥有的不仅仅是她的"精神遗产"。

治 疗 师：你和母亲的争吵最让你心烦的是什么？

阿德米尔：当我试着谈论这件事时，她要么无视我，要么变得歇斯底里。

治 疗 师：你能给我举个例子，说说你所说的歇斯底里是什么意思吗？

阿德米尔：她哭，然后继续对我说我不明白。但她不会告诉我到底我有什么不明白。

治 疗 师：那对你来说是什么感觉？

阿德米尔：我讨厌它。

治 疗 师：你能跟我再多说说关于这一点吗？

阿德米尔：我也不清楚。所有的一切。我讨厌争吵，然后当我问起爸爸的时候，她也不说话。她知道他对我很重要，但好像她就是不在乎。

在这一点上，治疗师为阿德米尔提供了一个总结和一些简短的心理教育，来鼓励阿德米尔，给予其希望和一种前进的方向感。

治 疗 师：阿德米尔，我想回顾一下我们在上次会谈中谈到的一些事情。我认为它们与我们下一步的前进方向有关。

- 在关系中，某种程度的冲突可能是不可避免的。
- 许多人觉得冲突很难解决或很不舒服。他们觉得不确定如何处理它，也觉得自己处理不好。
- 当冲突持续很长一段时间，而且是关于重要的议题和重要的人时，当它感觉被卡住了时，就像它令你感受到的，就会导致人们对于它是否能改变感到绝望，而这足以造成抑郁。正如我提到的，这就是我猜想正发生在你身上的事情。

你认为这符合你的情况吗？

阿德米尔：我想是的。我认为她不会改变。

治 疗 师：好消息是，有一些处理冲突的方法可以最大限度地减少困难，而且这些技能是可以学习的。如果你愿意，这就是我建议我们在接下来的几周里关注的重点。这样你就会有一些方法来处理冲突，它就不会对你和你母亲产生这样的负面影响。虽然这并不一定意味着一切会完全按照你的方式进展，或者，你母亲也可能根本不会改变。但令人感到充满希望的是，你会开始看到，你有一些关于如何处理冲突的新选择。也许，当你改变与母亲相处的方式时，她也会开始改变回应你的方式。这听起来怎么样？

阿德米尔：好吧，我想听听你认为我还能做些什么，但我认为她不会改变。

确定冲突是由来访者还是其他人引起

确定哪些因素和哪些人促成了冲突，对于治疗获得最大效益至关重要。例如，如果青少年的行为、沟通方式或期望看起来至少部分地促成了冲突，那么这些问题是可以解决的。然而，如果冲突似乎主要是由另一方造成，则需要采取不同的方法。治疗将探讨另一个人是否准备好做出改变。如果那个人不愿意或不能够改变，与青少年的工作就可能需要聚焦于帮助他应对冲突，以最大限度地减少他的痛苦，并通过其他关系来满足他未得到满足的需求。确定冲突更多的是由青少年还是由其他人造成，并不是要分配责任或指责谁，而是要找出造成冲突的因素，并了解如何最好地处理这些问题。

探索他人的期望

期望的不匹配，是冲突的常见原因。如果青少年或其他人在这段关系中的期望看起来不现实，这暗示了治疗的方向。调整预期可能足以改变冲突。

如上文所述，在阿德米尔的个案中，他与母亲的冲突存在于三个方面：个人卫生、学校作业以及文化和宗教精神遗产。在个人卫生方面，阿德米尔和他母亲的期望有很大差异。阿德米尔觉得一天洗一次澡就足够了。他的母亲经常要他一天洗三次甚至四次澡，他觉得这不合理。家庭作业方面，阿德米尔和母亲都认为家庭作业是重要的，在这一点上他和母亲并没有不同的期待。然而，阿德米尔在家里和学校都很难集中注意力。他担心自己在学习任务中落后了。他怨恨他的母亲似乎只是想批评他，或者用他的话说，"唠叨"他。关于他的精神遗产，阿德米尔对他母亲的期望是，希望她承认他父亲的背景，以及允许他讨论和探索这一精神遗产并认同其中的某些方面。

治疗师：阿德米尔，你想让母亲能更多地理解你在做功课时感觉难以集中注意力；你还想让她承认你父亲的背景，并讨论你的这部分精神遗产，因为你觉得这是你的一部分。你能多说一点，让我了解更多的细节吗？例如，如果你母亲真的这样做了，会发生什么变化？她会有什么不同的做法或说法？她可能如何向你展示她在尝试理解你的感受？

至少从表面上来看，对于一个16岁的男孩来说，阿德米尔对母亲的期望显得合理且恰当。从可实现的意义上看，它们是否现实是另一回事。他的期望得到满足的可能性，显然取决于他的母亲，这将在本章后面讨论。

冲突是反复出现的主题吗？

如果青少年只与一个人发生冲突，这可能说明这个人的问题多于来访者的问题。然而，如果青少年与许多人发生冲突，则更有可能是来访者有不切实际的期望和/或缺乏洞察力及解决冲突的技巧。同样，这可以为治疗提供一个有用的方向：调整期望，提高洞察力，发展解决冲突的技能。

针对冲突进行工作，需要治疗师从多个角度考虑问题。青少年的视角虽然是治疗的核心，但也必须放在更广泛的背景下加以理解。事实上，治疗师的部分职责是协助来访者考虑对方的视角。这可以通过讨论（如下讨论的简的案例）、角色扮演和空椅子技术来实现。当青少年和成年人有足够的时间去讨论自己的观点，并且当治疗师对他们的观点表现出理解和共情，他们通常都更容易接受和考虑他人的观点。治疗师通过总结、解释、不评判和全神贯注，来进入一个有理解力的成年人角色（一个过渡性依恋对象）。以这种方式，阿德米尔感受到被治疗师理解，虽然不是他母亲的。被理解的感觉，是他康复的重要部分。

当冲突无法解决时

有时，冲突的另一方可能不愿意或无力改变他们的行为。尽管青少年和治疗师尽了最大努力，但冲突可能仍然无法解决。如果冲突的对象是青少年所依赖的人，或者对他们来说是权威的、有影响力的人，如父母、照顾者或教师，那么这种关系可能必须继续下去。然而，青少年所希望的关系已经丧失，取而代之的是一种新的关系——往往是青少年曾经拥有或想要拥有的关系的空壳。这种新的关系可能会变得很表面化，青少年不会透露对他来说很重要的信息，他只是通过表面的互动来度过每一天。在这种情况下，治疗师可能需要协助青少年哀悼他所失去的关系，并找到其他有益的关系。在阿德米尔的案例中，这可能涉及加深他与姐姐和姐夫的联结。本章稍后将讨论父母和其他人在冲突中的作用。

在结束探索和澄清这一问题领域时，治疗师应该已经识别出了以下内容。

- 冲突所涉及的议题
- 谁卷入了冲突
- 冲突对牵涉其中的人的影响，包括痛苦和损害程度
- 反复出现的有问题的沟通模式
- 关系中不现实和不对等的期望

与 IPT-A 中的许多事情一样，关于最初要聚焦于哪个冲突进行工作的实际决定，通常不如与来访者合作来达成这一决定的过程本身重要。来访者所发展的能力将被推广到其他冲突，且有可能被推广到其他问题领域，以使来访者在应对社交问题时变得更有信心和能力。泛化学习是巩固阶段的核心重点（见第十一章和第十二章）。

冲突曲线和冲突图，是许多青少年觉得对于探索和澄清冲突非常有帮助的具体技术。冲突曲线会在这里进行讨论，冲突图将在本章后面的步骤 7 中讨论，因为它对生成解决方案特别有帮助。

人际冲突技术 1：冲突曲线

人际冲突的激烈程度可能各不相同，而冲突的激烈程度可能是决定冲突处理策略选择的一个重要因素。

当青少年抑郁时，他们可能特别容易产生两极分化的思维，消极地看待世界和他们自己。他们可能会将冲突体验为总是激烈的、总是存在的。对于探索和挑战这种有偏见的观点，进行等级评定可能是非常有用

的方法。

像冲突曲线（Conflict Curve; Cornelius and Faire, 1989）这样的量表工具，在人际冲突方面特别有用。该曲线不仅区分了冲突激烈程度的不同水平，而且提供了一个机会让青少年思考，冲突的性质可能如何随着其激烈程度的不同而变化。这个技术为引入一个观念做好了准备，即不同的冲突应对方式，可能或多或少地适合于不同激烈程度的冲突。

顾名思义，冲突曲线将不同级别的冲突置于一条曲线上（阿德米尔和年龄更小的简的冲突曲线，如图8.3和图8.4所示）。这种视觉化的维度对一些青少年来说特别有用。可以注意到，随着曲线的陡度增加，在没有协助的情况下解决冲突变得越发困难。斜坡的角度变得越来越陡，使它很难回到更平坦或更平衡的状态，除非有人或有什么东西向你伸出援手或抛给你一条救生索。

正如科尼利厄斯和费尔（Cornelius and Faire, 1989）所描述的，冲突曲线确定了冲突的五个水平。不适阶段（discomfort stage），描述的是低水平的冲突，低到可能不会被视为冲突。它是一段关系中困难或分歧体验的开始，经常会有一种感觉，在关系中有些事情不太对劲，但这种困难的确切性质可能还没有被识别出来。因为它相对不严重，所以可能不会被意识到。如果着手处理它，它可能在没有来自关系外的帮助的情况下被成功应对。

事件阶段（incidents stage）包括更严重的冲突，可能涉及一些痛苦。事件的形式可能是短暂、尖锐、易怒的交流；然而，这些问题也可以利用关系中当事人现有的资源和应对技能来处理。

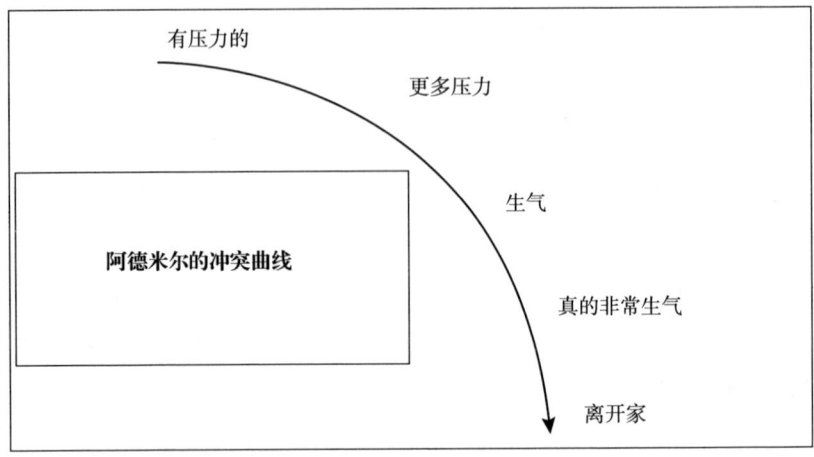

图 8.3 阿德米尔的冲突曲线（改编自 Cornelius and Faire, 1989）

当冲突达到误解阶段（misunderstandings stage）时，就会发生一些性质不同的事情。冲突双方都误解对方。这通常涉及将意义或动机归因于他人的行为。这可能包括诸如"他们不关心我""他们故意这样做""他们试图利用我"或"他们在惩罚我"这样的归因。当人们误解别人的动机时，痛苦和恼怒就可能会增加。他们往往便会开始以破坏对他人和关系的信任的方式行事。这一点在紧张阶段（tension stage）被放大。当我们相信，冲突中的其他人没有把我们的最大利益放在心上并且是故意对我们不好时，我们可能会做出防御性的反应，或者，按照我们认为对方对待我们的方式来对待对方。在危机阶段（crisis stage），不信任和疏远已经增加到关系开始瓦解的程度。在紧张和危机阶段，如果没有来自关系之外的援助，关系中的人很难自己解决冲突。

冲突曲线可以：

- 就不同激烈程度的冲突向青少年提供心理教育
- 引入概念，即根据冲突的激烈程度，可能适用不同的冲突应对方法
- 协助青少年深入了解自己和他人对冲突的反应

- 协助治疗师理解青少年对冲突的体验和反应

当治疗师解释冲突曲线时,阿德米尔表现出明显的兴趣。治疗师通过邀请阿德米尔使用他自己的语言和例子,引导他为自己建立个人化冲突模型。

治疗师:现在,让我们一起发展你自己的冲突曲线。给我举一个你经历过的和你母亲最糟糕的争吵的例子。

阿德米尔:嗯,很多都很糟糕。我想最糟糕中的一次是几周前,我已经洗过澡了,她又开始对我说要我再洗一次。

治疗师:发生了什么?

阿德米尔:我告诉她不行,我已经洗过一次了。

治疗师:然后发生了什么?

阿德米尔:她不停地数落我。最后,我对她大喊,说她疯了。她开始哭着说,我是一个多么坏的儿子,因为我那样对她说话。然后我对她大喊让她滚开。

治疗师:后来发生了什么事?

阿德米尔:没什么。我出去了。

治疗师:是什么让你把它列为最糟糕的冲突之一?例如,是因为你的感受,还是更多的是因为你母亲的反应,或者是因为后来你们之间发生的事情,或者也许是所有这些事情加起来?

阿德米尔:嗯,我觉得很糟糕,我骂了她,当我回来的时候,她不理我,她没有给我做晚餐。她一直在哭。她几天没和我说话。她去告诉了我的姐姐和姐夫,说我让她滚开,然后他们也开始对我发火。我讨厌她那样做。

治疗师:那场冲突对你来说最糟糕的是什么?

阿德米尔:我也不清楚。我就是感觉很糟糕。

治 疗 师：你能想象，你和你母亲之间更极端的冲突吗？

阿德米尔：你说的是什么，比如我离家出走？

阿德米尔很难确定自己对母亲行为的感受。治疗师没有中断建立个人化冲突曲线这一工作焦点，而是在心里记下，以后再来帮助阿德米尔识别他的感受。治疗师承认在冲突过程中阿德米尔和他的母亲都很痛苦，然后具体探讨了他与母亲有关的情绪，包括他母亲哭泣、忽视他、不给他做晚饭，以及把他姐姐牵扯进来。这使得阿德米尔能够将这些情绪反应与他和母亲冲突中其他议题相关的感受联系起来。最终，阿德米尔得出结论，这些冲突最让他烦恼的是，他觉得母亲并不在乎他的感受和需求。

治疗师继续帮助阿德米尔发展他的个人化冲突曲线。

治 疗 师：如果把你自己的话放在曲线上，你会把什么叫作"危机"，即最严重程度的冲突？

阿德米尔：也许叫"滚蛋"。不，我不能这么说，对吧？或者叫"完全生气"，怎么样？

治 疗 师：你可以叫它任何你喜欢的名字，如果你愿意，你可以随着我们的进展随时改变它。你为什么不在这个空白的曲线上写下你想称之为最糟糕的冲突呢？

阿德米尔写了"离开家"。

治 疗 师：现在，让我们想想曲线的另一端，真正的低水平冲突，低到几乎不会引起注意，可能不会给你或你的母亲带来太多困扰。你能想出一个例子吗？你会用什么话来描述这种低水平的冲突？

阿德米尔选择了"有压力"这个词。

治 疗 师：那么两者之间的一些点呢？你能给我举一些这两个极端之间的冲突例子吗？你会称它们为什么？

当阿德米尔确定了他个人化冲突曲线（图 8.3）的不同阶段后，治疗师邀请他回顾了该曲线图，并思考其任何可能的含义。

治 疗 师：当我们看到这一切是如何在你的个人化冲突曲线上搭配在一起的时候，你有没有想做什么改动来微调它？

阿德米尔：也许我可以把真的非常生气变成不可原谅。

治 疗 师：来吧，你可以把它改成你想要的。你能帮我理解这中间的区别吗？

阿德米尔：好吧，这不仅仅是我真的很生气。我想她认为这是不可原谅的，因为我让她滚开，这就是为什么她如此生气，并告诉了我的姐姐和姐夫。她认为我太过分了。

治 疗 师：所以让这场冲突如此严重的部分原因，是你认为她觉得你越界了，并且不能原谅你？

阿德米尔：是的。

治 疗 师：那你对你妈妈的感觉呢？

阿德米尔：好吧，她也跨过了我的底线，告诉了我的姐姐和姐夫。

治 疗 师：你能告诉我这对你意味着什么吗？

阿德米尔说，他的母亲知道他讨厌她把其他家庭成员卷入他们的冲突中。然而，通过询问，治疗师发现阿德米尔实际上从未向他的母亲清楚地说明这一点，也没有要求她不要这样做。治疗师在心里记下，在完成对冲突曲线的讨论后，再回来讨论这个问题。

治 疗 师：当你看这整条曲线的时候，你有没有看到任何什么关于你与母亲冲突的信息？

阿德米尔：我发现不是所有的时候都非常糟糕，但那些是我记得最清楚的。

治疗师称赞了阿德米尔的这一观察结果，并简要地将其与在IPT-A初始阶段与阿德米尔分享的信息联系起来，即抑郁症如何通过放大消极方面和过滤掉积极信息来影响知觉。这就是一个典型的例子，说明在中期阶段经常会出现一些机会，可以去强化在治疗早期分享过的关键的心理教育信息。

这一等级评定过程帮助阿德米尔认识到，他倾向于记住与母亲最糟糕的互动，而忽视了它并不总是那么糟糕的事实。这项技术为探索他目前如何处理冲突铺平了道路，并引入了明确冲突的程度可能有助于选择最有效的冲突管理方法的概念。

13岁的简的案例展示了青少年与父母之间冲突的另一个常见原因。简的冲突是围绕着她的父母在她和朋友出去玩之后想让她回家的时间。当治疗师介绍冲突曲线时，简发现有些语言对她来说没有意义。然而，当治疗师帮助她从生活中找出一些具体的例子时，她很快就明白了，冲突的程度可能有助于选择最有效的策略。简对于学习处理冲突的新方法的前景感到兴奋。

治疗师鼓励简制作自己的冲突等级曲线，以反映她与父母的冲突体验。她提出了一个四分法量表——低、中、高、极端。她主动说："这就像你开车进入国家公园时看到的不同颜色的森林火灾标志。"简举例说明了之前给出的建议：当来访者处于早期发展阶段时，这里应该使用实用而具体的方法。治疗师鼓励简用火灾危险标志的比喻来画出等级。简使用蜡笔，选择了绿色、黄色、橙色和红色来表示冲突强度的增加。简很喜欢这项活动，当她专注于这项具体的任务时，她似乎很乐意谈论这场冲突。治疗师的判断是，尽管这种活动可能比用说教式的指导来教简画冲突曲线要花更多的时间，但对简来说，这会是一个更有效的途径，去理解分级/等级化不同程度的冲突这一概念，并将这一概念整合入她的关系。

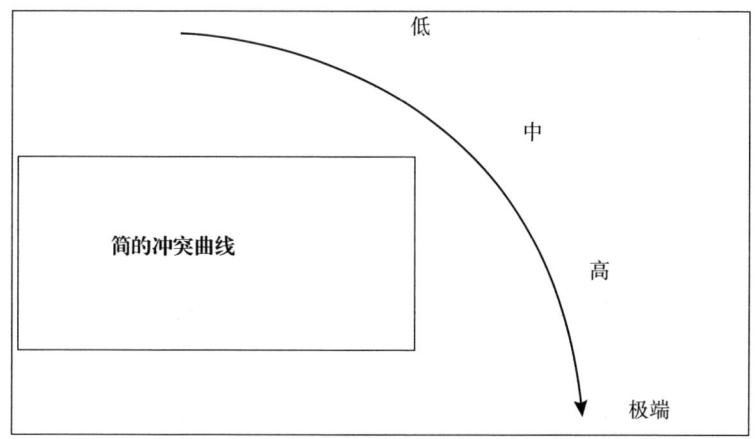

图 8.4　简的冲突曲线（改编自 Cornelius and Faire, 1989）

这项活动持续了大约 20 分钟，并引发了一场讨论，讨论了简目前如何在尝试应对不同激烈程度的分歧，以及这些冲突模式对她的影响。简报告说，她对父母感到愤怒，对改变的可能性感到绝望，并对自己与父母说话的方式感到内疚——她经常大喊大叫和摔门。当被问及她认为父母对这些分歧的感受如何时，她的第一反应是他们对她不感兴趣。（在治疗的初始阶段，简表现出对理解他人在人际关系中的动机的有限能力。）治疗师进行了进一步询问。

治 疗 师：简，你已经告诉了我很多关于你对冲突的感受：你不喜欢它，你感到愤怒，你对你父母的改变不抱太大希望。你能帮我理解当这些争吵发生时，你认为你父母的感觉是什么样子的吗？

简　　　：我也不清楚。嗯，他们看起来也很生气。

治 疗 师：你觉得他们为什么生气？

简　　　：他们说"不"好像他们是认真的。嗯，他们可能担心我会发生什么不好的事情，但这真的让我很生气，因为他们不理解我的感受。他们只是告诉我要去做他们让我做的事，不要争辩。好像他们并不在乎我的感受。

在治疗师的支持和鼓励下，随着时间的流逝，简显示出了一些洞察力，知道她的父母可能是为了保护她的安全才那么做；但同时，她仍觉得他们没有兴趣听她讲这个问题对她有多么重要。

接下来治疗师继续将简的山火标志的隐喻纳入随后的工作，包括运用下面概述的一些技术时。例如，在简和治疗师共同对处理冲突的其他选项进行头脑风暴之后，简被邀请思考，这些策略可能最适用于针对哪种颜色（或级别）的冲突进行工作，并用相应的颜色标记该方法。

在与简和她父母的一次联合治疗中，在征得简的允许下，治疗师鼓励简与她的父母分享这种冲突程度的比喻。治疗师为简和她的父母提供了一些示范和辅导，帮助他们在谈论冲突时使用简的颜色编码语言。

处理人际冲突

识别当前应对冲突的策略

一旦青少年对自己回应冲突的方式有了一定的认识，治疗就会转向去识别替代方案。最初选择并聚焦于一个方案，然后通过技能演练，为实施这一方案做准备。对阿德米尔来说，围绕冲突曲线的讨论，足以证明他不仅能识别自己目前处理冲突的方式，而且能识别出处理与母亲冲突的替代策略。

治疗师：你之前提到过，你对学习一些处理冲突的新方法很感兴趣，这就是我们要去的方向。如果我们了解你目前如何处理与你母亲的冲突，我们将从中获得帮助。你说：你告诉她她疯了，你骂她，然后最后你跑开了。除此以外，你还尝试过怎么处理这种冲突？

阿德米尔：有时我会躲着她。我过去会试着和她讲道理，然后告诉她她太过分了，但这似乎让她很生气。

治 疗 师：你一直在尝试根据你母亲的反应来调整你的方法，这很好。我想多谈谈这一点，但首先我想知道你尝试过任何其他处理冲突的方法吗？

阿德米尔：差不多就这些了。

治 疗 师：这很令人鼓舞。这表明你已经能够尝试不同的方法，所以你可以灵活变通，而不是一直坚持一种方法。再多告诉我一些你母亲是如何对这些不同方法做出反应的。

阿德米尔举了一些他母亲如何反应的例子，在所有这些例子中，他们最终都发生了争吵。

在对青少年目前处理冲突的方式进行彻底探索后，治疗师将能够很好地帮助他们确定替代方案。

识别应对冲突的备选方案

讨论、提问和头脑风暴都可能有助于产生关于处理冲突替代方法的想法。治疗师可能需要使青少年消除疑虑，虽然治疗的重点是最终找到一些有效的策略，但有时去识别新想法和促进创造性解决问题的最佳方法，是避免在这个过程中太早对解决方法进行审查，因为这可能会限制产生选项的创造性流程。在这种情况下，不存在所谓愚蠢的想法。

治 疗 师：阿德米尔，虽然你已经尝试了很多方法，但你似乎总是以和你母亲争吵而告终，你真的不想让这种情况继续下去。你想让她不再烦你。我在想，如果你没有对她发怒和咒骂，结果可能会有所不同。当她对你喋喋不休时，你肯定很难不生气；但你提到过，当你骂人时，她真的很生气。让我们来看看你可以做哪些替代的事情来避免这种模式，你们两个都很容易陷入这种模式。想象一下你妈妈让你去洗澡。你有什么选择？让我们试着创造性地思考，如果你想出了听起来有点奇怪的想法，不要担心。在这个阶段，我们只是尽可能多地找到不同的选择。然后我们再考虑哪些可能真正起作用。这样可以吗？

阿德米尔：我觉得可以，但我什么也想不出来。

如果青少年能够很容易地找到其他选择，他可能已经尝试使用这些方法了。然而，在治疗师的鼓励下，青少年可能会想出更多的策略。许多青少年对让他们想象其他人在这种情况下会怎么做的建议反应良好。这可能包括真实的人，如朋友和家人、他们尊敬或钦佩的人；或者书籍、电影或电视节目中虚构的人物。

治 疗 师：让我们换个角度来看。其他人可能会做什么，也许是朋友，或者你的姐妹，或者工作中认识的人，或者你最喜欢的电视节目或 YouTube* 上的人。

阿德米尔：我姐姐有时会和妈妈换个话题。她会开始谈论孩子，或者让妈妈抱着孩子。

治 疗 师：姐姐的做法看起来有用吗？

阿德米尔：会管用一段时间。

治 疗 师：你能给我举个例子，说明你姐姐是怎么做的——她到底会说什么？

阿德米尔：她会说，好的，但我想先给孩子喂奶，或者我想哄孩子睡觉。这会让妈妈闭嘴。她似乎不像为难我那样去为难我姐姐。

---

* 美国的视频网站。——译者注

治　疗　师：你妈妈认为喂养孩子以及孩子的睡眠很重要，我这样想对吗？

阿德米尔：是的。

治　疗　师：她认为哪些事情对你来说很重要，你可以用来和她协商洗澡的事？

阿德米尔：是什么呢，比如学习？

治　疗　师：是的，你提到过她总是希望你多学习。

阿德米尔：你是说告诉她我要去学习，然后再去洗澡？

治　疗　师：也许吧。现在我们只是在寻找各种选择。然后我会让你想一想，你可能想去尝试哪些方案，以及你可能会如何设置它们，我们甚至可以在这里一起练习一下，你可能会对你的母亲说些什么。

　　阿德米尔识别出了一些替代性方案。他想试着和母亲协商一个折中的办法，问她如果他同意一天洗两次澡，她会不会同意不让他洗更多的澡。他对做出幽默回应的想法很感兴趣，并且想出了一个主意——强调由于干旱时期的限制，其他人正在尽量限制用水量，而他也想尽自己的一份力量来帮助防止城市缺水问题。经过思考，他对这一选项进行了微调，建议将其作为一项"临时干旱应对措施"，他认为这可能更容易让他的母亲接受。

　　有一个办法，阿德米尔想到的时候，觉得特别有趣，他觉得可以弄湿头发假装洗澡，然后开着淋浴的时候自己去上 Snapchat[*]。

治　疗　师：尽管一开始你对自己还能尝试什么感到茫然，但通过继续下去，你最终想出了很多选择，包括你注意到你姐姐使用的几个策略。也许你还可以尝试其他方法。让我们看看我们还能想出什么。

---

[*]　一种社交聊天软件。——译者注

产生众多选择的这个过程，特别是如果一些选择是现实的和潜在可行的，通常就具有重要的治疗价值。它直接挑战了青少年被卡住的感觉以及他们对于冲突中发生积极变化的可能性所抱有的悲观情绪。这一积极影响将通过后续阶段的工作得到进一步加强：选择一个方案，并发展实施应对冲突的策略时的信心。

选择一种方法应对当前的冲突

青少年首先选择他想要集中精力去尝试的选项，然后发展社交技能和信心来实施这一策略。

治疗师邀请阿德米尔考虑，在不同程度的冲突中，他认为哪种选择可能更有效，并选择一种他可能想先去尝试的选择。

治疗师：看看你的冲突曲线，你认为在高度冲突这一端，以哪种方式回应你的母亲效果可能最好，你称之为"真的非常生气"还是"离开家"？

阿德米尔说，一旦他卷入与母亲的争吵，他就觉得很难记得他可以做些什么不同的，因为他太生气了。治疗师建议他使用断路器技术，这样他和他的母亲可以冷静下来，然后尝试不同的方法，而不是继续争吵。阿德米尔喜欢这个主意，当他和他的母亲开始争吵时，他想试着叫暂停，这样他们十分钟都不能说话，给自己一些冷静的时间。

治疗师指出，这并不是阿德米尔第一次提到他与冲突有关的愤怒。通过人际关系清单还发现，他对母亲以及在学校里对一些男同学突然的愤怒，是他所经历的冲突的部分原因。治疗师认为，阿德米尔可能会从发展对愤怒管理策略的领悟和理解中获益。没有打断当前会谈的焦点，刚才提到的这一点被确定为进一步讨论的一个可能选项。愤怒管理技巧的使用将在第十章中讨论。

演练实施该方法所需的社交技巧

当选择了一种应对冲突的方法时，治疗就开始聚焦于准备将这一选择付诸行动。这就需要为青少年有效解决冲突制订一个计划，并发展必要的社交技能。一些青少年会需要治疗师首先解释或示范具体的技巧或技术。对于大多数青少年来说，在治疗中与治疗师一起练习必要的技能是必不可少的。随后可以在治疗之外进行练习，先选择对于来访者来说安全的人进行尝试，例如，没有卷入冲突的朋友或家庭成员，并最终与冲突的另一方进行实践。或者，就像简的情况一样，她的父母被邀请参加一次治疗会谈，在治疗师的协助下针对冲突的解决进行工作。后一种选择可以包括治疗师为青少年以及可能卷入冲突的其他人提供辅导和示范，以主动发展他们使用冲突解决技术的技能和信心。邀请父母或其他人参与治疗以解决冲突，将在本章后面进行讨论。

随后的治疗会谈将回顾在现实世界中应对冲突的进展，并促进技能的进一步完善。根据青少年的需要和偏好，有一系列的技术可以采用，包括讨论、头脑风暴、角色扮演、空椅子技术和示范。

在与阿德米尔的工作中，角色扮演被用来实验不同的方式，他可以讨论"与母亲暂停（争吵）"的主意，包括如何选择最佳时间和如何引入对话。正如青少年经常遇到的情况一样，阿德米尔不确定在角色扮演中对他的期望是什么，一开始很紧张。

治疗师示范了一些阿德米尔可以用来向他母亲提出暂停建议的方法。治疗师和阿德米尔讨论了他的母亲可能会如何反应，以及哪种方法最可能成功。然后，阿德米尔扮演自己的角色，治疗师则按照他母亲可能做出的反应做出回应。经过这次练习，阿德米尔感到变得更加自信，并渴望尝试与他的母亲进行这种对话。与许多安全依恋的来访者一样，他有改变的动力，并愿意在治疗之外针对自己的问题进行工作。角色扮演和其他技能演练技术的使用，在第四章中已有讨论。

整合生活中的方法

在现实世界中实施这些策略，通常比在治疗中演练更复杂更具挑战性。治疗师判断，阿德米尔的情况出现的部分原因是他母亲的心理问题，这将在本章后面进行讨论。为在现实世界中的实施做准备的一个重要组成部分，是协助青少年预测他可能遇到的一些挑战，并考虑应对这些挑战的可能选项。潜在的困难应该事先考虑清楚，以防止青少年将这些困难视为失败。这是抑郁的青少年非常常见的反应。

治 疗 师：你似乎对尝试其中一些与你母亲交流的方式更有信心了。我并不惊讶，因为你已经想出了一些非常好的主意，并仔细考虑了如何与她沟通。我没理解错吧？

阿德米尔：是啊。我以前没想过这些东西。

治 疗 师：所以可以理解的是，你很想试一试。我不想削弱你的热情，但正如你所知，有时事情并不会完全按计划进行。我们一直在猜测你母亲的反应，但我们并不能确定。例如，你提到你母亲压力很大，她所担心的事情可能会令你感到惊讶。所以，让我们仔细想想，如果你的母亲没有像你希望的那样回应，你之后的选择是什么。此外，当冲突不易改变时，人们往往会觉得自己失败了。我想请你对这种感觉保持警惕。有时需要多次尝试才能带来改变。我们可以从那些没能按我们所希望的样子进展的互动中，学到很多东西。这可以帮助我们找到更有效的方法。事实上，有时这是我们解决问题的唯一方法——尝试和犯错。我相信你知道学习一项新技能的最好方法是练习。回想一下你第一次玩滑板的时候。你能做得和现在一样好吗？不能，那你是怎么变得更好的呢？你会通过练习。当你摔倒了，你不断地爬起来。沟通技巧也是一样。我们的目标不仅是帮助你解决与母亲的冲突、减轻你的抑郁，也是为了让你在治疗结束后有更多的想法和信心，来应对你未来可能面对的其他冲突或压力。这是我们将在以后的治疗会谈中探讨的内容。你对我说的有什么想法吗？

阿德米尔：这很有道理，但如果她不改变呢？她觉得都是我的错。

治 疗 师：你说得对，解决冲突需要双方共同努力。你不能改变你的母亲，但你可以改变你的行为方式，而这就可能会给她带来一些改变。比如，她不喜欢你说脏话。如果你控制住这一点，她可能就会对你好一点。这只是一个例子，你也许可以想出其他办法，给她更多她想要的。不必是对你来说太难的事情，但可能足以让她后退一些。如果你妈妈没有回应，我们还可以考虑一些其他的方法。

治疗师猜测，阿德米尔的母亲法蒂玛可能很难积极回应阿德米尔改变冲突的主动努力。法蒂玛似乎正承受着巨大的压力，并可能出现心理健康问题。让阿德米尔为一系列可能的反应做好准备的努力是正确的，因为事实上，阿德米尔并没有能够单独与他的母亲取得多少进展。在他做过尝试之后，他同意邀请她参加一次治疗会谈。治疗师解决法蒂玛的需求和关切的方法，包括她的心理健康，将在下文"请父母或其他人参与针对人际冲突的工作"一节中讨论。

一些青少年将需要额外的具体冲突解决技术，如下文概述的两种方法：冲突解决方式和冲突图。这些技术对阿德米尔来说不是必需的。虽然他很可能从中受益，但考虑到 IPT 的时限性，这不是对时间最好的利用。然而，如果阿德米尔没有那么容易地就表现出他的领悟力，以及识别出应对冲突的替代策略，那么这些技术对他来说可能就是合适的。

上面的对话介绍了这样一种思路，即如果阿德米尔让步于他母亲想要的一些东西，这可能就会减少冲突。治疗师明确表示，这可以是在对阿德米尔来说不太重要、但对他的母亲来说可能意义重大的事情上做出让步。比如"优雅货币"的概念，即给对方一些不会花你很多钱但对对方有价值的东西，可以有效地遵循冲突图或类似的活动，识别各方的需求和恐惧。优雅货币的概念对青少年和他们的重要他人都是有效的。

人际冲突技术 2：冲突解决方式

在第四章中讨论的冲突解决方式包括五种类型：退缩、压抑、妥协、赢/输和双赢。这一模型可以通过以下方式协助青少年更有效地应对冲突。

- 发展对自己和他人的冲突反应的新领悟
- 识别替代反应
- 通过将一些冲突反应正常化为常见的方式和人们感到压力的指示剂，使冲突去个人化
- 增强青少年的主导感——自己有选择可以尝试改善现状
- 提供希望，即：这些新的信息可能会使更积极的结果发生

在确定这可能是对青少年有帮助的活动后，该技术有四个阶段。

阶段 A. 解释模型

该模型可以使用讲义或临床工具（如，图 4.5），或者通过口头描述呈现给青少年。或者，在介绍模型之前，治疗师可以先进行一段对话，首先邀请青少年反思自己所注意到的自己和其他人应对冲突的方式。可以讨论每一种冲突应对方式的优点和缺点，包括对卷入冲突的人的影响、对关系的影响和对冲突的影响。

阶段 B. 将模型应用于青少年遇到的不同情境中

治疗师帮助青少年将这些模式应用到他自己的情况中。探讨各种模

式在不同程度的冲突中的利弊和潜在结果，是帮助青少年将该模式应用于他自己的情境的一个非常有帮助的角度。治疗师可以考虑询问以下问题：

- 你在自己身上识别出哪种方式？
- 当你感到压力、疲惫或不堪重负时，想出一些具体事件的例子。在这些情况下，你最有可能使用哪种方式？
- 你在其他人（包括与你有冲突的人）身上发现了哪些方式？
- 不同方式的优缺点可能是什么？
- 当你或其他人使用这种方式时，你注意到了什么结果？
- 这种方式对哪种程度的冲突最有效？
- 就你目前的冲突，如果你使用其他一些方式（你没有尝试过的），可能会发生什么？

这一对话强化了这一点，一些策略可能是更有效或更无效的，这取决于冲突的程度和对方的应对方式。治疗师可能会参考青少年的冲突曲线来辅助这个技术在治疗中的应用。

阶段 C. 反思——青少年考虑该模型如何帮助解决冲突

意识到有一系列应对冲突的替代方式，可以促进来访者对未来的愿景充满希望，例如，"现在我看到有一些新的方法来处理冲突，也许我们可以得到一个不同的结果"。对治疗师来说，在这个阶段重提之前提出的一点是很有帮助的，即虽然青少年不能改变另一个人，但他可以改变自己的行为，而这可能就会引导关系朝着积极的方向发展。

阶段 D. 技能培养——发展在实际生活情境中使用这一模型所需的技能和信心

上面提到的方法可以用来培养青少年的社交技能和自信，包括在治疗会谈中和治疗之外对技能进行演练。此外，如果青少年选择这样做，可以邀请冲突的其他各方参加一次治疗会谈。

不是所有的青少年都需要冲突解决风格模型这一技术，但它对那些难以识别回应冲突的替代方法的人来说会是非常有用的，正如第四章中塔尼娅的案例所讨论的。

人际冲突技术 3：冲突图

理解冲突各方的需求和恐惧，可以改善冲突、深化关系。增进理解的目的是产生相互的同情，并认识到他人的行为可能是基于他自己的需要和脆弱，而不是因为缺乏重视或尊重。这种认识可以改变牵涉其中的人处理冲突的态度和方法。此外，更多的相互理解和同情，可以为他们彼此之间发生联系的方式带来更普遍的积极改变。

冲突图是科尼利厄斯和费尔（Cornelius and Faire, 1989）描述的一种策略，对于澄清冲突中存在的问题非常有用。绘制冲突图是识别各方潜在需求和恐惧的一种手段。它可以作为一种增进理解的方式，有助于产生解决冲突的办法。当冲突陷入僵局，牵涉其中的人无法达成双方都能接受的解决方案时，这是一种特别有用的技术。

在试图应对冲突的过程中，有些人在尝试找到一个可行解决方案时陷入困境，并对处理相关情绪感到不舒服。他们可能会尝试完全回避这种情绪。另一些人则因为被情绪所困而无法参与寻找解决方案的过程。这些不同的取向会导致误解和假设，认为对方不愿意寻找有效的解决方案，而这又会加剧冲突。冲突图有助于确保在这两者之间取得平衡——既找到解决方案又能理解相关的情绪。

绘制冲突图可以澄清问题、确定当事人、引出牵涉其中的人的准确需求，并产生能够满足参与者要求的可能解决方案。

该技术可以在单独与来访者会谈时使用，也可以在冲突的其他各方均在场的情况下使用。治疗师要求当事人至少暂时把指责放在一边，试着理解对方的需求和担忧。

冲突图的组成部分（改编自 Cornelius and Faire, 1989）如下：
- 找到对问题的非评判性描述
- 列出各方的主要需求和担忧
- 形成解决方案

找到对问题的非评判性描述

提及冲突时，其中最重要的因素是尽可能保持不带感情色彩的定义，以使不会有人觉得自己是受害者。这一议题应以所有各方都同意的普遍、客观的措辞来命名，注意不要给任何人贴上"有问题"的标签。例如，青少年可能会把一场冲突定义为"妈妈是个贱人"，而一个不那么情绪化同时仍然保留问题的关键的说法，可能是"宵禁时间"。

列出各方的主要需求和关注点

当冲突图仅用于青少年时，治疗师鼓励青少年站在他人的立场上，识别他们的需求和顾虑或恐惧，同时识别自己的需求和顾虑或恐惧，就像马努的情况一样。

马努是一名 20 岁的学生，有着安全型依恋风格。他和母亲单独生活在一起，他声称母亲是侵扰者，过度介入他的生活，并扼杀他的所有恋爱关系。马努对他的母亲感到愤怒，并对她持续不恰当的"母爱"感到沮丧，尤其是在他的朋友面前。他坚持认为，唯一的出路就是从家里搬出去。他的母亲坚决反对这一点，马努将其解释为，这是她又一次试图控制他的生活。他向一位大学辅导员寻求帮助，以解决自己寻找新住所有关的财务问题。治疗师要求他们在讨论马努的解决方案之前进行冲突图的练习。马努同意了，并毫不费力地确定了自己的需求（独立、像成年人一样被对待、有自己的空间、继续学习、享受更多自由）和恐惧（被朋友视为被母亲控制，不能带女朋友回家，感到窒息）。马努在图 8.5 中记录了他的回答。

马努
需求：在朋友面前被以适合年龄的方式对待，而不是被当作婴儿对待
恐惧：丧失朋友的信任

问题
离开家

克里斯蒂娜（Christine，马努的母亲）
需求：与马努建立一个爱与支持的关系
恐惧：孤独，独自生活在不安全的社区中

图 8.5　马努的冲突图

然后，马努被问到，他认为他母亲的需求和恐惧与他搬出去有什么关系。治疗师很清楚，马努以前没有考虑过他母亲的观点。他意识到，她很可能想给他最好的东西，就像他出生以来她所做的那样，但从他很小的时候起她就没有改变过对他的期望。马努意识到，他的母亲可能害怕孤独，尤其是因为母亲的朋友很少。此外，他意识到，如果他搬出去她可能也会担心自己的安全，因为这是一个潜在不安全社区。虽然马努视角的这一转变，并没有提供解决方案，但它给了马努一个更全面的"领土地图"，让他可以继续思考。

在与治疗师进行了一些社交技巧练习后，马努最终搬了出去，但他能够以一种友好的方式搬出去，并尽量减少与母亲的冲突。他说，他不再对她感到那么生气了，这使他们的关系缓和了。治疗师认可马努成功地实现了搬出去的目标，并以一种尊重和关心母亲的方式做到了这一点，这是在绘制冲突图的过程中出现的一个附加的（对母亲的）体谅。治疗师帮助马努识别了他的优势，这些优势帮助他有效地使用这一技

巧，比如能够考虑别人的需要、对他人有同情心、有爱的天性，以及能够迅速恢复这些优点的能力，尽管他的愤怒曾经一直掩盖了他对母亲的关心。

治疗师指出，马努在目前的情况下成功地解决了冲突，这预示着他将来有能力处理困难。治疗师建议马努记住像"冲突图"这样的技术以及他的上述能力可能是有帮助的，并建议他们在最后几次治疗中进一步思考这一点，以帮助概括技能并强化学习。

形成解决方案

确定解决方案的过程展示在第五章介绍15岁的吉娜的案例中。吉娜与母亲、父亲和妹妹住在一起。她认为自己在同龄人中的地位很脆弱、很不稳固，因为她的父母不允许她做朋友们被允许做的事情。当吉娜告诉她的母亲她要穿舌环时，她们发生了激烈的争吵。吉娜相信这样做会巩固她在同龄人中的地位。然而，她的母亲断然拒绝了。

吉娜认为，无论她做什么，都无法改变母亲的决定。吉娜已经在反复思考她在同龄人中的地位，在与母亲争吵之后这变得更加强烈。吉娜几乎只关注她认为象征着她被拒绝的每一次互动。在这种背景下，吉娜出现了社交焦虑的症状，包括在学校和家里的惊恐发作。她开始不去上学，即使去了，她大部分时间都是独处的。

吉娜被一位教师介绍给她的学校辅导员，这位教师注意到她已经从一个矜持但有能力的学生变成了一个闷闷不乐、孤僻、对功课三心二意的学生。治疗师评估吉娜正在经历抑郁和社交焦虑的症状，并与吉娜一起将问题领域确定为人际冲突。

吉娜承认，如果这一冲突能够得到解决，她将更有能力与同龄人重新建立联系，她的抑郁和焦虑症状也会开始减轻。然而，她看不到解决她父母的"不妥协"的办法，因此也看不到解决她日益孤立的办法。

治疗师首先探讨了吉娜和她的父母为解决冲突所做的尝试。在确定冲突似乎不太可能在没有帮助的情况下改变后，治疗师引入了冲突图，以便给吉娜一些现实的希望——找到满足她需求的方法。这是一个典型的例子，说明了一个青少年的依恋需求没有得到满足和她的症状之间的联系。在吉娜的案例中，这表现在她与同龄人建立联结的需要，以及她的父母有兴趣了解这些需求的需要。

治疗师：吉娜，上周我们谈到了你的抑郁和焦虑，我们一致认为这与你觉得自己不再是朋友中的一员了有关。你觉得你不适合了，因为你的父母不会让你像你的朋友一样穿舌环。我的理解对吗？

吉　　娜：是的，但这并不是说我不适合——更像是他们把我看作妈妈的小女孩。

治疗师：如果你和你的家人能就穿舌环达成某种协议，那会有什么不同吗？

吉　　娜：好像那会发生一样……是啊，也许吧。

治疗师：我想建议一种方法，可以让你和你的父母有更好的机会达成协议——不仅是关于这个问题，还有未来的其他问题。这样可以吗？

吉　　娜：我想可以。

治疗师：这叫冲突图。它可以帮助你和你的父母更好地理解冲突，以及每个人想从这种情况中得到什么。继而可以让你们更容易地找到一个大家都能接受的解决方案。

关于需求和恐惧的讨论表明，吉娜的主要需求是要感到自己是团队的一部分，并自我感觉良好。她最担心的是她会独自度过高中剩下的时光。她觉得她母亲的需求与拥有一个值得骄傲的女儿有关，而她父亲的需求则是家里的平静与安宁。

吉娜认为，父母担心她与她的朋友们交往会导致她不好好学习，甚至辍学。对于父母认为她的同龄人会对她产生不良影响的这种臆断，吉娜表达了愤怒。她渴望上大学，并指出，在她停止与这些朋友交往后，她的学习成绩下降了。她说，她的父亲担心吉娜在八年级时接受的昂贵的牙齿矫正手术会受到她舌头上的金属钉的影响。她怀疑她母亲最担心的是，如果她允许女儿穿舌环，别人会怎么看待她这个母亲。图 8.6 描绘了这次对话产生的冲突图。

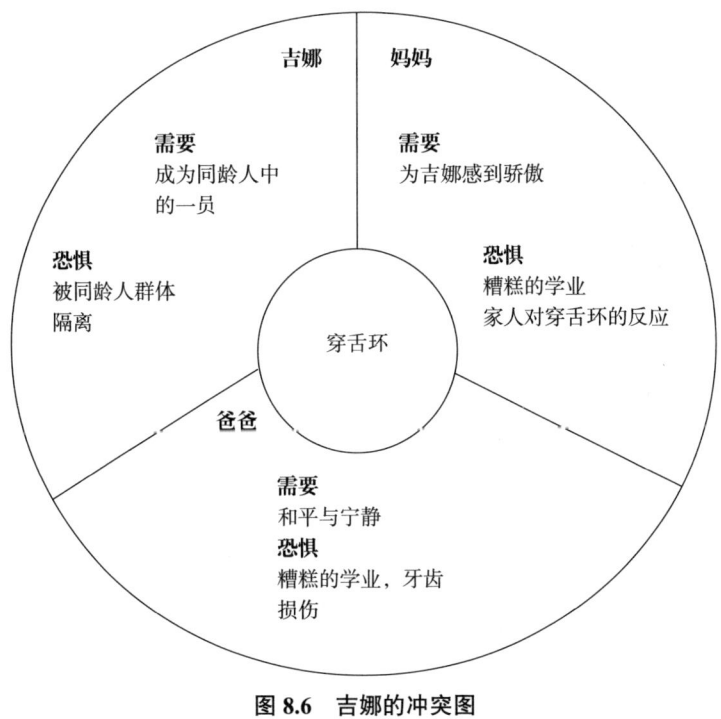

图 8.6 吉娜的冲突图

治疗师：此过程的下一部分是生成解决方案。现在，考虑到你已经识别出了所有人的需求和恐惧，把它们作为这个问题的一个部分，让我们看看我们是否能想出照顾到尽可能多的需求和恐惧的解决方案。我们有足够的信息来做出选择吗？我记得你说过你妈妈对感染有"妄想症"。也许我们可以做一些研究，这样你就可以回应你妈妈对感染的担忧。

形成解决方案的过程包括吉娜和治疗师之间的对话，以及吉娜、治疗师和她父母之间的对话。虽然她的父母不愿在穿舌环上让步，但他们开始意识到这群朋友对吉娜有多么重要，并承认当她与他们交往时，她的学习成绩一直很好。吉娜建议，如果她能打更多的耳洞，那可能就足够了。她的父母勉强同意了。由于这一决定满足了三个人的许多需求和关切，因此是可行和公平的。

解决方案的实施简单明了，吉娜因感到被她的朋友们所接受而更舒服。她的情绪开始好转，治疗于是开始聚焦于这场冲突如何导致了她的孤立感和抑郁。治疗师培养了吉娜的信念，即现在冲突已经基本解决，她孤独不再那么紧迫，她可以预期自己的抑郁症状会不断减轻。他们确定了改善的标志，包括吉娜可能首先注意到的变化：花更多的时间与她的朋友在一起，重新投入学习中，以及情绪的改善。

治疗师请吉娜注意冲突图的潜力，以及应对未来挑战的类似过程，并在巩固阶段进一步讨论了这一点。

请父母或其他人参与针对人际冲突的工作

评估父母或其他人在 IPT-A 中期阶段建设性地参与治疗的能力的一般性考虑因素，在第六章进行了讨论。

治疗可以为受冲突影响的人提供一个正面解决冲突的机会。虽然 IPT-A 的目的不是引发青少年和另一方之间的冲突，但如果冲突确实在会谈中爆发了，这并不一定是坏事。毕竟，这对任何一方来说都不太可能是新的状况。会谈中的冲突将展示出关系的动力性。这可能提供临床的领悟,并为治疗师提供一个演示、也许还有辅导双方运用冲突解决策略的机会。

当父母有心理健康问题或其他障碍时

与青少年发生冲突的人可能受到精神障碍、毒品和酒精或其他问题的影响,这些问题限制了他们有效地解决冲突或支持青少年的能力。这些因素可能导致父母不切实际的期望和不当行为,从而引发或维持冲突。

当父母愿意解决他们遇到的障碍时

在阿德米尔的案例中,治疗师怀疑他的母亲法蒂玛有强迫症的症状,也可能是罹患创伤后应激障碍。治疗师假设,这些情况导致了他对阿德米尔存在明显不合理的期望,并加剧了他们之间的冲突。在阿德米尔的同意下,治疗师与法蒂玛进行了单独交谈。法蒂玛承认,她有明显的焦虑症状,并认识到这影响了她与阿德米尔的关系。法蒂玛来自一个心理健康服务很少的国家。由于长期暴露在战争环境和内乱中,创伤后应激障碍的症状很常见。在这种情况下,为她的症状寻求专家帮助的想法对她来说是陌生的。此外,法蒂玛透露,她担心,如果人们知道她有精神健康问题,她会感到羞耻。同时她也担心这会损害她的大家庭(包括阿德米尔)的婚姻前景。她对病耻感的恐惧延伸到了阿德米尔的抑郁症,但法蒂玛表示,阿德米尔可以去看心理咨询师,因为这是在学校发生的事件,可以被视为教育支持,而不是心理障碍。

鉴于法蒂玛不能接受心理健康的转诊,至少目前是这样,治疗师决定采取不同的策略,通过解决法蒂玛的社会孤立问题来解决她的症状。治疗师还记下了需要向跨文化心理健康服务机构[①]的专家咨询的内容。法蒂玛透露,除了与阿德米尔和她女儿的家人交往外,她几乎没有什么有意义的社会接触。为了探索增加法蒂玛可能接受的社会支持的选择，治疗师询问了她最喜欢的消遣，包括她的宗教、园艺和烹饪。治疗师建议法蒂玛加入当地的社区花园活动。这个花园活动促进了参与者之间的社会互动，包括将他们的一些农产品收集起来，偶尔用于社区用餐，并定期交换种子和插枝用于繁殖。法蒂玛很高兴听到有许多其他穆斯林妇女参与了该项目，这使得该建议在文化上为她所接受。

治 疗 师：法蒂玛，谢谢你帮助我更多地了解你对阿德米尔的担忧和你自己的情况。正如你所知道的，青少年和他们的父母之间的冲突可能常会发生，因为青少年想要更多的独立性。大多数父母觉得这很难。当父母只有一个人的时候，这更难，因为所有的责任都落在你身上，你没有一个伙伴来讨论这个问题。最重要的是，你提到了你如何与焦虑做斗争。它让你生活中的许多方面变得困难。而且，除了你的家人，你不会和很多人交谈。我没理解错吧？

法 蒂 玛：是的，阿德米尔让我担心得要死，我不能和家人以外的人说话。我不想让别人觉得我是个坏妈妈。人——有时他们会说闲话。

治 疗 师：从与你和阿德米尔的谈话中，很明显，你们的争论让你们都很痛苦，你们都已经对如何改善事情没有办法了。正如我几周前提到的，这些争论导致了阿德米尔的抑郁，它们似乎让你的焦虑更加严重。我希望我们能改善这一点，因为阿德米尔看来很努力地在与我合作，而你也愿意看看你能做些什么来提供帮助。正如阿德米尔的抑郁症影响了他的学业，可能使他对你比平时更易怒、更暴躁一样，你的焦虑和压力也可能影响你对他的反应。有一些治疗方法可以缓解你的焦虑。我知道你不想通过专业服务来解决你的焦虑，但如果情况有所改变，我可以帮你找到能够合作的人。还有其他方法可以缓解你的焦虑。目前，你大部分时间都在家里担心。但你可能会发现，花更多的时间做你喜欢的事情会让你从忧虑中解脱出来，帮助你在阿德米尔身边感到更平静，和更少的压力。你提到了一个很久没见的朋友，你可以和他联系。而你对参观社区花园感兴趣真是太好了。你会遇到志趣相投的人。另外，你提到在家里的花园里做些杂事可以帮助你减少焦虑。

像 IPT-A 这样有时间限制的干预措施，并不能提供足够的机会来完全解决像法蒂玛这样的父母议题。然而，治疗师确实可以支持法蒂玛为她的症状寻求帮助，并增加她的社会支持，此外还帮助她了解阿德米尔的需求。这一点，再加上阿德米尔对自己在加剧与母亲的冲突中所起作用的认识不断加深，以及帮助他们双方制定和实践应对冲突的替代策略，大大减少了他们之间的冲突。阿德米尔从抑郁中恢复的速度加快了，法蒂玛也感觉压力减轻了。

在上文讨论的简的案例中，她的父母最初拒绝参加治疗，声称她对他们的行为，包括粗鲁和不尊重，是不可接受的。他们觉得，作为父母，他们是完全理性、可靠和慷慨的，简应该认识到自己的错误，并为自己的行为负责。他们不想通过参加治疗来模糊这一信息，因为这可能会让简感觉到，改变的责任在他们身上。他们没有意识到简的易怒可能是她抑郁的症状。这些关于抑郁症的信息和额外的心理教育挑战了他们的假设——简是故意刁难和不尊重人，并帮助他们用不同的方式看待冲突，并考虑参与治疗。

当父母不愿意解决他们遇到的障碍时

如果父母或其他方不愿意改变他们可能导致冲突的方式，并且他们对治疗师解决这一问题的最大努力毫无反应，则治疗将侧重于帮助来访者通过对自己一方的冲突负责以及发展他们的冲突管理技能来应对冲突。青少年所希望拥有的关系的丧失应该得到承认，可能需要一些帮助来哀悼这一丧失。

在这种情况下，治疗师作为一个过渡性依恋对象的角色尤其重要。治疗师还应考虑为青少年发展额外的支持和滋养来源。在阿德米尔的案例中，如果他的母亲不在或不愿意，那么他姐姐或姐夫的参与可能是适当的。他们都很了解阿德米尔和他的母亲，他们熟悉这场冲突，他们在阿德米尔的生活中扮演着重要角色。

结束中期阶段

到 IPT-A 中期结束时，要么在解决冲突方面取得了进展，要么在寻找其他减轻青少年症状的方法方面取得了进展。后者可能包括应对冲突的方法，以减少造成的痛苦，并发展其他关系以满足青少年的依恋需要。治疗师通常会通过回顾在治疗的初始阶段与青少年合作确定的改善指标来检查进展。在中期阶段，可能会多次回顾症状（见第六章）。如果有任何症状没有得到预期的改善，可以在 IPT-A 的下一阶段对这些症状给予额外的关注。第十一章中凯莉的例子说明了这一点。父母或其他人通常会在中期阶段期间和/或结束时了解到最新的进展情况，前提是青少年同意这一点。他们可能会被要求在治疗之外的技能实践练习中支持青少年。

总　结

尽管有一些普遍的观念，但青春期和成年早期并不是普遍地充满冲突。然而，一些青少年确实经历了冲突，这对他们未来的生活轨迹产生了负面影响，并造成了严重的痛苦和精神障碍。对于这些青少年来说，如果他们能够通过提高沟通能力，更好地了解自己和对方的需求，找到解决冲突的方法，那么他们的生活就会发生改变。它不仅可以解决目前的冲突，而且可以使他们掌握有助于处理未来冲突和逆境的方法。即使冲突无法解决，一个青少年的幸福感也可以通过培养一种态度而得到改善——努力更好地理解参与其中的每个人的需求和关切，修正他们的期望使其更加现实，以及发展替代性的支持性关系。

此外，如果青少年对他们在未来生活中遇到的冲突做出尊重和有效的反应，这有可能使许多人受益。

注　释

①澳大利亚等国家提供跨文化或跨文化心理健康服务。他们为治疗师和心理健康来访者提供文化咨询。这与语言翻译服务不同，语言翻译服务可能是必要的，但不足以进行有效的跨文化治疗。这些专业心理健康服务机构聘用来自不同文化背景的临床医生，目的是帮助治疗师理解来访者陈述的哪些部分可能与文化问题有关，同样重要的是，他们可以帮助来访者理解治疗师的西方心理健康框架和方法。

参考文献

Allen, J., Insabella, G., Porter, M., Smith, F., Land, D., & Phillips, N. (2006).

A social-interactional model of the development of depressive symptoms in adolescence. *Journal of Consulting and Clinical Psychology, 74*(1), 55-65.

Arnett, J. (1999). Adolescent storm and stress, reconsidered. *American Psychologist: 54*(5), 317-326.

Branje, S. (2018). Development of parent-adolescent relationships: Conflict interactions as a mechanism of change. *Child Development Perspectives, 12*(3), 171-176.

Cornelius, H., & Faire, S. (1989). *Everyone can win: how to resolve conflict.* Brookvale N.S.W.: Simon & Schuster.

Hadiwijaya, H., Klimstra, T., Vermunt, J., Branje, S., & Meeus, W. (2017). On the development of harmony, turbulence, and independence in parent-adolescent relationships: A five-wave longitudinal study. *Journal of Youth and Adolescence, 46*(8), 1772-1788.

Hall, G. S. (1904). *Adolescence: Its psychology and its relations to physiology, anthropology, sociology, sex, crime, religion, and education.* (Vols. I & II). New York: D.Appleton & Co.

Lam, C. (1997). A cultural perspective on the study of Chinese adolescent development. *Child and Adolescent Social Work Journal, 14*(2), 95-113.

Yap, M., Pilkington, P., Ryan, S., & Jorm, A. (2014). Parental factors associated with depression and anxiety in young people: a systematic review and meta-analysis. *Journal of Affective Disorders, 156*, 8-23.

第九章

角色转换

介　绍

就像悲伤和失落在生活中必然会发生一样，角色转换的经历也是如此。青春期本身就是一种转换，充满了或大或小的变化。在相对较短的几年内，一个年轻人必须完成从儿童角色到成年人角色的转换，因此，当发生具有挑战性的生活事件时，应对这个发展时期所需的调整可能会变得特别困难。例如，年轻人的情绪障碍和物质滥用问题可能与常见的生活压力源有关，如恋爱关系的结束、家庭破裂或人际关系困难（如 Aliri et al., 2018; Low et al., 2012）。

与其他问题领域类似，并非所有的角色转换都会引发持续的困难或需要治疗，或者导致抑郁及其他障碍。只有当角色转换带来的痛苦发展为障碍的症状时，才需要进行治疗。这个问题领域的工作重点是帮助青少年适应新的角色，通常包括帮助他们对过渡期形成一个平衡的看法，然后找到在新角色中发挥作用的方法。用最大限度提高他人积极回应的可能性的方式向他人传达心理社会需求，这对在新情境下强化对青少年的支持至关重要，是贯穿所有问题领域的中心主题。因此，在其他问题领域的章节中讨论的许多开发社交技能的技术，也可以考虑用于角色转换领域。

即便是明显相似的转变，青少年也可能有极其不同的反应。青少年的依恋风格和他们的社会支持系统是否强大，是理解角色转换对个体影响的关键因素。

本章定义了角色转换，讨论了关键的评估问题，然后概述了解决该问题领域的五步骤法。本章对两个青少年的案例进行了比较详细的讨论：皮帕的角色转换与家庭结构的变化有关，格兰特的角色转换则涉及他的性取向。

定义角色转换

IPT-A 中的角色转换是指那些需要青少年扮演新角色的生活变化，个体在适应这种角色变化时遇到了困难，而这些困难导致个体产生了症状或痛苦。遇到这种情况的青少年通常具备以下一种或多种特征：

- 不想放弃旧角色
- 不想选择或不想要新角色
- 没有为新角色做好准备
- 不知道在新角色中如何满足自己的需求或他人的期待

这个问题领域包含了多种转换。这种转换可能是正常的发育变化，比如从童年到青春期；从小学或初中到高中；从高中到大学、工作或失业。这些变化是由生物、社会、经济或文化因素决定的，并且通常是预料之中的。其他转变则是由重大生活事件引起的，而且可能是无法预料的，如丧亲、怀孕、疾病、移民到另一个国家或地区、残疾、父母分居、被监禁或丧失工作能力、祖父母罹患痴呆症（dementia），或者是亲密的阿姨／叔叔升职，因此没有更多时间陪伴这个孩子。

生活变化的不可预料性可能是青少年没有准备好承担新角色的主要原因。此外，心理、社会、认知或是生理上的不成熟，都可以解释青少年为什么没有为角色转换做好准备。

青少年可能只在某些特定方面的过渡阶段感到困难。例如，一个较年长的青少年可以很好地应对同伴群体的变化和重新建立恋爱关系，而不是群体从属和联系，然而，该个体可能会为实现更大程度的经济独立而挣扎。另一个常见的方面是青少年可能很容易适应逐渐显现的性吸引力，却被日益增加的学业压力或承担更多家庭责任的期望所困扰。

角色转换的一个共同特征是他人对青少年角色期望的转变会对该个体产生重大的心理和人际影响。青少年不知道如何在改变中找到一条能满足自己需求或他人期望的道路，由此产生的压力会导致一系列症状。

评估问题领域

角色转换的评估有几个方面：首先必须确定可能构成角色转换的生活变化，然后需要确认生活变化是否就是与症状相关的主要问题领域。为了了解角色转换对青少年的影响并确定有效的前进道路，还需行进一步的评估。

本节概述了这些过程，并强调了一些共同特征，这些特征可能表明角色转换是主要的问题领域。

早期迹象

有时角色转换在治疗早期就有明显的迹象，包括在整体评估期间（见第二章）。在 IPT-A 的初始阶段，直接讨论与"时间线"技术（见第五章）的结合，通常足以清楚地识别主要问题领域。如果人际关系史和生活事件的回顾表明精神障碍的发作与需要改变角色的生活变化相一致，即可确定问题领域为角色转换。

自尊与社交功能

这个问题领域通常与自卑和社交功能受损有关。青少年不确定如何在新角色中发挥作用，因此他们的自尊会遭受打击。青少年可能害怕失败，或害怕让重要的人失望或沮丧。这通常与窘迫和屈辱的感受有关，并对自尊有负面影响。青少年可能不确定如何在变化的环境中展现出喜欢的形象或角色，这可能是由于害怕被同龄人所拒绝。对新角色的不自信经常导致他们感到难为情和尴尬，这不仅体现在角色变化上，更体现在普遍的社会功能上。有时这会变成一个自我实现的循环：青少年对自己能否支配新角色并为自己和他人发挥作用感到悲观，这会削弱他们的信心和表现；而这反过来又证实了他们消极的看法和自我评价。同时，抑郁或焦虑会加剧他们对自己和未来的消极看法。

筛选确定可能构成角色转换的生活变化

如前所述，在整体评估阶段和 IPT-A 的初始阶段，应该有早期迹象表明青少年经历了潜在的角色转换困难。治疗师通常需要进行一些主动筛选，以确保不错过任何可能构成角色转换的变化，下面的问题可能会有所帮助。

有助于确定潜在角色转换的问题示例

- 告诉我最近几个月你经历的任何变化。这些变化可能很大，也可能没那么大。
- 你亲近的人最近有什么变化吗？这些变化对你有什么影响？
- 你的家庭、学校、朋友之间、运动或其他兴趣方面有什么重要的变化吗？
- 你的日常生活或活动有改变吗？对你来说是什么样的？
- 在过去的一两年里，你的健康状况怎么样？
- 你最近经历过什么事故或者受过伤吗？
- 最近你亲近的人的健康、快乐或幸福有什么变化吗？
- 你预期在未来几个月里，你或你的家人、朋友会有什么大的变化吗？
- 最近你对未来的目标或梦想有所改变吗？
- 在你抑郁之前，别人对你的期望有什么变化吗？
- 你有没有注意到自己的自信心有什么变化？
- 最近对你自己或自己能力的看法有改变吗？
- 你倾慕的对象身上有没有发生什么变化？

这些问题中，一些很宽泛，另一些则关注具体的潜在转换的领域，将二者结合使用会很有帮助。宽泛的问题可能会揭示治疗师没有考虑到的方面，而具体的问题可以引导青少年考虑他们可能不会提及的生活领域变化。治疗师需要谨慎处理敏感问题，但也不能回避可能让来访者感到尴尬或为难的问题。本章末尾包含了一些关于性取向和性别认同的角色转换讨论的例子。

上述问题将有助于确定重大的生活变化，但不一定涉及青少年的角色变化。为了探究这些变化是否真的需要青少年接受新角色，往往需要进一步的询问。在这个方面，关于责任、期望、身份或青少年与他人关系变化的问题可能会有帮助。

检查生活变化是否构成角色转换的问题示例

- 你姐姐去上大学后，你成了家里最大的孩子，这是否意味着你要承担额外的责任？
- 自从祖母去世后，你被期望去做她曾经在家里做的事情吗？
- 受伤如何影响了人们对你的态度以及你对他们的态度？
- 你最近刚从初中升到高中，这对你来说是什么感觉？它对你的友谊有什么影响？
- 自从上大学以来，你的生活发生了哪些变化？
- 开始新工作有没有给你带来意想不到的变化？

- 离开学校对你而言是什么感觉？结果和你想象的一样吗？
- 你不久前才搬回家，对此你有什么感觉？这对你的人际关系（朋友、家人等）有什么影响？
- 你对这种情况的判断如何改变了你对自己的看法？
- 父母分居对你与他们的关系有什么影响？
- 成为队长对你与队友及其他人的关系有什么影响？

父母和他人可以在评估角色转换时提供有价值的信息。

确认角色转换是否构成问题领域

即使是十分重要的转换，治疗师仍然需要确认它是否构成与青少年症状发作相关的主要问题领域。

当多个问题领域均与青少年的症状相关时，目的是区分主要和次要问题领域。角色转换通常与重大的丧失感同时发生，并可能是由丧失事件引发的。由于重要他人的生活变化，青少年被迫进行角色转换，这可能会导致人际冲突。例如，父母生病、残疾、换工作或分居，不仅可能改变青少年的日常生活、资源以及与他人接触的机会，还可能对父母的心理健康和幸福感产生不利影响。这可能会损害父母对青少年的关爱，并可能造成或加剧冲突。当问题领域同时包含人际隔阂与角色转换时，青少年通常更难以有效地沟通他们的需求并适应角色转换。

当存在两个或两个以上的问题领域时，决定首先处理哪个问题领域的过程在第六章中已有讨论。

IPT-A 中期阶段问题领域的工作

本章介绍了在 IPT-A 中期阶段解决角色转换的五步骤法：

步骤 1　确定角色转换为症状的核心

步骤 2　回顾旧角色的积极和消极方面
步骤 3　审查新角色的积极和消极方面
步骤 4　确定可以减少症状的选项
步骤 5　计划、预演和实施改变

这些步骤提供了一个通用模型，可用于处理各种角色转换。该方法有助于使抽象的概念具体化，并提供基于活动的学习和视觉表征。

对许多青少年来说，这个问题领域的一个重要部分是解决与角色转换相关的失落感、矛盾感和其他影响。这可以作为五步骤的一部分来实现，就像下面皮帕的情况一样。对于一些青少年来说，在他们能够有效地参与步骤 4 和步骤 5 之前，需要确定和实施减轻症状的选项。对于其他青少年，包括那些可能很容易被情绪影响而分心的人，治疗师最好是在这个过程的早期或开始前解决这个问题。

步骤 1　确定角色转换为症状的核心

这是最抽象的一个问题领域，因此与其他问题领域相比，可能需要更多地解释角色转换的含义，并帮助青少年了解其与症状的相关性。虽然这个概念可能需要更多的解释，但它应用广泛，并且是一个特别有创意的概念。对一些青少年来说，找到他们能联想到的类比或隐喻将是帮助他们理解这个概念的最有效方法。

以有表演经验的 13 岁的阿吉（Agi）为例。

治 疗 师：假设导演突然要求你扮演一个新角色，而且没有给你足够的时间准备和记住台词。这对你来说会是怎样的？

这或许足以让阿吉领悟角色转换的精髓，因为她很容易想象出如此突然的变化带来的影响。在这种情况下，治疗师对她的信心、功能和感受受到的影响进行提示，就可以进一步增强她对这个概念与症状之间关系的理解。

皮帕的案例是该问题领域的一个相对简单的应用。这个案例将在本章分阶段展开，以说明该过程的每个步骤。

14岁的皮帕具有专注型依恋风格，她的母亲将其转介到青年心理健康服务中心。皮帕已经经历了三个月的中度抑郁症状，她和母亲以及两个弟弟妹妹住在一起。直到最近，她还经常在周末或者偶尔在工作日与父亲联系。她父母两年前分居了。时间线显示，在她抑郁发作的六个月前，她的父亲开始和新伴侣住在一起，而新伴侣的两个女儿在皮帕抑郁发作前一个月搬进了那所房子。

在画时间线之前，皮帕无法将她的症状与任何特定的生活事件或问题联系起来。根据时间线，她开始看到一些联系，并与治疗师协作将角色转换确定为与她的抑郁症相关的主要问题领域。

治疗师与皮帕的第四次会谈提供了一个示例，介绍了处理角色转换的过程。

治疗师：皮帕，你已经告诉了我过去两年中你家庭的变化，我们发现这似乎与你一直以来感受到的痛苦有关。我想更详细地探究这些变化是如何影响你的。我认为这能使我们更好地了解，什么将帮助你感觉舒服些，什么能让你从抑郁中恢复。这样可以吗？

皮帕：可以。

治疗师：我可以验证一下我的判断是否正确吗？你经历了很多变化，首先，你的父母相处得不好。然后你的父亲搬出去了。最后他找到了一个新的伴侣，他们大约在六个月前开始同居。最近，那位新伴侣的两个女儿搬了进来。时间线告诉我们，那是你抑郁加重的时间点。我们讨论了IPT-A中的四个问题领域，一致认为角色转换最合理地解释了你的抑郁。你可能还记得，角色转换是指生活以我们不会选择的方式发生了变化，并且我们没有做好准备。这会让我们不知道如何表现，如何满足他人的期望，或者如何在新情况下满足自己的需求。这可能会对人们的感知产生重大的负面影响，而这似乎就是发生在你身上的事情。在过去的几周里，你花了一些时间去思考这个问题。你觉得我说的对吗？

皮　　帕：是的，在你解释之后这就说得通了。而且从我们做的那个时间线来说也是。

步骤2　回顾旧角色的积极和消极方面

一旦青少年对角色转换的概念有足够的理解，就可以开始进行第二步：回顾旧角色的积极和消极方面以及相关影响。青少年在这个阶段不需要完全理解，因为个体的洞察力会随着五个步骤的推进而发展。

在 IPT-A 中，一如既往，治疗师努力使治疗过程透明化，包括解释活动和给予青少年选择权，以便他们体会到治疗是一个协作过程。

皮帕与治疗师在第五次会谈中的对话提供了一个示例，介绍了如何探索旧角色的积极和消极方面。

治　疗　师：我想解释一下我对今天和接下来几次会谈的想法，看看你觉得是否合适。处理角色转换的一种方法是详细探究新旧角色以及事物在过去和现在的情况，这样我们才能真正了解这些变化对你的影响。

（治疗师向皮帕展示临床工具9.1　角色转换。）

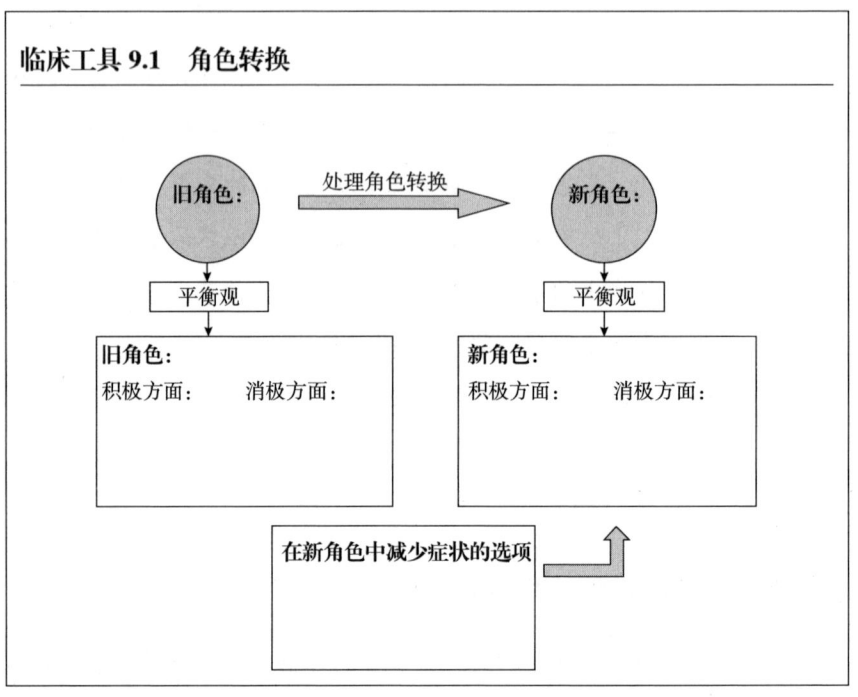

治疗师：你可以在这张图表中看到，空白的地方可以用来写下关于过去和当前情况的好和不好的方面。我的印象是，你在当前与家人相处时，看不到什么积极的东西，这是问题的重要组成部分。你觉得过去的情况更好，现在的情况很糟糕。我想了解更多的细节，帮助我们找出你有哪些选择，可以让你感觉更好，并让抑郁得到改善。然后，我们可以做一些计划来实施你的选择。我们也许还需要花一些时间来培养你的信心，并预演你同他人讨论如何让事情变得更好的方式。听起来如何？

皮　帕：我理解你的话，但我看不出这有什么用，妈妈和爸爸不会复合了。

治疗师：我们无法改变你父母离异的情况，但如果能够更多地了解它对你的影响，并将其传达给你的父母，他们或许能够改变一些让你不开心的事。我知道你对父母的分离感到难过，可能还有其他的感受。我的印象是，你已经压抑了很多感受，你没有告诉爸爸妈妈你有多难过，甚至没有告诉你的朋友，对吗？

皮　　帕：他们知道我很不高兴，但不是全部。

治疗师：当我们的感受被压抑时，它会压垮我们，让我们痛苦不堪。我认为这是导致你抑郁持续的部分原因。所以我想说的是，我们要想办法讨论这些变化对你的影响。然后，如果你愿意，我们会找到办法，以帮助那些你生命中的重要他人了解这些影响，以及他们可以如何最好地支持你。你对我的建议怎么看？

皮　　帕：那听起来很难。

治疗师：试图自己弄清楚这一切肯定会很困难。我的工作就是帮助你解决这个问题。我可以告诉你的是，大多数人在谈论这些事情时确实感觉好多了。你提到，你注意到自己已经感觉好点了，我希望在接下来的几周，我们都注意到这种情况的增加。你对我说的那个前进方向满意吗？

皮　　帕：是的，我觉得聊聊挺好的。

探索旧角色

在上面的对话中，治疗师为接下来的工作设定了场景，并解释了过程及原理，皮帕也受邀扮演一个主动的角色。下面与皮帕的对话（同样来自第五次会谈）提供了一个示例，说明了如何检验旧角色并找到相关的影响。

治疗师：你为什么不在白板上画一个像纸上（临床工具9.1）那样的图呢？这张图使用圆圈表示旧角色和新角色，你可以使用相同的或随便其他什么形状，然后在每个角色下面的空白处分别写一份积极和消极事项清单。

皮帕在白板上画了一张图。

治 疗 师：很好，让我们从旧角色开始。回到爸爸妈妈分开之前。尽可能多地告诉我，你能想到旧情况有什么好处？

皮　　帕：事情很正常，他们都在身边。我可以和他们讲话，而不必等着见到妈妈或爸爸。

治 疗 师：你想在上面做笔记吗？

皮帕写道：

- 正常
- 能讲话
- 不需要等待

皮　　帕：这样可以吗？

治 疗 师：完美，请继续。

皮　　帕：我不必提前做计划。我所有的东西都放在同一个地方。

治 疗 师：还有吗？

皮　　帕：在父母开始吵架之前，每个人都是快乐的。

谈话以这种方式继续，治疗师持续鼓励皮帕，直到她穷尽了可以添加到清单中的描述。

治 疗 师：下一个问题可能听起来有点奇怪，因为我知道你希望事情像以前那样，但是，当爸爸妈妈还住在一起时，旧角色中是否有什么地方不那么好？

皮　　帕：（想了一会儿）他们会吵架，即使他们不吵架也会很紧张。我知道他们不高兴，我担心他们会分手。

治 疗 师：你想把它写下来吗？

皮帕写道：

- 吵架
- 爸爸和妈妈不高兴
- 气氛紧张
- 令人担心

（见图9.1）

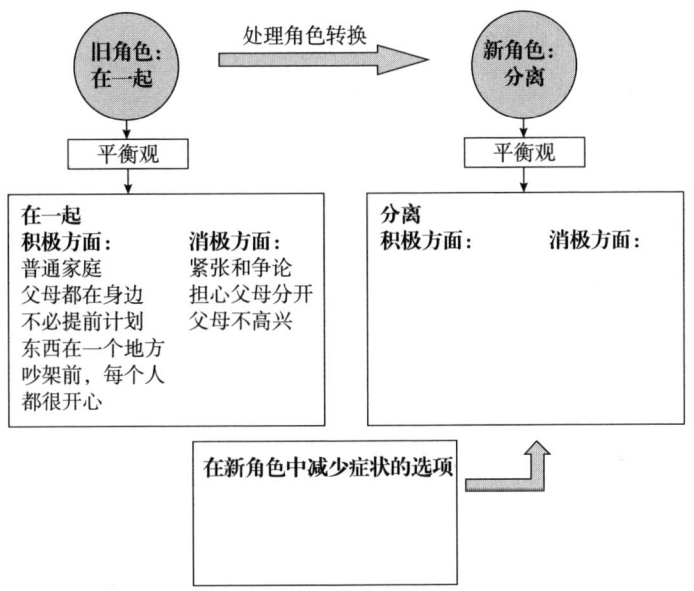

图9.1 家庭结构角色转换——皮帕的旧角色

治疗师：还有别的吗？

皮　　帕：我想不出别的了。

治疗师：如果你想到了什么，就加进去。现在让我们想想当前的情况——你的新角色。在开始之前，你有什么想说的吗？

皮　　帕：我觉得我忘了对他们分手的紧张和担心。

治疗师：这对你的影响如何？

皮　　帕：相当多。我很重视它。

治 疗 师：当我让你给你的抑郁打分时，你说大约是2分。0是你有过的最糟糕的感觉，10是感觉很好、完全没有抑郁症状。当你担心父母分手时，你的感受是什么？

皮　　帕：也许是4分。但这和抑郁不同，它不会一直存在。像我在学校或和我的朋友一起时，就会忘记它。

治 疗 师：所以当你真的很担心时，你的感觉几乎和过去几个月一样糟糕，但你并不是一直这么觉得。当你不在家的时候，你玩得开心吗？

皮　　帕：是的。

治 疗 师：在家的时候呢？你担心的时候多吗？

皮　　帕：哦，不是所有的时间。只是在我知道他们肯定会分手之前，它变得越来越多。

治 疗 师：关于他们分开的可能性，对你来说最可怕的是什么？

皮　　帕：就是不知道会发生什么——我会和谁住在一起——我是不是还能见到另一个人。

治 疗 师：所以，那种不确定性，不知道会发生什么，以及它会如何影响你与父母的关系，真的很令人担忧。正如你所知道的，IPT是关于生活中的变化如何影响我们的人际关系，以及如何影响我们的感受。这正是我们将要详细讨论的内容。我们会回来讨论这一点，但我们要暂时离开图的左侧，来想想右侧的新角色，或你当前的情况，这样可以吗？

皮　　帕：当然。

讨论角色积极方面和消极方面的过程往往可以帮助识别在新情况下失去或错过的内容。有时，会出现强烈的悲伤或愤怒情绪。在探索旧角色时，治疗师应对可能与依恋需求相关的问题以及这些问题如何受到角色转换的影响保持警惕。皮帕描述的不确定性对大多数青少年来说都是困难的，但因为她的专注型依恋特征，这对她来说尤为困难。治疗师注意到了这一点，以备将来探索。

上述对话中概述的方法与动机性访谈技术一致，这是一种基于证据的干预措施，用于解决成年人和青少年的物质滥用问题（Miller and Rollnick, 2002）。动机性访谈，顾名思义，就是通过建立改变的动机来发挥作用。这些原则还有助于为精神障碍相关的改变做准备（见第二章）。

步骤 3　审查新角色的积极和消极方面

在探索了旧角色的积极和消极方面之后，重点就转向了新角色。通常，青少年会消极地看待新角色，所以如果邀请他们在列出新角色的积极方面之前，先列出消极方面，在衔接上会更加顺畅。在询问新角色的积极方面时需要保持谨慎，尤其是在困难情境下。例如，如果新角色是因疾病、事故或丧亲之痛而产生的，那么询问积极因素可能会让青少年感到不舒服，并让他怀疑治疗师是否真的了解他的痛苦。

治疗师与皮帕的对话继续进行。

治 疗 师：我知道你对这种新情况有很多不满——你爸爸跟乔茜（Josie）和她的女儿们住在一起。让我们列出一个消极清单。

皮　　　帕：（没有停顿，情绪激动）我讨厌乔茜，她的孩子们都是贱人。

治 疗 师：你不喜欢她们的什么，你能写下来吗？

皮　　　帕：她认为她能对我指手画脚。她没有权利这么做。她不是我妈妈。

治 疗 师：听起来你真的很生气？

皮　　　帕：她真的让我很生气。

治 疗 师：她让你做的哪些事情惹你生气？

皮　　　帕：很多事。比如"不是该睡觉了吗？你不想明天筋疲力尽地上学吧"。

治疗师：还有吗？

皮　　帕：甚至像戴上帽子、涂防晒霜，或者在出门时照顾妹妹们之类的。我当然会照顾她们！她好像认为我连这都不知道似的。而且她没有权利叫我做事！

治疗师：你的意思是她没有权利，因为她不是你的母亲？

皮　　帕：是的。而且这感觉很诡异。她表现得好像真的很在乎的样子，但她并不了解我。她这样做只是为了在爸爸面前表演。

治疗师：你说的诡异是什么意思？

皮　　帕：就像她在伪装。那不是真的。

治疗师：她有没有做过其他让你生气的事情？

皮　　帕：很多。她从不让我单独和爸爸待在一起。她总是在那里。比如她可能在做饭，我去坐在爸爸旁边，而他正在看电视，她就会开始问爸爸或我的事情，或者进来瞎忙一气。

治疗师：你上一次和爸爸单独相处是什么时候？

皮　　帕：自从她搬进来以后再也没有过。

治疗师：啊，那有八个月的时间了？

皮　　帕：好吧，我想还是有几次，他开车送我去打无篮板篮球。我想当他从妈妈那里接我走时，我确实看到他（父亲）没有和她（继母）在一起，但我的妹妹们总是在那里。

治疗师：听起来与父亲独处的时间对你很重要。我们会回来详细讨论这个问题，以及，如果你愿意，讨论乔茜惹恼你的方式。你提到了她的女儿。你能告诉我关于她们的事吗？

皮　　帕：我想利娅（Leah）还不算太坏。虽然有时她真的很烦人，但她还是不错的。她太小了，还不懂事。但辛迪

（Cindy）应该懂事了。我不在的时候她会用我的化妆品和其他东西。她甚至没有问过我！

治疗师：这令你很生气？

皮　　帕：是的。她和爸爸说话的方式就好像他是她的父亲一样。他如何爱她，她如何爱他，以及他如何爱她的妈妈。贱人！

在这一点上，治疗师决定停止单纯地罗列消极因素，以引导对一些潜在问题和感受的探索。

治疗师：我感觉，这让你怀疑你和你的妹妹们在这个新环境中，以及在父亲心中的地位，你觉得我说的对吗？

皮　　帕：什么意思？

治疗师：呃，有时当我们所爱的人建立了新关系时，我们可能想知道这对我们与他们的关系意味着什么，例如，他们是否还有时间陪伴我们，那些新的人是否比我们更重要——对那个人来说？

皮　　帕：我觉得我一直在思考——他是否还那么爱我们？

治疗师：你和他谈过这件事吗？

皮　　帕：没有。

治疗师：我认为让你的父母了解这些变化如何影响了你是很重要的。我们会回来关注这一点，但我不想打断你对这个清单的思路。你似乎对新情况的厌恶还有更多的话要说。可以继续吗？

皮　　帕：是的。有很多我不喜欢的事情。像是我在他那里时不得不表现得非常有条理，并始终提前考虑我需要什么。我会忘记一些事情，有时在回到妈妈那里之前无法完成作业，因为我没有随身携带所有的学校用品。

皮帕几乎不需要治疗师的提示就列出了一长串她厌恶新情况的原因。治疗师本可以在生成清单之前停止对情感的探索，但他判断，承认皮帕明显的愤怒情绪将有助于制作她的消极清单。

起初，皮帕发现很难找出新角色的积极因素。然而，在沉默之后，她开始发现事情有所改善。她提到，自从父母分开后，他们的争吵就减少了。皮帕反映，她的父母现在几乎不说话了，不仅争吵减少，她还发现了其他好处。当她的父母认为她在对方家里时，她能够与朋友共度时光，而且他们不知道她在哪里。皮帕意识到父亲在分居后更快乐了。她还认为他对家庭分裂感到内疚，这使她很容易从他那里得到想要的东西。她补充说，他对圣诞和生日礼物特别慷慨。

图9.2"家庭结构角色转换——皮帕"总结了在这次谈话中发展起来的对新角色更辩证的看法。完成这些清单后，皮帕反思了从这个过程中学到的东西。

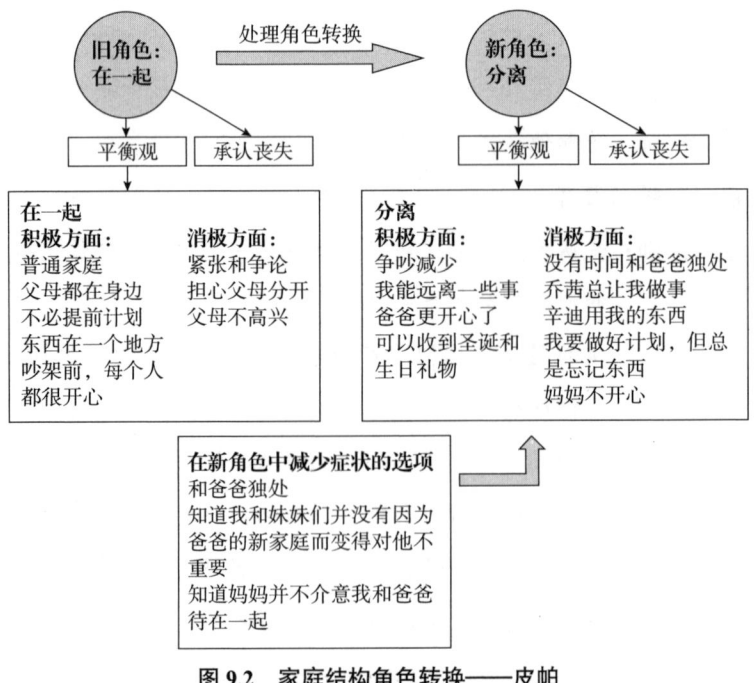

图 9.2　家庭结构角色转换——皮帕

治 疗 师：当回顾这些清单时，你有什么看法？

皮　　帕：什么意思？

治 疗 师：嗯，有时通过写下新旧角色的积极和消极方面，把它们放在一起看，可以引发新的想法。

皮　　帕：我想我并没有真正考虑过爸爸妈妈分开的好处。他们在一起的时候也有一些负面的影响。

治 疗 师：这对你看待变化的方式有什么影响吗？

皮　　帕：我不确定。也许这就像你几周前说的，抑郁让我只看到消极的东西。不过不要误解我的意思，我仍然希望他们没有分手。

治 疗 师：我这样理解对不对呢？你很怀念过去的事，并且主要记住了关于它的好。你对你父亲和他的新家庭住在一起没有任何积极的感受。但是，当你查看清单时，你会注意到这两个角色都有你喜欢和不喜欢的地方。正如你所说，抑郁可能会让你只看到消极的一面。而这些清单帮助我们看到一幅更平衡的图景。但我能理解，你希望事情依旧像过去那样。我说得对吗？

皮　　帕：对。

治 疗 师：当看着这个清单时，你对这些变化有什么感受？

皮　　帕：我想这种感觉并不是那么糟糕。

治 疗 师：当你对任何情境感到沮丧时，你都可以自己做这件事，不仅仅是在这种情境中。花一点时间考虑是否有一些你没有看到的积极因素——检查是否存在消极偏见。这只是这个过程的第一部分。我认为下一个部分可能对你特别有用。它关注的是什么可以帮助你在新情境中感觉更好。我们来想想，好吗？

皮　　帕：当然，但我不知道事情会有什么改变。

皮帕对积极变化的可能性缺乏信心，这将在下一阶段得到直接解决，即第四步：确定可以减少症状的选项。

当需要进一步探索时

当识别新旧角色的积极和消极方面的过程以一种详细的方式进行时，它很可能为角色转换提供充足而彻底的探索，以指导下一个步骤。然而，如果需要更多信息，以下问题可能有助于找到解决方案。

- 你是如何尝试应对这种转变的？
- 你是如何应对其他变化或转变的？
- 想想你仰慕或钦佩的人。可能是你认识或听说过的某个人，也可能是网络、书籍、电视或电影中的某个角色。在这种情况下，那个人会怎么做？
- 你最怀念旧角色的什么？谁能最好地理解？
- 如果你有一根魔杖，你会在新角色中改变什么？你有没有告诉过别人？
- 如果你正在制作一个相关的YouTube视频，谁会在里面？视频会是什么样子？
- 告诉我你是如何试图让其他人知道这个转变对你来说是怎样的。
- 你想让谁更好地理解这一点？你可以说些什么来帮助他们理解？
- 你希望他们如何回应？你可以说些什么来帮助他们了解你的需求？
- 关于这件事，你对你最好的朋友说了什么？
- 你认为他会有什么反应？
- 你的朋友怎样才能最好地支持你？
- 你的朋友为了让你觉得他们理解了这一点，他会做什么或说什么？

解决失落

如果皮帕对上述过程没有很好的反应，或者如果治疗师仍然不确定皮帕的转变最重要的方面是什么，他可能会使用其他技术。这可能包括对新旧角色进行绘画或描绘、撰写关于角色的内容、制作 YouTube 视频、雕刻黏土模型、制作面具或创建纸浆图像。第七章更详细地讨论了创造性技术的使用。

在进一步探索与角色转换相关的情感时，此类技术也可能有用，尤其是当青少年对口头方法不满意时。角色扮演和空椅技术（见第四章）也是探索角色转换及其影响的有效方法。例如，新旧角色可以用两个面对面的椅子来表示。然后，当青少年在椅子之间移动时，治疗师可能会邀请他们从每个角色的角度与自己对话。这可能包括讨论或辩论每个角色的积极和消极方面，从而为上述第二步和第三步的方法提供替代方案。治疗师还会邀请他们表达与每把椅子相关的情绪、想法和身体感觉，来关注角色转换中涉及的情感。

对于许多青少年，为了能够有效地将他们的依恋需求传达给他人，治疗师需要首先帮助他们描述失落感以及与角色转换相关的其他情感。对皮帕而言，会谈中的讨论已经足以探索她愤怒和悲伤的感觉，这个过程发生在第三步和第四步中。

步骤 4　确定可以减少症状的选项

探索新旧角色的积极和消极方面的细节后，治疗师和青少年将能够很好地确定减少症状的选项。最有效的方案往往侧重于解决在新情境中无法满足的依恋需求。一个格外节省时间（简短干预中的持续考虑）的办法就是从青少年最怀念的旧角色或最关心的新角色的问题开始。

正如在 IPT-A 中常见的，从解决一两个特别突出的问题中学到的技能和洞察力通常可以被应用到其他场景中，因而不必对新角色中剩余的问题进行相同的详细工作。专注于对青少年最重要的问题提供了一种特别有效的学习，因为问题的相关性很高，青少年的参与度也可能会最大化。一个可能的例外是，如果青少年在气质上"慢热"（Chess and Thomas, 1999），或者因为先面对最大的问题而过于畏惧，那么首先讨论一些不那么令人生畏又比较相关的问题，建立他们对该过程的熟悉和信任，将有助于他们处理更具挑战性的情况。这种方法可能会适合回避型依恋的群体，对这些青少年来说，通过提供选择和选项来最大限度地提高他们的控制感，是促进参与的一个重要考量。

总之，治疗师要请青少年确定他们想先重点关注哪个问题。一旦确定了重点，减少症状的选项就会出现并得到探索。

在第六次会谈中，与皮帕的持续对话包含了下一步的语言示例。

治 疗 师：皮帕，你提到你看不到事情会如何改变。当被迫转变时，人们往往对改变事物感到绝望，而这会助长抑郁。然而，如果相关人员之间有良好的沟通，就更容易提出适合每个人的安排。我不是说你的父母会重新在一起，但如果我们能帮助他们更多地了解你需要什么，他们也许能够做出一些改变，这样你就能得到更多你怀念的东西，而少一些不想要的。当你查看你列出的清单时，你最关心的是哪一个？它可能是你对旧角色的怀念、对新角色的厌恶，或者是你还没有实际写下来的东西。

皮　　 帕：乔茜对我指手画脚。

治 疗 师：那是你最想改变的事情吗？

皮　　 帕：也许最重要的事情是没有时间和爸爸单独相处。

治 疗 师：我们从这个开始怎么样？你认为他知道这对你有多重要吗？

皮　　 帕：嗯，他应当知道。

治 疗 师：你有没有试着告诉他你对这件事的感受？

皮　　帕：为什么应该我做？他是我的爸爸。哪怕我不说，他也应该知道！

治疗师：听起来你对此感到愤怒。

皮　　帕：她们总是在那里，就好像我必须一直和别人分享他一样，这不公平。当我们不在时，她们就把他据为己有了。

说话时，皮帕的怒火中似乎夹杂着悲伤。在第七次会谈中，治疗师邀请皮帕更详细地描述她的感受，最终目的是帮助她向父母传达她在新角色中的依恋需求。

随着讨论的继续，皮帕能够更详细地描述她的失落感，这有益于随后进行确定选项的对话。

治疗师：你知道，有些父亲在感情和人际关系上有盲点，尤其是当他们很忙的时候，你也提到他工作时间很长。我不是想为他找借口，我能理解你的愤怒和悲伤，因为这对你来说真的很重要。有时我们需要向关系中的其他人详细地说明，以明确我们的感受和需求。他们理解了之后，可能会很乐意尽其所能为我们提供我们在关系中所需要的东西。你期待或希望你的父亲能弄清楚你需要什么。他最终可能会做到，但你可以通过与他交谈来加速他的理解。除了你认为应该是他理解而不是你告诉他之外，还有什么阻碍了你与他谈话？

皮　　帕：当她们在场时，我不想这样做。

治疗师：这很好理解，还有其他的吗？

皮　　帕：我也不确定。

治疗师：如果你告诉他你对这件事的感受，你认为他会如何反应？

皮　　　帕：我不确定，他现在有新的家庭。

治 疗 师：那在他搬出去之前呢？

皮　　　帕：如果我真的这么去问，那他可能会为我腾出时间。

治 疗 师：而现在你不确定。你能告诉我更多关于新家庭是如何让你感到不确定的吗？

皮　　　帕：（表情和声音都很悲伤）也许他太忙于和她们相处，还有工作。

治 疗 师：你的声音与之前生气时相比，听起来不同。你现在感觉如何？

皮　　　帕：难过。

治疗师继续探索皮帕在新角色中的需求及其影响。除了讨论她的悲伤之外，皮帕还发现她害怕向父亲询问独处的时间。她担心分享她的需求却被拒绝会证实她最担心的事情，即她和她的妹妹们正在被父亲的新家庭所取代。在她看来，这比不问更痛苦。治疗师帮助皮帕权衡与父亲讨论她需求的利弊。皮帕的困境很常见：在寻求帮助时，我们不确定他人会如何回应。如果他人没有按照我们希望的方式回应，我们就可能会体验到被拒绝的痛苦。不确定的感觉会被专注型的依恋风格放大。治疗师推测皮帕的依恋风格可能会影响她。下面会列出对话的简短摘录。

许多青少年发现被提醒或被教授可能有助于预测他人反应的因素会有所帮助，例如，他人过去的行为方式。在这个过程中，皮帕回忆起当她向父亲求助时，她的父亲通常会做出很好的回应，对她的妹妹们也是如此。她记得他对待亲戚和朋友也是这样。皮帕认为她父亲很可能会尽力满足她的需要。虽然她不能百分之百确定，但她认为应该尝试与他谈谈，在新的家庭环境中，她需要什么。接下来，皮帕需要考虑如何将她的需求传达给父亲，然后对可能的选择进行练习。这些将在后面的步骤5中讨论。

治 疗 师：皮帕，你提到所有这些变化的不确定性是对你来说最困难的事情之一。例如，在旧角色中，你为不知道你的父母是否或何时会分手而担心；在新角色中，你想知道，对和乔茵及她的女儿住在一起的父亲来说，你有多重要。我说的对吗？

皮　　帕：对。

治 疗 师：我想任何人都会觉得这很难。我认为你现在还有一些额外的情况。回到我们的第三次会谈，当谈论你发现信任他人是多么容易时，我们发现有时你不确定人们是否会在你需要时出现在你身边。你不会一直有这种感觉，但当你确实有的时候，它会对你产生很大的影响。有时你会不敢提出需求，以防止自己感到被拒绝？（皮帕点头）或者如果你确实试着去问了，你可能会感到焦虑或愤怒，并且没有按照预想的方式传达信息？（皮帕再次点头）然后对方不能明白这一点。如果这种对信任的不确定性会影响你是否与父母沟通，我也不会感到惊讶。

皮　　帕：或许吧。

治 疗 师：如果你有兴趣，下次我们可以看看意识到自己的这一方面会如何帮助你向父母解释你的需要。

皮帕最大的担忧集中在她的依恋需求上。对其他青少年来说，至少在最开始的时候，与对新角色的主要担忧相比，依恋的中心地位可能不太明显。在这种情况下，治疗师需要帮助青少年将她对角色转换的担忧与其对人际关系的影响联系起来。她的担忧可能集中在新角色的失败上，但她可能没有意识到潜在的恐惧，即如果她不能很好地在新角色中发挥作用，会让重要的人失望，或者感到羞辱、尴尬或被拒绝。

如果时间允许，探索角色转换对多个重要关系的影响通常是有益的。例如，在皮帕的案例中，除了解决她与父亲的关系之外，治疗师还想了解角色转换如何影响她与母亲及她的亲密圈中其他人的关系。

皮帕与母亲的关系中，她最关心的是母亲会感到不快乐和孤独，因此皮帕无法和母亲谈论她是多么想念与父亲独处的时间。此外，在皮帕开始定期地与父亲独处后，她觉得无法向母亲表达她的开心，因为她觉得享受和父亲在一起的快乐在某种程度上背叛了母亲。治疗师协助皮帕探索这些担忧，然后确定将她的需求传达给母亲的选项。治疗师与皮帕的父母进行了一次联合会谈，以帮助他们了解皮帕的需求，并将其与父母分居后的一般需求和动力进行整合。皮帕不愿意邀请父母双方参加同次会谈，因为她担心他们之间会发生冲突，但很高兴邀请他们参加不同的会谈。

步骤5　计划、预演和实施改变

与其他问题领域一样，将在探索角色转换中获得的见解进行操作的一个关键方面是帮助青少年将需求传达给重要他人。治疗师必须建立一座桥梁，使青少年能够从与治疗师讨论需求转变为有能力将需求有效地传达给生活中的重要他人。

社交技能的发展、建立信心和对治疗关系的信任组成了这座桥梁。一些青少年需要发展新的社交技能才能有效地就新角色进行交流。其他青少年可能已经具备必要的社交技能，但需要帮助才能在新情境中认识和应用现有的能力。青少年的症状，包括精神障碍，会使他们难以认识到自己的应对能力和积极品质。此外，与过去的经历相比，新情况的新颖性可能会压倒他的能力感。根据定义，角色转换的特点通常是新角色被意外地强加给青少年。而IPT-A为他们提供了一些时间，以弥补准备的不足。

皮帕已经确定了与父母有关的主要需求。她想和父亲独处一段时间。这与更广泛的需要有关，即在他的情感中她和她的妹妹们不会被他的新家庭所取代。关于母亲,皮帕希望能够与她谈论父亲,并说明他对自己的重要性,而不必担心这会对母亲不忠或使她不高兴。

在第七和第八次会谈中,皮帕的治疗重点是计划和练习与父母的关键沟通。下面是对话的摘录。

治疗师:皮帕,我想总结一下我们的进展,在上次谈话中你提到,与父亲有关的新角色中,对你来说最不利的是没有时间与他单独相处。我一直鼓励你告诉他这对你来说有多重要,我建议你这周好好考虑一下,包括你可能会说些什么来帮助他了解你的需求,比如何时何地以及你会怎么做。你有可能会考虑一下吗?

皮帕:好,我不想在她们在的时候这样做,而她们一直都在。我想也许可以让他开车送我去某个地方,比如去朋友家,我可以在他开车的时候和他说。

治疗师:很棒。除了能让他独自一人以外,还有其他原因让你想到这种方式吗?

皮帕:在他们分开之前,他有时会开车送我去学校,或者放学后我们去冲浪。开车时我会告诉他一些事情,他会问很多问题,就像在倾听一样。

治疗师:他的新家人是否有可能在车里,也许会跟着你们,或者在其他地方下车?你会向他明确表示只想和他一起吗?

皮帕:没想过这个。我认为当我打电话给他请求搭车时,我可以说希望只有他一个人,因为我想和他谈谈。

治疗师:听起来不错。你提前安排了对话,让他知道你不仅是想要搭车,还想交谈。我们讨论一下你想说的内容,以及你可能会怎么说,怎么样?你想说的主要内容是什么?

皮帕:我怀念和他在一起的时间,只有我和他。

治疗师:理想情况下,你希望与他独处的频率和时间是怎样的?

皮　　帕：也许每周一次或两周一次。如果我有什么想告诉他的，就频率高一点，但如果我忙于作业和无篮板篮球，或者没有什么特别的事情要谈，可能就不会那么频繁。不需要很长时间。就像如果我在他那里，她们也都在，也许我们可以只是去花园里走走，或者他可以来我的房间看看我，甚至是只有十到十五分钟的闲聊也好。

治疗师：说得很棒。你可以这样和父亲交谈，它很清晰，也包含了一些例子，你的要求很合理。你说，即使是很短的时间也会使你感觉与他有联系，并让你有机会谈谈想让他知道的关于你的重要的事。那么偶尔和他在一起待更长时间会怎么样呢？也许一天或半天，这是你想要的吗？

皮　　帕：那太好了，但他很忙。

治疗师：尽管他很忙，但从你告诉我的和见到他的情况来看，我认为他很关心你。如果你不问，你可能就得不到你在人际关系中需要的东西。正如我所说，你的父亲和其他人无法像会魔法一样读懂你的心思，但如果你能帮助他们理解你需要什么，虽然我不能保证，但至少这增加了你获得想要的东西的可能性，有时你可能会获得所有需要的东西。我们练习一下怎么样？让我们做点设置，这样我们既可以实验，也可以尝试不同的交流方式。我们可以多试试，甚至用它找点乐子，比如尝试一些有点冷门的方法。这有助于我们找到一种你觉得舒服并且我们认为有效的方法。这听起来如何？

皮　　帕：好，这就是你谈到过的角色扮演吗？

治疗师：这当然是一种可行的方式。我们可以从假装我是你父亲开始，你尝试以不同的方式开始对话，或者如果你愿意，我可以扮演你，你来扮演你父亲的角色。

皮　　帕：第二种，你是我，我扮演爸爸。

治疗师：所以你的任务是考虑我说的是否清楚，并像你认为的你父亲那样做出回应。听起来你需要与父亲进行两次对话。第一次是安排一次谈话，这样你可以单独和他相处。第二次更多的是告诉他你需要什么。你想从哪个开始？

皮　　帕：第一个。

治疗师对皮帕刚刚说的话设计了几种变式，例如"嗨，爸爸。你能在周末的某个时候开车送我去萨莉（Sally）家吗？除了需要搭车外，我还有一件事想和你谈谈，只有你和我。"皮帕喜欢这种简单明了的说法，这样她容易记住，她父亲也容易理解。当治疗师扮演父亲的角色时，她觉得这样说似乎很简单。经过几次练习后，扮演父亲的治疗师说："对不起，亲爱的，这个周末我真的很忙"。脱离角色后，治疗师问皮帕，她会如何回应。

皮　　帕：我想不一定非要是这个周末。我们什么时候可以聚在一起谈谈呢，就我们俩？

治疗师：（扮演父亲的角色）周三放学后怎么样？我可以去接你放学，在送你回家之前我们可以去海滩上荡秋千？

皮　　帕：那很好呀。

治疗师：（脱离角色）干得不错，你请他给出一个时间，这是一个很好的策略，因为你不可能知道他所有的日程安排。听起来你对此相当有信心，并且能够根据你父亲的反应来思考。对吗？

皮　　帕：是的。我想我可以安排谈话，但更困难的是谈话本身。

治疗师：所以让我们开始讨论这个吧。告诉我更多你感觉困难的事情。你之前提到过，担心父亲可能不会按照你的意愿做出回应。

皮帕和治疗师讨论了潜在的困难，并进行了一系列角色扮演，让她能够将自己的需求传达给父亲，包括当父亲以其他方式做出回应时。

皮帕的父亲以超出她预期的方式做出了回应。他迅速为他们的见面腾出了即将到来的周末，并答应了皮帕选择的所有事情。他为没有意识到这对她很重要而道歉。他承认她和妹妹们在面对新的家庭时很困难，并请她告诉自己，他是否可以做些什么来让她更轻松，他强调，希望她能够在需要的时候与他交谈。皮帕对这些回答感到安心，她对父亲对她和妹妹们的感情被新家庭所取代的担忧减少了，这使她更容易与他讨论这些担忧。经过这次谈话，皮帕的症状明显好转。

这对皮帕来说是一次有效的学习体验，证明了如果她能清楚地传达在人际关系中的需求，就会提高以想要的方式满足自己的需求的可能性。在接下来的会谈中，皮帕计划并排练了与母亲的沟通，母亲也积极回应了她的需求。

总而言之，在第五步中采用的流程如下：

- 确定需要沟通的内容
- 探索各种可能，并制订计划进行最有效的沟通
- 练习和完善沟通
- 考虑安全问题

治疗师最初会引导一个对话，讨论青少年最想就自己在新角色中的需求向重要他人传达什么信息，然后讨论如何实现这一目标。接下来是确定和演练有效沟通的策略。在皮帕的案例中，治疗师通常起到重要的指导作用，以培养青少年的技能和洞察力，同时对可能存在的陷阱保持警惕。治疗师协助青少年调整策略，以提高沟通的清晰度和有效性。

让重要他人参与角色转换的评估和治疗

如果患者同意与他关系亲密的人加入治疗，比如父母、养育者、教

师、祖父母、兄弟姐妹、朋友或其他人，这些重要他人就可以在评估问题领域的阶段提供有价值的信息，而这可能成为治疗的重要部分。

这些他人可能是患者社会支持的重要来源，这种支持也应该得到评估，以便更好地在治疗中发挥作用。

如果患者的重要他人向患者提供的支持不足以满足其需求，那么在这个问题领域的工作将主要是强化现有的关系和/或加入新的关系。有时，问题就出在提供支持的方式上，其实只要略微调整就能够更好地提供患者需要的帮助。例如，皮帕的父亲认为他是支持她的，但只有在皮帕明确表达了需求后，父亲才能提供她需要的帮助来缓解她的抑郁症状。加强对角色转换概念及其与患者症状之间的关系的沟通和教育，将有助于调整重要他人提供的帮助的有效性。

其他问题

与性取向或性别认同相关的角色转换

青少年可能会遇到一系列与性别、性取向和性别认同有关的问题，这些都可能导致角色转换的问题，包括以下情况：

- 青春期提前或推迟
- 单相思，或有不受欢迎的性或恋爱想法
- 开始或结束性关系或恋爱关系
- 被同性吸引
- 性别认同问题

这些变化是否引起角色转换，主要取决于青少年是否觉得自己已经为变化做好了准备。更重要的是，在新角色中，他们的依恋需求是否能够被满足。这些问题可能是因为青少年的生理成熟早于认知、情绪和社会化的成熟。由于缺乏准确的信息来帮助他们理解自身所处的阶段并指导他们如何处理这些问题，青少年可能会产生困惑。他们经常求助同龄人和互联网，来指导自己该如何解决这些问题，但这些来源并不一定可靠。来自同龄人、社交媒体、文化或宗教的信息或压力彼此冲突，使情况变得更复杂。在多种复杂因素的交织下，青少年可能会难以适应变化，并导致一系列症状，包括精神障碍的出现。

评估

这些问题可能很敏感，所以我们需要重视评估的两项基本原则。治疗师需要做到：

- 表现出敏感性，但不要回避对问题的评估，即使这些问题对青少年来说可能是尴尬或为难的话题（见第二章）
- 解释清楚用语和术语，以避免误解

为了让青少年能够在需要时讨论性和性取向议题，本章在评估部分设计了一些开放性问题。例如：

当你发现自己被某个人吸引时，他是否有什么问题或变化发生？

一些青少年乐于接受更直接的问题，比如：

你是被男生还是被女生吸引？或者二者都有，或者二者都没有，或者不确定？

另一种问法也很直白，但在措辞上比较含蓄，比如：

有些女孩被男生吸引，有些女孩被女生吸引，有些女孩被二者都吸引，有些则不确定。有些人不喜欢谈论这个，我想知道在这一刻，你是否会遇到与这些有关的变化或问题。可以谈谈吗？

下面的这个一般性问题可能有助于确定性别认同问题：

最近你对自己的看法有变化吗？

然而，有时也需要直接询问有关性别角色的更为具体的问题，以确定与性别认同有关的潜在角色转换：

一些女孩对做女孩感到不舒服。她们觉得自己更像个男孩，有些男孩也一样。你有类似的想法吗？

探索和澄清青少年所使用的特殊描述，尤其是他选择描述自己或他人的语言或标签，对治疗师来说是有帮助的。例如，一些青少年喜欢使用"男同性恋者（gay）""女同性恋者（lesbian）"或"双性恋者（bisexual）"这样的词汇，而有些则更喜欢使用他们认为更具包容性的描述，如"同性吸引（same-sex attracted）"或"酷儿（queer）"。后二者指的是异性恋以外的性取向，而"酷儿"这个描述还包括了性别认同议题。

青少年会以多种方式定义性和性取向。它有三个重要的成分：(1)性取向，或个体被吸引的性别方向；(2)性身份，即个体告诉自己，自己的性取向是什么，如"我是女同性恋者、双性恋者或异性恋者"；(3)性相关的行为，包括个体是否因为被吸引而采取行动，以及以何种方式行动。这些成分之间的协调一致与心理健康和幸福感相关，不协调则与痛苦和障碍相关（Annor et al., 2018）。不协调的例子如：一个青少年被同性所吸引，但和异性恋身份有着强烈的联结。为了维持异性恋身份而引发的压抑和可能的过度补偿，也许会对青少年的身心健康产生不利影响（Bremner and Hillin, 1993）。

帮助角色转换的心理教育

在性、性取向或性别认同方面遇到困难的青少年通常需要一些心理教育，包括关于角色转换的教育，例如下面的格兰特的案例。准确的信息有助于减少青少年的困惑，并促进自我接纳。

心理教育对青少年的父母或其他重要他人来说也是必不可少的，无论是解决他们自己的问题，还是帮助他们有效地支持孩子。有关此类问题的风险和保护性信息可能会促进父母支持青少年适应角色转换。例如，这些知识可能包括：与其他青少年相比，初潮早发的女孩患一系列心理社会问题的风险更高，包括抑郁症和物质滥用（如 Graber, 2013）；与其他青少年相比，同性恋青少年与跨性别青少年自杀、抑郁和物质滥用的风险会更高（如 Corboz et al., 2008; Ross et al., 2018）。另外，平衡风险信息也有助于他们了解自己与青少年的关系，例如，多数被同性吸引的青少年在青春期并没有出现心理障碍或症状（Corboz et al., 2008），并且父母及重要他人的爱、支持和接纳也会产生强大的保护作用（如 Taliaferro and Muehlenkamp, 2017）。

步骤 1　确定角色转换为症状的核心

格兰特的案例展示了如何使用隐喻的方式来解释角色转换的概念，并确定减少症状的步骤。

15 岁的格兰特因为出现严重的焦虑和中度抑郁症状，被 16 岁的姐姐带到学校辅导员处。格兰特的症状在三周前显著增加——在他向最好的朋友透露他认为自己是同性恋之后。这位朋友告诉了另一名学生，而这名学生又将信息传递给了其他学生。几天之内，格兰特受到了同校男生们的排斥、骚扰甚至暴力。

格兰特的父母五年前就分居了，格兰特和姐姐及母亲住在一起，偶尔在周末和父亲待在一起。格兰特一直不愿向母亲透露他的烦恼和他的性取向，部分原因是母亲有精神障碍病史，他想要保护她。但在母亲对他最近的伤口和瘀伤不断提出质疑后，格兰特最终说出了发生的事情以及原因。他的母亲听后泪流满面，试图安慰他，说他仍然是她的儿子，她仍然爱他。尽管母亲对此表示接纳，格兰特还是确信母亲对他很失望。此外，格兰特担心如果父亲知道他是同性恋，会拒绝接受他这个儿子，因为父亲对同性恋者有无数的负面评论。

在与治疗师的第一次会谈中，格兰特讨论了他最近在学校的经历以及他对父母的担忧。他表示，同性恋与他信奉的宗教不相容，并且，他希望自己不是同性恋，但又怀疑自己不可能成为异性恋。格兰特的整体评估总结如图 9.3 所示。

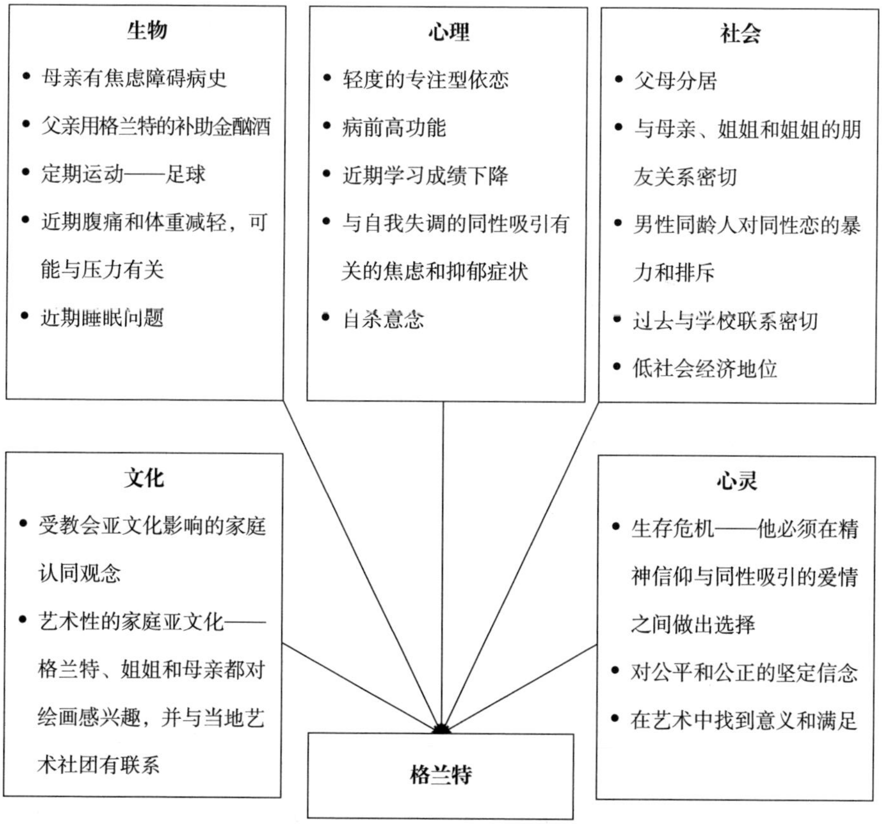

生物
- 母亲有焦虑障碍病史
- 父亲用格兰特的补助金酗酒
- 定期运动——足球
- 近期腹痛和体重减轻，可能与压力有关
- 近期睡眠问题

心理
- 轻度的专注型依恋
- 病前高功能
- 近期学习成绩下降
- 与自我失调的同性吸引有关的焦虑和抑郁症状
- 自杀意念

社会
- 父母分居
- 与母亲、姐姐和姐姐的朋友关系密切
- 男性同龄人对同性恋的暴力和排斥
- 过去与学校联系密切
- 低社会经济地位

文化
- 受教会亚文化影响的家庭认同观念
- 艺术性的家庭亚文化——格兰特、姐姐和母亲都对绘画感兴趣，并与当地艺术社团有联系

心灵
- 生存危机——他必须在精神信仰与同性吸引的爱情之间做出选择
- 对公平和公正的坚定信念
- 在艺术中找到意义和满足

格兰特

图 9.3 格兰特的整体评估总结

在 IPT-A 的初始阶段，治疗师和格兰特共同确定，角色转换是与其症状相关的问题领域。时间线显示，除了过去三周症状明显加重外，格兰特还清楚地意识到，在过去一年中，随着对自己性取向的意识不断增加，他的症状也一直在增加。治疗师协助格兰特理解，角色转换是对性取向的调整，并简要解释了五步骤模式。格兰特第五次 IPT-A 会谈的部分对话如下。

治疗师：如果你的教练要求你停止当守门员而踢前锋，你会怎么样？

格兰特：我不想，我喜欢当守门员。

治疗师：你喜欢它什么？

格兰特：我擅长这个。

治疗师：你姐姐也说你很擅长。

（格兰特微笑。）

治疗师：我能理解做你擅长的事情是一种享受。你还喜欢做守门员的哪些方面？

格兰特：我喜欢在后面，因为能够看到球场上发生的一切。我可以听到姐姐和她的朋友在我身后和我说话、开玩笑，妈妈或爸爸在为我加油。

治疗师：有什么是你不喜欢的吗？

格兰特：我不喜欢丢球或者球撞在脸上。

治疗师：所以即使有不喜欢的事，你还是喜欢做守门员？

格兰特：是的。

治疗师：那么踢前锋是什么感觉呢？

格兰特：我不想踢前锋。

治疗师：为什么不想呢？

格兰特：我不擅长这个，我觉得可能会搞砸。

治疗师：搞砸了会怎么样？

格 兰 特：丢脸。其他人的反应可能会让我很难过。

治 疗 师：还有别的吗？

（格兰特摇头。）

治 疗 师：你觉得踢前锋会有什么好处吗？

（格兰特耸了耸肩。）

治 疗 师：（停顿）好吧，告诉我做前锋需要什么？你会怎么做？

格 兰 特：在场上跑来跑去，传球、抢球、试图得分。

治 疗 师：你喜欢这些吗？

格 兰 特：这和守门有很大的不同，我想这可能会很有趣。比如，尽管我喜欢当守门员，但有时我会觉得无聊，或者觉得有点被冷落，特别是当我们和技术不太好的球队比赛时，所有的活动都在球场的另一端。

治 疗 师：如果教练不是突然让你不要做守门员而去做前锋，而是说，你可以在训练中尝试一下，那会怎么样？也许你可以接受一些特别的指导或训练，这样你会感到更加自信；也许你有机会和其他有丰富经验的前锋谈谈，问他们如何做？

格 兰 特：那也没那么糟。

治 疗 师：格兰特，当人们面临一个新的角色时（比如教练要求你不做守门员而去踢前锋），他们往往不想改变，而理由与你之前提出的一样。但有些变化不是完全的、突然的，不一定是全或无的改变，它是可以尝试的，或者在安全的情况下实验新角色，或者为新角色练习和发展技能。你对这些有什么想法？

格 兰 特：有点道理，但我不确定这和我是同性恋有什么关系。

在上面的对话中，治疗师直接用格兰特的生活做隐喻，讨论了角色转换，这个隐喻既能吸引他，又不具备威胁性。治疗师也介绍了一些关键方面，可能有助于格兰特适应他认为更具威胁性的转变，即性取向方面的问题。这些关键方面包括时间、准备和选择，并在随后的对话中得到进一步阐述。探索新旧角色的积极和消极方面也将被详细阐述，以帮助格兰特意识到他可以做一些减轻痛苦的选择。

治 疗 师：从足球到你对同性恋的感觉，这确实有点跳跃了。你之前告诉我，让你换位置去踢前锋给你带来的感受会因为这件事发生的方式而变得非常不同。例如，如果你有时间进行场外练习，你可能会感到更加自信。如果做出改变这个决定的是你自己，而不是教练，那么你会觉得更有掌控感，甚至可能喜欢这种变化，你同意吗？

格 兰 特：同意。

治 疗 师：你可能已经意识到我要说什么了。我在想，你是同性恋这件事情，会不会像教练突然要你踢前锋一样？你告诉了彼得（Peter）这件事情，然后突然学校里传得到处都是，一些人让你度过了一段非常艰难的时光，你不知道该怎么办。你一直担心，如果人们知道你是同性恋，他们会怎么想，包括你父母的反应和教会的态度。在想出如何处理这一切之前，你就陷入了困境，因此你认为同性恋是完全消极的，这完全不奇怪。你想回到异性恋的角色，或者像你说的，回归"正常"，是这样吗？

格 兰 特：是的，但没有什么灵丹妙药能治好我。

治 疗 师：确实没有。同性恋并不是一种疾病。但我在想，如果我们认为这对你来说是一个潜在的角色转换，就像在足球比赛中改变位置一样，那么它看起来就不会那么令人绝望。我想多谈谈你在异性恋的旧角色和这个潜在的同性恋新角色中看到的积极和消极方面，这将使我们可以认真思考，哪些事情可能有助于最大化积极因素和最小化消极因素。这将包括找到让你不那么担心你现在害怕的事情的方法，比如如何适应。你想试试吗？

格 兰 特：是的，我很感兴趣，但我能问你一些事吗？你的意思是，如果我选择同性恋的新角色。但其实现在大家都知道了。

治 疗 师：每个人？

格 兰 特：学校里的每个人。

治 疗 师：如果我说错了，请你告诉我，但从你所说的话来看，你觉得——用你姐姐的话来说，在你准备好之前，你已经被"出柜"了，而且没办法让人们回到不知道这件事的状态了。但也许有一些其他选择，我不太确定这对你是不是管用，但如果你说"哈哈，你们都被耍了，真逊！"并且不去证实你到底是不是同性恋，那又会怎么样呢？我在想，谁说你必须在15岁时决定自己是同性恋还是异性恋？谁说你必须公开这件事？如果你把这个决定再推迟一年，那会是什么样呢？或者，如果你打算把这个问题留到完成学业之后再解决呢？另一种选择是，无论你做什么决定，你都不告诉任何人，或者只与几个你认为可靠的人分享？

格 兰 特：我没有那样想过。

治 疗 师：我的意思是，你拥有的选择比你意识到的更多。我想任何经历过你所经历的事情的人，都很难看到可能的选择，因为一切都发生在你还没准备好和还在努力想清楚的时候。（格兰特点头）你的抑郁很大程度上是因为你觉得自己完全陷入了困境，正如我们在时间线上看到的，在这之前的大部分时间里，你已经感到压力和担忧，而在过去的三周里，你的症状显著增加。当人们感到自己被困在他们不想要的环境中时，这种反应是很常见的。但是，从好的一面来看，如果我们能找到一些能够改善情况的选项，那么你的抑郁和焦虑就会好转。一旦你知道该做什么，我想你就会开始觉得好多了。

在上面的对话中，治疗师帮助格兰特理解了角色转换的概念、与症状的联系，以及它如何为他提供前进的道路。接下来的步骤前文已有介绍，下文中也将详细阐述：探索新旧角色的积极和消极方面，然后利用它们确定减少症状的选项。帮助青少年认识到他是有选择的，这可能会带来非常好的治疗作用，尤其是当他们觉得自己陷入了必败的困境的时候。为了进一步播下希望的种子，治疗师可以提起采用这种方法与同性恋青少年工作的例子，并表示这些青少年受益匪浅。而且，即使格兰特的情况不是这样，他们也可以探索其他方法，直到找到对他有真正作用的那一种。

将同性吸引确定为角色转换时的注意事项

对其他青少年来说，将被同性吸引概念化为一种潜在的角色转换，不一定都像对格兰特那样有明确的意义。把同性吸引作为一种选择，可能有积极的一面，也可能有消极的一面。这种新角色的构建有助于避免青少年觉得治疗师在将他们推向新角色，而不是帮助他们把它看作一种选择。同时，治疗师还应该意识到，青少年可能会对评判式的态度过分警觉。他可能不会将性取向视为一种选择，如果是这样，他可能会认为这种概念化或假设是在轻视他，并认为治疗师没有理解他的经历。

步骤2和步骤3　对新旧角色形成更平衡的看法

下面概述的过程有助于格兰特对其新旧角色形成更平衡的看法。它体现在第五和第六次会谈中,如图9.4"同性吸引角色转换——格兰特"。格兰特很快就列出了过去角色的积极方面,以及作为异性恋——或者更准确地说——作为被认为是异性恋的人的积极方面。这包括被视为"正常",对他来说意味着融入并表现得和其他人一样;不会遭受暴力和骚扰;拥有一个他为自己设想的理想未来,并且他确信父母也希望他拥有这个理想未来,也就是结婚生子;在学校里参与男生们正常的社交活动。

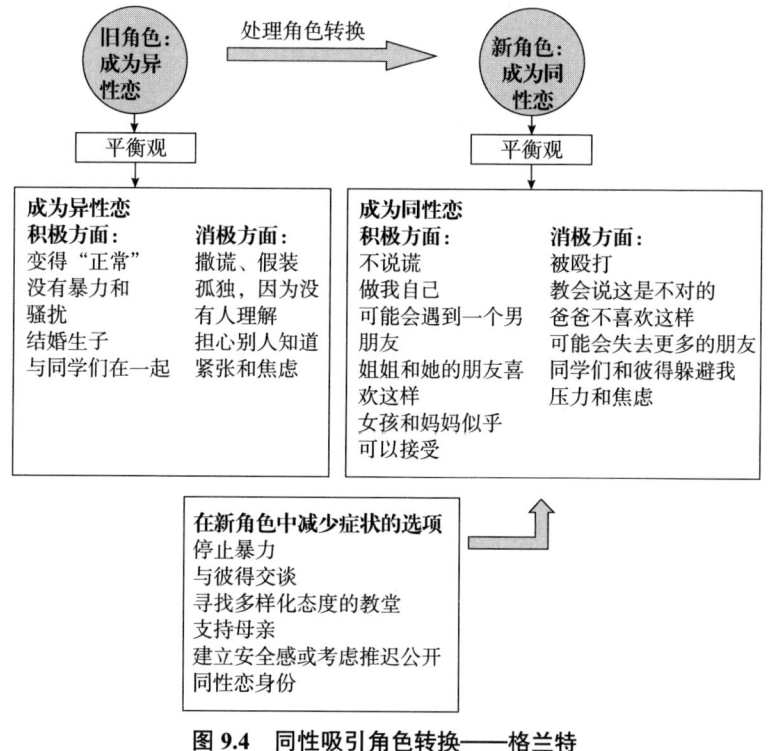

图9.4 同性吸引角色转换——格兰特

格兰特花了更长的时间来确定这个角色的消极方面,但他最终列出了几个重要的问题。其中包括对所有人撒谎和假装,这让他感到不诚实和孤独,因为即使当他和爱他的人在一起时,也没有人知道他到底是个怎样的人;担心人们发现他是同性恋;大多数时候感到压力和焦虑。格兰特还认识到，他经历的恶心和胃痛可能与这种压力有关。

治疗师随后探究了同性恋这个潜在新角色的消极方面，格兰特很快列出了一些担忧。包括：躯体暴力；认为同性恋与教会格格不入，他们认为同性恋是罪恶的，并会导致"永恒的诅咒"；担心父亲会拒绝他；男孩们继续在学校里排斥他；继续感到压力和焦虑。

格兰特最初很难想到成为同性恋的任何积极因素。过了一段时间，他提到，如果对那些重要他人保持诚实，他可能会自我感觉更好。格兰特还回忆道，他的姐姐、姐姐的朋友和学校里的女孩们不仅不介意他是同性恋，而且她们中的一些人似乎认为这很"酷"。此外，他还提到，他的母亲很想让他安心，不管他的性取向如何，她都爱他。

当被要求仔细思考这些消极和积极因素清单时，格兰特表示，这些角色似乎并不像他以前看到的那样非黑即白。

步骤4 确定可以减少症状的选项

作为确定减轻症状备选方案的一部分，这一步探索了通过减少消极方面和增加积极方面来支持新角色的方法。

在第六和第七次会谈中，治疗师解决了格兰特的所有主要问题，首先是反复、明确地表示，格兰特有权得到安全感。

治 疗 师：你所经历的暴力和骚扰令人发指，是必须停止的。学校有责任确保所有学生和教职员工的安全。我知道你不想告诉老师，因为你担心这会让事情变得更糟。但学校可以以一种将你的身份保密起来的方式做一些事情，让你和其他人的生活都变得更加安全。

格兰特同意治疗师与学校一起解决安全问题。他宁愿选择这一方案，也不愿让母亲介入，因为他担心这会给她带来额外的压力。学校认真对待了这件事，并加强了整个学校针对欺凌和骚扰的处理方案。包括对学生和教职员工进行教育、确保学生有安全的空间（如图书馆或健身房），并在课间休息和学生进出时在校内安排额外的教职员工进行监督。

仅仅是了解到他在这些问题上拥有一些应对的方法，就对格兰特产生了巨大的影响。他开始看到前进的道路，并在第七次会谈时说他的症状有所改善，当治疗师帮助他确定与父亲有关的解决选项时，症状得到了进一步的改善。治疗师主动提出与父亲进行有关讨论，并提供了当父母了解到孩子被同性吸引时，常见的反应模式，包括最初的震惊、悲伤、否认、愤怒、拒绝或接受的感觉。这被认为是一个调整的过程，许多家长通过此过程最终接受。

治疗师继续以这种方式解决了格兰特的种种问题，包括指出许多同性恋伴侣结了婚，有些还有孩子。

步骤5　计划、预演和实施改变

第七和第八次会谈中，治疗师和格兰特制订了实施改变的计划，并演练了沟通策略。

关于他最好的朋友，格兰特认为彼得在回避自己，因为他不想再和自己做朋友了。经过一番讨论后，格兰特同意对彼得和其他一些男孩避开他的这件事做其他的解释。他的姐姐提示他，这是因为他们害怕人们会联想到他们也是同性恋。在考虑了许多选择之后，格兰特决定让姐姐充当中间人，试探性地与彼得会面。当他们见面时，彼得向他道歉，并表示他仍然想成为他的朋友。在这一次成功之后，格兰特选择利用治疗时间来考虑恢复其他友谊的选项。

格兰特变得更加乐观，认为同性恋可能符合他的依恋需求。随着他采取行动解决对新角色的担忧，他的症状持续减轻。格兰特的母亲、姐姐和朋友帮助他完成了一些步骤，每个步骤都涉及格兰特与治疗师演练的沟通技巧。

随着格兰特对自己的性取向越来越接受，他开始有兴趣了解其他同性吸引的青少年，包括他们如何应对挑战，如出柜、应对父母和学校的担忧。在中期治疗的最后一周，他开始参加一个同性吸引的青少年同伴支持小组。起初，他对参加这个小组感到紧张，但这一点得到了解决，因为他很快在小组里交到了朋友，与其他青少年的交谈帮助他了解了自己最近在恐同背景下的负面经历。他从一个无助的受害者转变为一个更强大、具有更多社会联系的人。在过去的几个月里，他开始对社会活动感兴趣，这为形成积极的社会支持提供了机会。在得知同性恋父母和朋友（Parents and Friends of Lesbians and Gays, PFLAG）团体的存在后，格兰特建议他的母亲参加了这个团体。她从该团体中获得了相当大的收获，进一步提高了她支持格兰特的能力。

值得注意的是，有些青少年的同性吸引是自我失调的，即他们不想成为同性恋或双性恋，这些青少年可能不想参加同龄人支持小组，因为这与他们当前的身份不一致。尽管知道格兰特那时候还不想参加这样的小组，治疗师还是在几周前就提醒了他这个小组的存在。治疗师认为，让格兰特知道有些被同性吸引的年轻人不仅对自己的性取向感到舒适，而且在寻求并享受相互支持的社会环境，将对格兰特有所帮助。

在减轻症状的同时，这个过程还提高了格兰特应对这些挑战和未来挑战的能力。巩固阶段夯实了这些成果，并帮助格兰特拓宽了所学知识的应用范围。

整合结构性方法以有效解决 IPT-A 干预中的压迫问题

上文所述的格兰特案例是一个干预示例，该干预将典型的 IPT-A 技术（如社交技能发展）与有效解决压迫和虐待问题所需的系统解释及行动相结合。格兰特的症状与他对同性恋的恐惧有关，格兰特角色转换的关键方面在下文有所总结。此处写出的方法很容易应用于解决其他形式的压迫对青少年症状造成的影响，如性别歧视、种族主义、对残疾的负面态度等。治疗师的作用包括：

- 明确识别并指出压迫
- 坚定地指出虐待是不可接受的，受到虐待不是格兰特的过错，他有权获得安全和尊重
- 倡导责任机构实施制止虐待的方案
- 在更大的框架内采取情境措施制止对个体的虐待，以确保所有学生和员工的在校安全
- 协助格兰特认识到虐待的影响：包括格兰特在内的许多青少年，都发现理解内化压迫的概念在这方面很有帮助（Bremner and Hillin, 1993）
- 确定自助策略，包括关于同性吸引的准确信息，以抵制错误信息，这一项可以针对青少年、父母或其他重要他人
- 增加从有类似经历的其他青少年和家庭中获得的社会支持，这可以促进应对策略的发展并增强内部叙事能力

格兰特的学校解决了他受到霸凌的问题，这是他角色转换和症状减轻的一个关键方面。有些学校对压迫或虐待的反应可能不太恰当。如果学校或其他机构不能采取适当的行动，治疗师可能需要提出更多倡议，直接面对相关机构或支持青少年及其重要他人。提高对此类义务和法律责任的关注，可能可以有效减轻阻力或惰性，并激发改变。必要时，可以引用研究来支持这些担忧，通过文献说明骚扰和虐待是一系列不良后果的风险因素，这些不良后果包括精神障碍、自杀和学业表现低下（如 Taliaferro and Muehlenkamp, 2017; Ullman, 2015）。

总 结

与其他问题领域相比，对一些青少年和重要他人来说，角色转换的概念可能更难理解，但这可以被其广泛的潜在应用所平衡。角色转换可

以用创新的方式引导青少年采取有效减轻症状的行动。

与其他问题领域一样，角色转换的一个关键目标是提高青少年在现有关系和未来关系中表达亲密需求和支持需求的能力。IPT-A 的巩固阶段对内化所得和普遍化收益进行了较为详尽的工作。

参考文献

Annor, F., Clayton, H., Gilbert, L., Ivey-Stephenson, A., Irving, S., David-Ferdon, C., & Kann, L. (2018). Sexual orientation discordance and nonfatal suicidal behaviors in U.S. high school students. *American Journal of Preventative Medicine, 54*(4), 530-538.

Aliri, J., Muela, A., Gorostiaga, A., Balluerka, N., Aritzeta, A., & Soroa, G. (2018). Stressful Life Events and Depressive Symptomatology Among Basque Adolescents: The Mediating Role of Attachment Representations. *Psychological Reports, 122*, 789-808.

Bremner, J., & Hillin, A. (1993). *Sexuality, young people and care: Creating positive contexts for training, policy and development.* Lyme Regis, UK: Russel House.

Chess, S., & Thomas, A. (1999). *Goodness of fit: Clinical applications from infancy through adult life.* Ann Arbor, MI: Edwards Brothers.

Corboz, J., Dowsett, G., Mitchell, A., Couch, M., Agius, P., & Pitts, M. (2008). *Feeling queer and blue: A review of the literature on depression and related issues among gay, lesbian, bisexual and other homosexually active people.* Melbourne: La Trobe University, Australian Research Centre in Sex, Health and Society.

Graber, J. A. (2013). Pubertal timing and the development of psychopathology in adolescence and beyond. *Hormones and Behaviour, 64*, 262-269.

Low, N., Dugas, E., O'Loughlin, E., Rodriguez, D., Contreras, G., Chaiton, M., & O'Loughlin, J. (2012). Common stressful life events and difficulties are associated with mental health symptoms and substance use in young adolescents, *BMC Psychiatry, 12*, 122-138.

Miller, W. R., & Rollnick, S. (2002). *Motivational interviewing: Preparing people for change (2nd ed.)*. New York: The Guilford Press.

Ross, L., Salway, T., Tarasoff, L., MacKay, J., Hawkins, B., & Fehr, C. (2018). Prevalence of depression and anxiety among bisexual people compared to gay, lesbian, and heterosexual individuals: A systematic review and meta-analysis. *Journal of Sex Research*, *55*(4-5), 435-456.

Taliaferro, L., & Muehlenkamp, J. (2017). Nonsuicidal self-injury and suicidality among sexual minority youth: Risk factors and protective connectedness factors. *Academic Pediatrics, 17*(7), 715-722.

Ullman, J. (2015). *Free2Be?: Exploring the schooling experiences of Australia's sexuality and gender diverse secondary school students*. Penrith, N.S.W.: University of Western Sydney.

第十章

人际隔阂

介 绍

人际隔阂是指缺乏社交技能和行为，这些缺失会对青少年建立和维持人际关系的过程产生不利影响。这个问题领域在其他地方也被称为人际关系缺陷（Interpersonal Deficits）(Mufson et al., 1993; Mufson et al., 2004)。这个术语是准确的，因为它指的是青少年在建立和维持关系的能力方面的缺陷。然而，由于 IPT-A 是一项透明化的干预措施，并且问题领域是合作选择的，因此"缺陷"一词可能会对已经具有敏感的自我意识的个体产生进一步的负面影响。"隔阂"一词表达了相同的含义，但没有那么负面。

这些社会功能的缺失会产生深远的影响。研究已经证明它们与不良的心理健康状况有关（如 D'Zurilla et al., 1998; Lasgaard et al., 2011; Segrin, 2000）。人际隔阂可能会阻碍青少年有效地表达对亲密关系和支持的需求。如果青少年缺乏建立和维持有效关系的能力，他们将错过与同龄人建立重要人际关系的经历，以及随之而来的社会学习、情绪学习及洞察力。部分青少年看到同龄人享受关系，也会渴望建立同样的联系。当他们进入青春期时，他们可能会感到越来越孤独和被孤立。当青少年的痛苦或障碍与无法建立或维持人际关系有关时，人际隔阂就被确定为问题领域。

从青春早期开始，社会交往变得越来越复杂和微妙。缺乏这些能力的青少年往往引人侧目，并且被他人回避。当他们看到同龄人以新的方式交流时，往往会有一种被忽略的感觉。他们可能会意识到，自己不完全理解社会互动，缺少精细沟通的能力，被忽视、落在后面，甚至有时被排斥。通常，他们不知道自己做错了什么，但会意识到自己少了点什么，还可能因此觉得自己没有吸引力或没有价值，从而影响了自我意识。

人际隔阂可能是整体性的，也可能是某方面的。一些青少年的社交能力不足弥散式地呈现在大多数场合、话题和关系中，并对他们的沟通和交流能力产生不利影响。其他青少年只在特定领域受到影响，他们通常在社交场合中表现良好，但对特定方面的沟通缺乏技能或信心。例如，有些青少年可能与其他男性相处得很好，但对与女性交往缺乏信心。虽然这些特定能力的缺乏是有限的，但仍然会产生重大的负面影响。它们可能与情绪表达、对他人生活的兴趣或参与程度、性或亲密关系的表达以及理解他人需求和反应的能力有关。其他可能与社会学习隔阂有关的因素包括：不恰当的幽默、穿搭的选择、对批评敏感以及与他人相处时感到不知所措。与这些隔阂相关的问题可能是由表达不足、表达过度或表达不当引起的。例如，一个没有充分表达自己情绪的年轻人可能会被其他人视为冷酷、冷漠、呆板或无趣的。而情绪的过度表达可能被认为令人窒息、筋疲力尽或虚伪的。它也可能让人认为这是一个浮夸或"戏剧女王"般的青少年。容易愤怒、易激惹或具有攻击性的青少年可能会用让他人感到威胁或不快的方式表达这些情绪。对批评过于敏感可能会导致青少年退缩，或以其他破坏人际关系的方式做出反应。另一方面，缺乏社交敏感性则会使青少年误解周围的人，并让他人觉得他不懂社交，最糟糕的甚至是认为他自私、轻视他人或粗鲁。

沟通的恰当性是一个相对概念，会随着语境的变化而变化，包括社会和文化规范。它还包括自我暴露的时机、节奏和深度等概念。如果青少年一遇到新朋友就透露详细的个人信息，这可能会赶走一些人。相反，从不透露个人信息的青少年可能只能与他人进行表面的互动，他们可能在这种肤浅的交流中感到孤独，并渴望建立更深层的联系。

有一系列原因可以解释为什么人际隔阂会引发青少年的痛苦或障碍。这可能是因为青少年在生活的其他领域具有很高的智力，但他的社交智力并没有得到很好的发展。社会学习方面的隔阂可能是青少年固有的，例如，与他的依恋风格、气质或个性有关。隔阂也可能不是由内部原因造成的，而是与外部因素有关，例如没有人教他们如何有效沟通。幸运的是，对这些青少年来说，随着年龄的增长，他们的社交圈会扩大，他们会遇到更广泛的社交活动。随着时间的推移，一部分青少年可能会找到更合适的沟通模式，而这正是他们在社交技能发展中需要的全部。然而，不幸的是，这种发展可能在几年以后才发生，并不能帮助他们解决当前的抑郁或其他与人际隔阂有关的困难。除非得到有效的干预，否则源自内在和外在的隔阂也可能是长期存在的。

人际交往能力的隔阂也可能以反应性的方式出现，这是由抑郁和其他障碍之类的经历造成的。精神障碍和某些身体健康状况常常对社会功能产生不利影响，这些因素之间存在着发展上的相互作用。由于孤立和缺乏社会支持，社会损害可能阻碍新的社会学习，这反过来不仅造成和加深了人际隔阂，还增加了人们对压力的敏感性并提高了未来抑郁发作的可能性——往往会造成进一步的孤立。好消息是，这些反应性的隔阂往往是新近形成的，并且易于改变，尤其是在青少年时期，特别是当他们的抑郁症状缓解的时候。在解决青少年隔阂的问题上，早期干预也会产生一些额外的收获，越早发现和管理这些隔阂，青少年生活受到的损害就越小，他们完善健康功能的速度就越快，对未来挑战的适应能力也就越强。

人际隔阂往往是自我维持的，因为它们限制了社会交往，阻碍了个体从这些经历中学习。人际隔阂对青少年正常发展的负面影响也受到依恋的影响。无论每种人际隔阂的具体性质是什么，贯穿人际隔阂的一个共同特征是，这些隔阂不仅会削弱青少年的沟通能力，而且往往会导致他人的不良反应，这造成了一个双重的、具有反作用的劣势。青少年难以将自己的依恋需求传达给他人，同时还可能引发他人的不良反应，从而进一步给青少年满足亲密和支持需求的能力带来负面影响。

处理这一问题领域的主要目的是找出青少年社交技能方面的隔阂，并替换为更具适应性的沟通行为，以便他能够体验更令人满意的关系，也能提高他有效获得支持和沟通需求的能力。与所有问题领域一样，由于 IPT-A 有时间限制，因此只能取得一定的进展。如果青少年的人际隔阂多种多样且长期存在，那么进步可能会很慢。在这里，使用"骆驼背上的稻草"这句格言特别贴切——可能减轻一点负担就能让骆驼重新站起来，并不需要全都卸掉。同样，只教授少数社交技能也会对青少年产生重大影响。当他开始在社会交往中取得更多成功时，他的信心会逐渐增强，这反过来会带来进一步的成功。随着青少年生活的轨迹朝着他渴望的方向改变，他就有了新的充满希望的理由，抑郁或其他障碍也可能因此趋于好转。

处理人际隔阂的步骤如下：

1. 确定问题领域
2. 确定社交技能的具体隔阂
3. 认识到人际隔阂与痛苦之间的联系
4. 发展社交技能以完善或弥补当前的隔阂
5. 通过维护、扩大和/或深化社交网络来增强社会支持

在讨论这些步骤时，本章列出了识别和评估人际隔阂时需要考虑的关键问题，然后介绍了一些解决已识别的隔阂的方法，并以简要的案例进行说明。此外，第五章介绍的克丽丝特尔的案例也说明了这一问题，克丽丝特尔虽能够建立人际关系，但由于对自己的行为及其对他人的影响缺乏了解，她很难维持关系。

评估问题领域

步骤 1　确定问题领域

在治疗的初始阶段识别问题领域时，仅仅确定青少年社交技能方面的隔阂，以及这些隔阂正在造成的困难，是远远不够的。为了确认人际隔阂是主要的问题领域，必须确定社交技能的缺失是造成痛苦、抑郁或其他障碍的主要因素。青少年必须理解这种联系，以便他理解在中期阶段将要进行的工作的基本原理。对这一联系的洞察将是促进成功恢复的关键要素，即参与和希望。与其他问题领域一样，时间线（见第五章）或类似的技术，是确定人际隔阂相关的困难在抑郁发作前升级的关键，这可能表明其存在因果关系或密切联系。

心理教育通常是重要的一环，它能培养青少年的理解能力，并创建一个积极框架来帮助他们接受这一概念。后者很重要，因为青少年常常会因为缺乏社交成功的经历而感到羞耻和窘迫。人际隔阂可能与被羞辱的经历有关，包括被排斥、嘲笑或欺负。这些不仅会增加青少年的社交痛苦，还会使青少年不愿意承认和探索隔阂，并因此阻碍了有效治疗。有效的策略包括帮助青少年认识到人际隔阂的影响，并提供相关信息帮助他们以非自我责备的方式重新构建人际隔阂。心理教育可能包括以下信息：

- 帮助青少年认识到自己的优势以及需要发展的领域
- 指出他人也有需要努力才能完成的事情
- 将发展社交技能的需要正常化，作为青春期和迈向成年的重要部分
- 鼓励不带个人偏见的、实事求是的方法
- 保证成功来自不断尝试和吸取教训
- 表明对话是一门艺术，谈话技能是可以培养的

- 倾听和轮流讲话不可或缺，对一些人来说这不是天生的，尤其是有强烈支配欲的人
- 鼓励在治疗期间，通过治疗以外的活动学习和练习社交技能
- 反思被排斥或拒绝的经历，这些经历可能并不仅仅与青少年的人际隔阂有关，也可能源于对融入和被他人接受的不安全感
- 明确在社交场合感到不确定或紧张是很常见的，这样的表现对其他人来说甚至可能是有趣和有吸引力的
- 承认多样性和差异性

上述许多信息，对在其他问题领域因无法发挥良好功能而经历羞耻或不安的年轻人也有帮助，尤其是角色转换。

并非所有的青少年都需要这些信息，如果青少年缺乏社交能力，则可能需要谨慎地以不同的方式传递信息，比如每次传递一个，并不断重复。

公式为：进度＝一小步＋多次演示＋不断修正

如果隔阂是长期的，那么心理教育的进展速度可能比较缓慢，而当隔阂是近期的、反应性的，可能更容易改变，此时可以提高对进展速度的期望。

当人际隔阂与其他问题领域并存时，可能需要处理多个问题领域。处理复杂性哀伤、人际冲突和角色转换的工作通常包括发展和练习社交技能，以便青少年能够更有效地将自己的需求传达给他人。有许多方法能够教授社交技能，以解决青少年的人际隔阂，并直接应用于共存的问题领域。对于一个正在经历复杂性哀伤的青少年来说，这可能包括学习如何交流丧失的体验以及对支持的需求。同样，经历人际冲突的青少年通常需要培养冲突管理技能，包括沟通自己的需求和引出冲突中其他各方的需求。当人际隔阂与其他问题领域同时出现时，不同之处在于，一

些所需的社交技能的发展可能是非常基本的，并且发展速度可能比不存在人际隔阂时更慢。

治疗师通常可以很方便地获得有关青少年的人际隔阂的信息，因为这些在治疗室中可能很明显。例如，不恰当的幽默或令人不安的眼神接触就是线索。但情况并非总是如此，因为某些隔阂可能是依赖于特定情景的，例如，难以与同伴开始对话、与异性交谈、与同性交谈、课堂行为等。在这些情况下，可以通过与青少年讨论来获得相关信息。以人际关系事件和沟通分析的形式探索最近的具体事件，通常能使人际隔阂的关键信息浮出水面。与能够直接观察到青少年沟通困难的信息提供者进行讨论，可能会有特别帮助，包括父母和其他家庭成员、教师、教练或同龄人。按照惯例，在咨询其他各方之前，必须获得青少年的同意，在可能的情况下，青少年可以直接参与这些会谈。

确认人际隔阂为主要问题领域的过程，与心理教育一起，帮助为接下来的工作做好准备。

步骤 2　确定社交技能的具体隔阂

必须明确隔阂的性质，以便有效地集中发展社交技能，帮助弥补这些差距。接下来是利用青少年在自身生活经验方面的专长，与他们合作确定社交技能方面的具体隔阂。

社交技能清单（下文将讨论）提供了青少年沟通能力的全面图景，包括确定优势领域、劣势领域和那些比较正常的功能领域。劣势领域将成为治疗的重点，但另外二者也不该被忽视，因为这些领域可能会被调整，以帮助弥补隔阂，或为青少年提供关于解决隔阂的其他方法的线索。

有效沟通所需的社交技能的数量之多、范围之广，常常令人望而生畏。即使是相对简单的社交技能，也是由无数微小的言语和非言语成分组成的，社交技能清单将有助于探讨沟通的言语和非言语方面。

例如，口头交流需要有意识和无意识地选择各种因素，包括声音调节、清晰度、音调、音量和速度。非言语交流，如肢体语言和视觉线索，通常是口头交流的关键。非言语成分可以加强言语交流，自身也具有意义。

通常，非言语交流和言语交流一样重要，甚至有时候它更重要。同样，说话的方式也会完全改变陈述的含义，这些细微差别很微妙，如果青少年不熟悉和不注意这些复杂的沟通，它们就很容易被忽略。

肢体语言包括姿势、动作和手势，如耸肩、用手指着别人等。面部表情，如扬眉、微笑或皱眉，也可以传达特定的感受。接近或退缩的意愿也可以由此表现出来，如眼神交流、交汇和接触，这些都传达了额外的意义或意图。

即使青少年只对沟通技巧的某个方面存在微小的理解误差，也会对他们与他人交往的能力产生重大的负面影响。这些隔阂可能与青少年识别和解释沟通要素的能力有关，也可能与他们自己在沟通中适当利用这些要素的能力有关，或者兼而有之。眼神交流是一个很好的例子，说明了一个方面就有着足以成就或破坏沟通的力量。如果使用得当，它可以是一种邀请，也可以是对他人表示兴趣的一种方式。但太多的目光接触可能会让人不舒服，甚至让人感到害怕。反过来，避免目光接触的人会给人留下负面印象，比如撒谎、紧张或希望对方走开。然而，在某些文化中，例如澳大利亚原住民文化，避免目光接触可能是一种尊重的表现。过多或过少的眼神交流可能会破坏原本是足够的、甚至是优秀的社交技能。

社交技能调查可以通过对照关键社交技能清单来系统评估青少年的社交能力，或者进行半结构化访谈。具体的人际隔阂可通过在步骤1提到的方法确定：确认问题领域，例如一般性讨论、探讨人际事件和沟通分析。在IPT-A中，无论采用何种方法来确定人际隔阂的具体性质，透明度原则始终是关键。这为教育青少年提供了机会，并能邀请他们评估自己的技能和能力。IPT-A临床医生发现，临床工具10.1"社交技能清单"是一个有用的参考工具。该清单包括开始和维持关系的技能，还包括处理情绪和压力以及预防和管理人际关系困难的其他技能，这些技能在维持人际关系方面至关重要。可以与青少年以及他们的重要他人（在征得青少年的同意后）分享并解释此类清单或改编版。青少年可以将自己的技能评定为：(1) 良好；(2) 正常，但没有特别好；(3) 需要关注。

临床工具 10.1　社交技能清单

此清单有助于确定你的社交技能。它可以引导你对技能进行讨论，你还可以将技能评定为：(1) 良好；(2) 正常，但没有特别好；(3) 需要关注。

建立关系的技能
- 倾听
- 开始和维持对话
- 提问
- 介绍自己和他人
- 加入现有对话或活动

维持关系的技能
- 表达感谢
- 给予和接受赞美
- 寻求帮助和接受支持
- 支持他人
- 处理冲突和分歧
- 自信
- 抱怨
- 道歉
- 为困难的对话做准备——规划、收集信息、决定说什么或做什么、保持专注、倾听他人
- 做一个好朋友
- 了解自己和他人

处理情绪、应对压力和避免麻烦的技能
- 识别、表达和管理情绪，包括恐惧、悲伤、愤怒、尴尬、喜欢和爱
- 理解他人的情绪，包括共情和澄清
- 处理压力情境，包括戏弄、霸凌、社会排斥和批评
- 避免麻烦、危险情境和争斗，包括处理来自个人和团体的压力

有许多包含评分系统的心理测量工具可以用来探索社交技能，如社交技能量表（Riggio and Carney, 2003）、社交问题解决量表（修订版）（d'Zurilla et al., 2002）、社交技能改善系统评分量表（Gresham and Elliott, 2008）、青少年社交技能量表（Del Prette and Del Prette, 2009）。这些工具可以作为正式的评估工具使用，并得到精确的分数。然而，就IPT-A的目的而言，这种精确的评估通常是不必要的。或者说，以非正式的方式用这些工具指导与青少年及其重要他人的讨论，以确定优势和劣势领域，可能更有帮助。读者可能更喜欢使用已经熟悉的社交技能探索工具。上面提供的通用清单可以很容易地扩充或删除，以便更有效地关注青少年的特殊能力和需求。

有时，并不是缺乏社交技能导致并维持了青少年的人际隔阂。在社会交往中无法很好地发挥作用可能与愤怒、恐惧、拒绝或尴尬情绪有关。这些情绪会阻碍年轻人记住和利用能力。治疗师应该对这种动态保持警惕。当它出现时，可以在后续的步骤中加以解决。在其他问题领域中讨论的处理困难情绪的策略，也可以整合到人际隔阂的工作中。

中期阶段的问题领域工作

应该注意的是，步骤2包含在评估问题领域的标题下，因为它主要是关于评估的。它发生在IPT-A的中期阶段，尽管通常在步骤1（发生在初始阶段）期间会发现一些相关信息。一旦确定了社交技能方面的具体缺失，在开始弥补这些缺失之前，可能需要进一步的工作，以便青少年了解隔阂对其幸福感的影响。

步骤3 认识到人际隔阂与痛苦之间的联系

青少年需要认识到社交功能的隔阂对其人际关系和整体幸福感具有负面影响，这种理解为接下来的工作提供了理论基础和动机，也为积极改变提供了理由。即使青少年参与了人际隔阂的具体特征的讨论，治疗师也不能想当然地认为他们已经知道了其中的联系。尽管他可能认识到沟通问题与抑郁或其他困难之间存在联系，但这种意识可能很模糊、很简单。随着他们在步骤4中发展和实践社交技能，洞察力将增加。然而，如果来访者的理解能力比较差，在开始下一步之前进行一些简短的教育会有所帮助。

步骤4　发展社交技能以完善或弥补当前的隔阂

当确定了人际隔阂的具体性质，并且青少年对隔阂对人际关系和痛苦的影响有了一定的理解后，他们将能够很好地解决这些隔阂。这可能涉及发展新的社交技能和信心，或调整现有技能以帮助整合隔阂。

青少年需要参与并决定优先考虑哪些隔阂，以及解决隔阂的顺序，虽然可能没有时间来解决所有的隔阂，但幸运的是，要使青少年的症状得到显著改善，通常没有必要解决所有，更需要的是在人际关系中体验更多的成功。考虑到现实因素，目标通常是实现足够好的沟通，而不是完美或高水平的沟通技能。

下面列举了一系列改善青少年人际关系功能的方法：

- 谈话技术
- 善用提问
- 社交技能训练和自尊培训计划
- 应用软件、阅读疗法和媒体强化疗法
- 检查社交意图
- 辅助材料——技能提醒和实践报告
- 在治疗会谈之外演练技能
- 管理对社交互动不利的情绪

这不是一个详尽清单，如果读者熟悉发展社交技能的其他方法，那么在 IPT-A 中使用这些方法也是合适的，前提是能够达到人际心理治疗的目的。

角色扮演和空椅技术（见第四章）也是对培养社交技能特别有用的技巧，可用于上述治疗中。

谈话技术

适当的谈话技巧可以减少社交孤立和排斥，而这些会导致抑郁相关的人际隔阂。如前所述，对话是一门技术，因为它依赖于多数人随着时间推移而发展的技能和感受力，包括抵制支配的自然冲动。有些人对社会交往有亲和力，可能会在不知不觉中发展交谈技能。他们会通过周围的人吸收这些技巧。另一些人则有意识地注意到其他人在社交场合中的行为，并在没有帮助的情况下设法将这些能力融入他们的社交技能中。然而，经历人际隔阂的青少年可能需要有意识的努力和帮助，包括教学、指导、树立榜样、演练或默练以及辅导，以发展会谈技巧。如前所述，这可能是他们首次获得社交技能，或者，如果人际隔阂是最近出现的，则可能让他们重新发现并联系过去的社交能力。

过去，对话技巧的传授往往比如今更为普遍和刻意。在某些文化中，年轻女性尤其如此，将特定社会阶层的年轻女性送入欧洲和其他地方的女子"修习（finishing）"学校的习俗就是一个显著的例子。这些机构的目标之一是培养合格的女主人。教授的技能包括发起和维持对话的能力、在社交场合让人们放松，以及使用各种手段（如问题、逸事和故事）吸引人们。无论青年男女的社会地位如何，他们都被灌输与其地位和角色相关的社交技能，尽管这是在早期性别角色更受限制的背景下进行的。这是通过父母、家庭成员的榜样和社区的正式及非正式教学示范实现的。如今，正式教授谈话技巧的情况已不常见，但这正是人际关系有隔阂的青少年所需要的。它可以在治疗中提供，如果青少年的重要他人有能力，也可以在治疗之外担任指导者。

对一些青少年来说，发短信可能会减少面对面的接触并影响谈话技巧。对这些青少年来说，社交媒体的影响力可能比会谈更大。

善用提问

对许多人来说，好的对话可以让人享受到很多乐趣。乐趣的一部分就是发现他人内在中有趣的一面。这种乐于与他人交流的能力是作为高度社会化物种的人类与生俱来的一部分。遇到困难时，我们天生就有想要接近他人的需求，长久以来代代如此（见第三章）。高效沟通的能力使我们得以生存，也因此得到了进化的青睐。

对话当然远远不只是提问，但提问可以成为对话的关键部分，因此在对话技巧的教学中，提问也是个不错的着手点。这里，需要向一些青少年指出关于对话的基础知识。

- 如果有人主导了互动，不停地说他自己的事情，对别人没什么兴趣，那这只是独白而不算是对话。
- 不提问，我们就会错失了解对方的机会，包括那些我们可能会觉得有趣的细节。相反，我们也可能会发现，自己不想再在他们身上多花时间。
- 我们可以通过别人更了解人性和自己，当我们不以引出信息的方式进行交谈时，就会错过重要的学习机会。
- 提问是一种轮流说话的方式，明确地将接力棒传给别人并邀请他们发言。
- 提问可以引出信息。问题是一种对别人表现出兴趣、可以将对话引导至特定方向的方法。

一些青少年从未学过如何通过提问来开始或维持一段对话，另一些则会因为不知道该说些什么或问些什么而紧张。学习和练习如何在社交互动中使用提问，可以极大地帮助这些青少年。应探讨开放式提问与封闭式提问的优势，再通过策略帮助青少年记忆并适当利用提问。下面的诗可以帮青少年了解提问，并帮他们记住提问和开始社交互动的方式。

>我有六个忠实的仆人
>（他们教会了我一切）
>他们名叫"什么""为什么""何时"
>"如何""在哪""是谁呢"
>
>　　　　　——拉迪亚德·吉卜林（Rudyard Kipling）

除了什么、为什么、何时、如何、在哪、是谁呢，青少年也应被鼓励提出一些他们愿意问的其他问题。用其他方法发起或维持对话的例子有：

- 和我说说关于……
- 再多告诉我些。
- 你对……有什么想法？

对许多青少年来说，向他们展示如何将提问与其他社交技巧（如自我披露）相结合，以引导谈话朝着特定方向发展并加深与他人的关系，是有益的。例如，在青少年披露自己的情况后，他们可以通过问问题来邀请对方分享他们的情况，比如：

- 当你遇到这样的事情时，你会有什么感受？
- 如果是你的父母，他们会怎么做？

对一些青少年来说，可能还需要一些指导来教他们判断适当的自我披露水平，以及如何、何时、和谁分享自己的事情。

社交技能训练和自尊培训计划

许多青少年社交技能培训项目也可用于个人和团体培训。更多样的社交技能项目可以更好地辅助 IPT-A。可以在 IPT-A 的个人治疗中包含这些技能培训项目，或者让青少年参加团体技能发展项目，以补充个人治疗的工作。团体可以使青少年的学习更有效，让他们能够与同龄人一起练习并接收反馈。一些项目针对特定的年龄组，如"青少年技能交流"（McGinnis et al., 2011）。

自我肯定技能训练提供了一个有效的社交技能集合，并且与自尊的概念有关。自尊心和权利感是建立令人满意的关系以及在社交中保持适当的边界与界限的核心。

此外，有些项目可以向患有孤独症或注意缺陷/多动障碍（attention-deficit/hyperactivity disorder, ADHD）的青少年传授社交技巧。这些项目的内容可能对有人际隔阂的青少年有益。虽然患有孤独症或 ADHD 的青少年不一定有抑郁，但他们的许多社交技能隔阂与那些因存在人际隔阂而出现抑郁或焦虑症状的青少年类似。

应用软件、阅读疗法和媒体强化疗法

应用软件可以通过游戏或其他形式来提供心理教育和社交技能训练，并很好地辅助治疗。例如以下应用：

- 去社交（Let's be social）
- 十种方法（10 Ways）
- ADDITUDE*

书籍、YouTube、电影和电视为教授社交技能提供了丰富的素材来源，对一些青少年来说，这些方法非常吸引人。他们可以置身其中，思考他们熟悉的人物之间的交流。例如，一些青少年是读着"哈利·波特（Harry Potter）"系列丛书、看着它的电影长大的，他们现在仍然喜欢这

---

* 应用软件名称。——译者注

些故事。治疗师可以让他们去想赫敏（Hermione）、哈利（Harry）、罗恩（Ron）、邓布利多（Dumbledore）教授或其他角色可能会如何沟通或怎么做。另一些青少年可能偏好分析YouTube或电视剧中特别喜欢的角色的对话。问题可以包含：某个特定角色如何开始或深入交谈、如何寻求帮助、如何处理分歧或差异。讨论的重点可以是整体的沟通技巧，也可以是具体的，这取决于青少年的人际隔阂的性质。

14岁的雅各布（Jacob）在社交场合感到非常害羞，哪怕是和自己相当熟悉的人在一起。他特别讨厌可能需要开始一段谈话的情况，他表示自己会感到非常紧张，不知道该说什么。这使他在学校里感到越来越被孤立。他还害怕大家庭的聚会，担心不知道该说什么，担心亲戚们会盯着他，担心他的社交尴尬。

治 疗 师：雅各布，你说你看过"哈利·波特"系列的所有书籍，也看过电影。你能告诉我你最喜欢这个系列的哪本书或哪部电影吗？

雅 各 布：大概是《哈利·波特与魔法石》。

治 疗 师：你为什么喜欢它呢？

雅 各 布：嗯……这是这个系列的第一部。我喜欢关于霍格沃茨（Hogwarts）还有哈利发现魔法和神秘事物的全部内容。

治 疗 师：下周你是否愿意将自己代入其中，寻找一些里面的角色如何开始对话的例子？我们下次见面的时候，试着带三个你喜欢或是你觉得进行得顺利的对话例子过来。也试着在里面找一些试图开始对话，但进行得不顺利的例子。如果有时间，你可以思考一下为什么这些对话进展得顺利或不顺利。下周我们来讨论这些例子的内容，看看能不能给你一些启发，让你无论是在学校还是在那些你担心的家庭聚会上，都可以与遇到的人开始一段对话。

检查社交意图

沃伦（Wallen, 1967）建立了一种叫作"人际隔阂"的沟通模型。它描述了一种常见的沟通问题，即一个人的言语和行为被另一个人误解。人物A的意图与他对人物B造成的影响存在差异。A知道是什么意思，但是B对此的理解和A截然不同。根据沃伦的观点，这种不协调是许多沟通问题的核心，包括大多数的冲突。沃伦的这个模型可以帮助青少年理解、识别和预防这种常见的误解。

当某人感受到另一个人的言语或行为是伤害性的、不友好的或有其他负面影响时，一种常见的反应就是将对方的行为视为有问题的，并做出相应反应。比如，指望他们改变或是退出自己的生活。与许多沟通理论不同的是，沃伦强调接受者的作用，通过澄清对方的沟通内容及背后的意图来预防和补救沟通问题。克罗斯比（Crosby, 2015）描述了所需的技巧，与情商（Emotional Intelligence, EQ）技能有很多共同之处。它们可以被解读为以下几点：

1. 描述对方的言语或行动，不做评判或解释
2. 描述自己对对方行为的感受
3. 澄清对方现有的感受、意图和意义
4. 检查自己是否正确理解了对方的感受、意图和意义，比如：转述

这样，对话内容可能会是：

"当你说不希望我放学后来找你时，我感到很难过，我想知道你是不是不想和我一起玩了。"

"你是这个意思吗？"

"听起来我好像弄错了，你不希望我放学后过来是因为你有一项作业交晚了。你仍然和以前一样想和我一起玩。我说的对吗？"

空椅技术（见第四章）对解决这方面的误解很有用，在这个问题领域有广泛的应用。

辅助材料——技能提醒和实践报告

帮助发展社交技能的辅助材料会对一些青少年充满吸引力，也很容易被接受。这些材料可以是纸质的，也可以是电子版的，它们可以是青少年或治疗师在治疗过程中记录的非正式笔记，也可以是治疗师提供的更正式的讲义。它们可以帮助记忆，促进治疗之外的反思和练习，也可以与青少年的重要他人分享，以便他们更好地理解和支持青少年发展技能。此外，治疗可能是一种不舒服的经历。青少年可能会被各种各样的想法和情绪所困扰，之后可能会难以回忆技能练习的建议或指示。如果他们专注于治疗中的某个细节，那么他们的注意力和互动参与可能会受到影响。知道要点会被记录下来能帮助一些青少年更充分地参与到治疗中。一些青少年会用他们的手机来做这件事。

技能提醒简要概述了正在学习的技能。根据技能的复杂程度和青少年的要求，提醒或提醒清单可能是一个句子、几个段落或是一些列在项目符号后的微技能。这可能受到愿意尝试视觉学习辅助工具和具体提醒的青少年的欢迎。如果治疗师和青少年一起制定材料，就可能达到最佳效果。这些可以根据互联网上和社交技能项目中找到的例子改编，但根据来访者的需要定制材料的过程能取得更好的效果。这个过程会让青少年熟悉材料，也会增加来访者使用这些材料的可能性。这也能进一步让青少年感觉到治疗师在关心自己，在考虑自己的需求。

雅各布在他的手机里简单记道：

什么、为什么、何时

如何、在哪、是谁呢

和我说说关于……

赫敏

雅各布的依恋类型似乎是专注型的，而这种类型的特征就是非常关心他人对自己的看法。按照雅各布的话来说，他最大的恐惧之一就是，当在社交场合不知道该说什么的时候，他会觉得"思维停滞"或是脑袋里一片空白。这种恐惧给他带来了相当大的困扰，导致他逃避了许多社交。最初，他一直带着他的提醒，并发现这大大增加了他的信心和与人互动的能力。前三行提醒雅各布可以问的问题。"赫敏"这个词提醒他想起最喜欢的角色，他钦佩赫敏的部分原因是她的智慧和冷静的举止让她避免恐慌，从而能找到解决大多数问题的方法。

雅各布发现，只需要在遇到他人之前看一下提醒，就能帮自己在社交时放松下来，他发现他可以享受交谈和了解他人的乐趣了。随着时间的推移，他觉得已经不太需要参考提示了。他发现，自己现在在社交场合比之前要放松，要问的问题和其他交谈方式似乎能在他的脑海中自然形成。

17岁的柳（Liu）也从记下一些提示来帮助自己进行社交互动的过程中获得了信心。在治疗过程中，她在手机上添加了一些提醒。这些都是简短的笔记，有时只有一个字。柳在这些材料还记忆犹新时捕捉并记录想法，这样让她觉得安心。柳的依恋类型是安全型。她有很强的改变动机，在没有治疗师提示的情况下，她也经常在治疗后立即对笔记进行更详细的润色，认为写作有助于她记忆。像雅各布一样，她只是偶尔参考一下笔记，但她说，打字的过程有助于她的记忆，她在学业中用这个技巧取得了相当不错的成绩。

在治疗会谈之外演练技能

除了在治疗过程中与治疗师一起模拟和练习社交技能，并在治疗外与可靠的人一起练习之外，还可以鼓励青少年单独练习。这可能会用到照镜子、用智能手机自拍录像或是录音的方法。家庭作业的形式可以根据青少年在使用社交技巧时觉得不自在或有困难的特定领域量身定制。

14 岁的瓦伦丁娜（Valentina）说话时语气单调，在社交过程中几乎没有面部表情的变化。在一次语音语调和面部表情的课程结束时，治疗师建议她单独在家练习。瓦伦丁娜发现录像并回看自己的自言自语的方法对她很有帮助。治疗师鼓励她将自己的思考和问题带到下一次会谈中。她觉得在独自练习的时候，她很放松，她还注意到独自一人时，她做出的反应与同治疗师在一起时不同。瓦伦丁娜说，她惊讶地发现，自己很喜欢尝试各种面部表情和语气。她姐姐对她做的事情感到好奇，也加入了，和她一起进行了长时间的练习。一起"做傻事"给她们带来了很多欢乐，她也从姐姐那儿得到了一些建议和鼓励。

15 岁的凯莱布看起来属于焦虑回避型依恋。他在所有社交互动中都难以进行眼神交流。他看上去总是比真实的他要严肃，而且也很少对不熟悉的人微笑。作为治疗工作的辅助手段，他的治疗师建议他用镜子练习与自己目光接触。练习活动包含正念的元素，以提高他对眼神接触反应的意识。治疗师意识到凯莱布会觉得这项任务有些困难，便花了一些时间让他提前做了些准备。

治疗师：凯莱布，我想总结一下我们一直在讨论的关于眼神接触的一些事情，并想建议你可以自己做一些练习。正如我们说的，眼神接触是与人沟通的好方法，但不幸的是，很多人都觉得这很难执行。如果使用得当，它可以很有魅力，它是表示我们对他人感兴趣的一种方式。一些人不确定要进行多少眼神接触，或者像你一样，他们觉得眼神接触非常不舒服。另一些人则进行了太多的眼神接触，这会让人觉得毛骨悚然，想把他们推开。但是，如果我们避免眼神接触，也会让人感到不快，会给人一种你对他不感兴趣甚至是你在撒谎的印象。所以坏消息是，眼神交流困难这个问题似乎会在很大程度上影响你的交友能力，并可能影响你与成年人，比如你的教师的互动。但好消息是，并不只有你有这个问题。许多人都觉得与人交流时眼神交流很困难。更好的消息是，这是可以通过练习改善的。我想提议一个可以练习眼神接触的方法。可以吗？

凯莱布：好，我想听听。

治疗师：这项任务可能会让你感到奇怪和不舒服。这件奇怪的事情是，盯着镜子里的自己。这样做的原因是，你越是试着去看人的眼睛，越是习惯它，就会感觉越舒服。你可能也会得到一些其他的好处，比如更了解自己的面部以及如何使用它。这里的最终目标是让你能够给他人留下你想要的印象——你是平易近人、友好且易于了解的。这将帮你在人际关系中获得更多成功。正如我们发现的，你的抑郁似乎与交不到朋友有关。因此，随着这种情况的改善，我们可以预见，你的抑郁也会得到改善。你觉得这怎么样？

凯莱布：好啊。

治疗师：我想让你做三个练习。我们可以把它们写下来，这样在我和你解释的时候，方便你记忆。

1. 看着镜子里的自己，尽可能长时间地凝视。在这样做的时候，要注意你的体验。这个体验可以是想法、感受或身体感觉。可能让人不舒服，也可能是其他感觉。我希望你在一次练习中重复三遍，并在每次练习之间休息一分钟。如果一直保持眼神接触让你过于不舒服，那只看几秒钟也很好。

2. 下一件事是再次尝试与镜子中的自己进行眼神交流，但这次需要在你开始感到不舒服时短暂地移开目光，然后重新看你的眼睛。这样做几次，注意你的感受。

3. 然后，我希望你练习的最后一件事和第二件类似，但是这一次，在移开视线并重新与自己进行眼神交流之后，我希望你尝试加入微笑或皱眉的表情。最后再说一遍，保持好奇并注意你的体验：你的想法、感受或身体感觉。

如果你能在接下来的一周里每天重复上述任务3次，那就太好了。如果你漏了一两天，也不要担心。只要你能适应，就尽量经常做。我也很想知道你的训练进展情况，我们可以在下次会谈中讨论一下。我想确认，你有兴趣试一试吗？你对此是否有任何问题或担忧？

治疗师对凯莱布的焦虑回避型依恋的假设表明，他愿意参与家庭作业是因为有改变的动机，而且比起与他人一起练习，单独练习更能让他接受。这是让他与别人一起练习前的一个有用的准备步骤。

该练习的正念元素旨在帮助凯莱布发掘自己与眼神接触带来的不适感的新关系。通过把注意力吸引到观察自己对眼神接触的体验上，他可能会注意到不适感的转化和改变，进而可以忍受这些感觉。这将激发他的好奇心，让他意识到改变的机会，从而减少不适感对他的影响。通过这种练习，他的不适感可能会减少，但这并不是正念的真正目的。相反，正念的目的是让他意识到自身比不适感更重要。通过这种方式，他知道自己有能力改变与这份不适感的关系，这样就可以忽略这份不适感，并展开行动。

治疗师可以根据青少年的兴趣和表现，选择在练习之前或之后向他们说明正念练习的理由。然而，这种说明并非必需。在凯莱布的案例中，甚至没有出现"正念"这个词。正念的使用在第四章中已有讨论。

下面附有三张练习表。

- 临床工具10.2：单项技能练习表
- 临床工具10.3：对话或复杂互动练习表
- 临床工具10.4：特定社交技能练习表

临床工具10.2　单项技能练习表

在治疗师的帮助下做笔记,以帮助你记住将要练习的内容。这将为实践练习做好准备。

练习结束后,对发生的事情进行记录,并将这些内容带到下一次会谈中,与治疗师讨论。

训练计划
1. 我在练习哪种技能?
2. 我需要记住哪些部分?
3. 我能和谁一起练习?
4. 练习的最佳时机和场合是什么?

实践后反思
1. 结果是……
2. 对方的回应是……
3. 我对互动的感受是……
4. 我做得好的地方……
5. 我想改进的地方……

临床工具10.3　对话或复杂互动练习表

训练计划
1. 要讨论的问题或困难是什么?
2. 谁参与其中?
3. 这种情况下我需要什么?
4. 我觉得其他人可能需要什么?
5. 我想要什么样的结果(基于每个人的需求)?
6. 我想和对方沟通的关键是什么?
7. 这次沟通有没有例子可以参考?
8. 这次对话中,有哪些内容和步骤是我需要记住的?
9. 对话的最佳时机和场合是什么?

(续)

实践后反思
1. 我说了和做了……
2. 对方的回应是……
3. 我对互动的感受是……
4. 我做得好的地方……
5. 我想改进的地方……
6. 这次交流的结果……
7. 用 1—10 分来评价我对这次交流结果的满意程度。
8. 用 1—10 分来评价对方可能对这次交流的满意程度。

临床工具 10.4　特定社交技能练习表

邀约他人的准备——寻找共同兴趣

技能说明

在准备向某人发出邀约的过程中，其中一方面是首先要确定你和对方的共同兴趣。谈论彼此的兴趣、爱好、娱乐消遣方式或许能帮助你们发现共同点。此外，这样的谈话可以让你更加了解对方是什么样的人，以及你是否愿意向他发出邀约。

步骤

步骤 1：打招呼并介绍自己
步骤 2：询问他的兴趣爱好或是喜欢的娱乐消遣方式
步骤 3：分享你的兴趣爱好以及娱乐消遣方式
步骤 4：看看是否能找到你们的共同点
步骤 5：决定你是否想向他发出邀约

计划和准备——何时、何地、如何进行

制订一个简短的计划，计划你们可能在何时、何地交谈，你可能会说什么，以及对方可能会对你说的话做出什么回应。

对话

想一下你在上述的每个步骤里可能会说些什么，举一些例子。

步骤 1：
步骤 2：

(续)

步骤 3：
步骤 4：
步骤 5：

练习结束后
实际发生了什么——对实际发生的情况做个简要总结。

反思
你做得如何？在下面为这个技能的效果打分：

1	2	3	4	5
完全没用				非常有用

习得
事后回想，你有没有从这个练习中学到什么？或是你会采取什么不一样的做法？

管理对社交互动不利的情绪

对一些青少年来说，他们的人际隔阂包括难以管理特定的情绪，这会对他们的社交互动产生负面影响。我们在解决人际隔阂的例子中也提到了一些管理愤怒的方法。

心理教育往往是必要的，这样青少年才能理解解决问题的基本原理，还能帮助确定和实施策略，以更有建设性的方式控制愤怒。

愤怒图表

图 10.1 概述了愤怒爆发的常见轨迹，为教育提供了有用的重点。以下与 16 岁、似乎有回避型依恋类型的阿娃的对话中，包含了如何使用愤怒图表来提高对愤怒的洞察力并告知愤怒管理策略的例子。

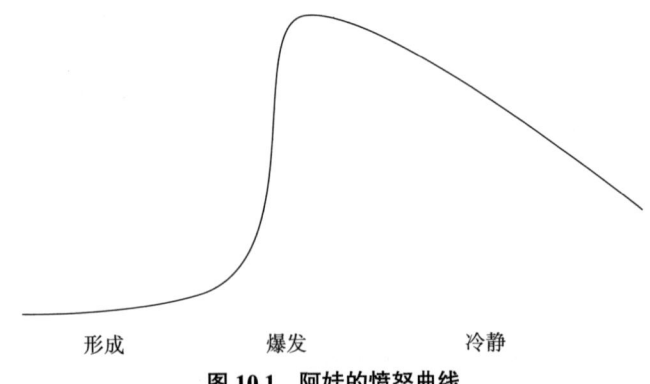

图 10.1　阿娃的愤怒曲线

治 疗 师：就你告诉我的关于愤怒的情况来看，它与这张图很相似。当你的压力处于低水平时，会有一个形成期。愤怒就这样开始形成，然后迅速上升（指着图 10.1 的相关部分）。你用"爆发"这个词来描述自己那时的行为，而你之后常常会为此后悔。当处于这种爆发状态时，你觉得你的身体像是自动这么做的，或是觉得行为不受自己控制。不管你后来多么希望自己当时没么做，但当你非常愤怒的时候，你都感到无能为力。我这么理解对吗？

阿　　娃：是的。

治 疗 师：你觉得你无法改变自己的这一部分，但如果可以，似乎这会让你的生活更轻松。比方说，你可能不会在学校打架，你的数学教师可能对你更宽容一些，你在家中的生活可能会更平静一些？

阿　　娃：我也这样觉得。

治 疗 师：我想就愤怒这个问题解释一下，看看这是否可以帮助你理解当下你的人际关系中的问题，以及能不能帮你弄清楚如何减少这些给你带来许多麻烦的爆发。当处于爆发阶段时（治疗师指向图 10.1 中的这一区域），不只是你很难控制自己做出不同的选择，很多人都有这样的经历。当感受到如此强烈的情绪时，人们是很难清晰地思考的。好消息是，当处于形成期时，我们可以做出改变，防止愤怒的爆发。关键在于要识别早期的预警信号。这些信号告诉我们，我们正在生气。它们让我们知道，我们需要做一些不同的事情来防止情绪的爆发。我给你举例说明一下我说的信号是什么意思，之后你可以告诉我，你是否也经历过这些，或是其他可能表面愤怒正在形成的事情。

（阿娃点头。）

治 疗 师：它可能是一些身体迹象，如紧握拳头或者紧咬牙齿，喉咙发紧，觉得胃在翻腾，脸变红，手心出汗或者胸口发闷。你有没有注意到身体有过这样或类似的情况？

阿 　 娃：我会口干，喉咙发紧。有时会觉得难以呼吸。

治 疗 师：很高兴你能注意到这些。注意到这些事情的能力将帮我们找到一些可以尝试的策略。我想知道你是否注意到一些其他的迹象？想到什么就说什么。我再给你举点例子。有的人注意到，他们脑袋里会有一些特别的想法，这让他们的怒火更盛，像是"这不公平"或是"他们总是找我麻烦"。许多人发现，当他们真的很生气的时候，他们无法去想如何阻止事情恶化。你有没有注意到过，当你生气的时候，你的想法会有什么改变？

意识到阿娃属于回避恐惧型依恋，治疗师选择了这样一种讨论愤怒管理的方式，以避免阿娃因遭受过多提问而感到难堪。这样做是为了向阿娃提供教学并发出温和的邀请，以帮助她识别愤怒过程会经历的各个阶段。治疗师试图通过把对话与能够激励她行动的话题（比如，学校和家里的人让她"更轻松"）联系起来的方式增加她的参与度，即提高治疗对她的重要性（见第四章）。

治疗师在处理情绪之前讨论了感觉和认知，因为治疗师知道阿娃很难识别情绪，而且经常不愿意讨论这些情绪。

在列举了一些通常与愤怒爆发有关的情绪后，阿娃承认，她有时会感到被威胁或被拒绝，而这往往是在愤怒"爆发"之前。进一步讨论之后，阿娃表示，孤立感可能是引发她愤怒行为的一个共同因素。

阿娃参加了学校的正念课程，这似乎提高了她识别早期预警信号的能力。正念在第四章中已有讨论。

治疗师利用行为链分析，鼓励阿娃找出可能中断愤怒继续升级的选项。包括暂时从这种情景中离开并逆转愤怒的生理表现的选项。阿娃喜欢"离开情景去喝水"这一建议，特别是当治疗师解释到，举杯喝水时，水经过喉咙的感觉可以帮助她放松肌肉。让阿娃使用这个策略的准备包括让她在喝水时练习正念，以提高对放松身体感觉的意识。此外，阿娃没有意识到，仅仅是走开去喝水，而不向对方解释的行为可能会看起来很奇怪或无礼。治疗师必须让她注意这一点，并花时间练习如何解释，比方说"对不起，我马上回来。我需要喝点水"。

生活压力教育

让来访者注意到愤怒和高压力时期之间的联系，可以帮助他们识别在何时需要格外警惕愤怒的早期预警信号。

治疗师：阿娃，许多人发现，当存在压力时，他们更容易变得暴躁和愤怒。这有点像灶台上的锅。当把火开大时，锅就更有可能沸腾。同样，当压力水平高的时候，愤怒以破坏性方式爆发的可能性也更大。让我们来想想会增加你的压力的事情。

阿娃发现，有关潜在压力源的教育有助于她监测自己的压力水平。包括学习区分不同类型的压力源。

- 重大生活事件：急性压力源，如丧亲、关系结束、遭受袭击或搬家。
- 持续的生活压力：慢性压力源，如慢性病、残疾、父母的精神疾病、贫困或是低于标准水平的居住条件。
- 日常事件：这些事件的强度可能不高，但令人恼火或沮丧。比如，错过火车、意见分歧或他人过分的要求。

帮助青少年建立对压力源的认识与对其中积极因素的识别之间的平衡很有帮助，这些积极因素有助于提高他们的心理韧性。这可能包括一些在整体评估期间确定的可以培养的愉悦活动，例如娱乐、积极的人际关系、锻炼、良好的睡眠、亲近自然等。

一些青少年可能会联想到压力天平的比喻。当天平向压力方向倾斜时，他们需要更加警惕地监测预警信号，以防愤怒爆发。他们可以采取行动减少压力，并建立减压因素。即使他们无力改变某个特定的压力因素，他们对压力源的反应也是可以被改变的，比如通过正念。

盲区

人际隔阂可能与青少年不知道其沟通方式会如何影响他人有关。向他们简要说明乔哈里咨询窗（Johari Window; Luft and Ingham, 1955）的沟通模型，可以帮他们进入讨论，并以一种不评判的方式把这些隔阂放在事情发生的环境中考量。该咨询窗以事件对自己和他人是已知还是未知为维度，构成四个象限（见图10.2）。

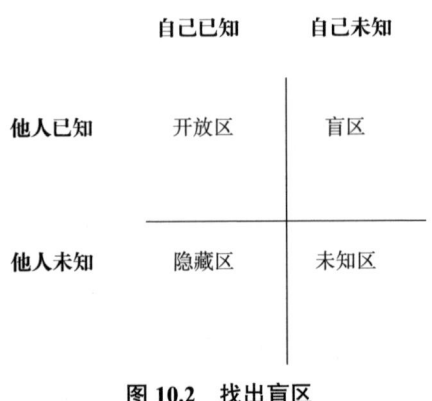

图 10.2　找出盲区

- 开放区：双方都知道
- 隐藏区：自己知道，但他人不知道
- 未知区：双方都不知道
- 盲区：他人知道，但自己不知道

盲区是改变人际隔阂的重点。通过反馈，自我盲区会随着青少年不断学习以下内容而缩小。

1. 别人怎么看待他的行为？
2. 他的行为会让别人有什么感受？
3. 他的行为是如何塑造别人对他的看法的？
4. 上述 1—3 会如何影响他对自己的看法？
5. 改变 1—3 的策略有哪些？

一些青少年可能从乔哈里咨询窗中受益，例如第四章讨论的阿里的案例。通过治疗师的反馈，阿里的自我盲区有所缩小。治疗师会询问青少年是否允许自己提供反馈，借此来缩小青少年的自我盲区。

治疗师：在我们的会谈中，我可能注意到了一些关于你如何与我或其他人建立联系的事。如果我能让你知道这些事，你就可以在人际交往中利用这些内容，就算在治疗结束后，这也会对你的人际关系有所帮助。我可以向你说明这些内容吗？

这种清晰明确的请求许可对所有来访者都有帮助，尤其是那些非安全型依恋的人。这是治疗师解释治疗过程的众多方法之一，让青少年有选择他的参与程度的机会。

步骤5　通过维护、扩大和／或深化社交网络来增强社会支持

除了在治疗中和治疗外发展社交技能之外，许多有人际隔阂的青少年还需要学会如何发展社会支持网络。有些人的社会关系可能很有限或者几乎没有。另一些可能有广泛的社会网络，但这些关系往往很肤浅，因为他们缺乏深入交往的技能，所以这些关系几乎提供不了什么支持。

治疗师或青少年的重要他人需要协助这些青少年确立与陌生人接触以及加深现有关系的互动方式。许多青少年能够通过讨论、头脑风暴或上述步骤4中提到的活动来确定有用的策略。如果这些方法不能帮助青少年找到有效的方法，治疗师可以给出一些建议来节省时间。通常情况下，可以调整现有的活动来增加社交互动，例如，将兼职改成能与他人有更多接触的工作，如后面讨论的汉娜（Hannah）的案例。这样做还有一个好处，其中一些活动除了具有社交效益外，还有抗抑郁的作用，例如，将人际因素与日常锻炼相结合，或是与他人一起进行的愉悦活动相结合。在努力扩大青少年社交网络的早期，治疗师可能需要发挥主动甚至指导作用。当青少年开始在社交活动中取得越来越多的成功，他们的信心也会逐渐建立，他们会变得更加积极主动，能够更好地识别与他人接触的时机。

如下对话有助于在IPT-A的中期阶段为这项工作设定场景。

治　疗　师：除了我们在治疗中所做的练习外，治疗外的技能练习对

你来说也是很有必要的。让我们来谈谈哪些人可以是你的练习对象。他可以是你家里的人或是你认识的、相处时很舒服的人。我们从你的亲密圈中了解到，你与家人以外的人没有太多接触。你提到你想改变这种情况，但不确定该怎么做。每当试图与其他人交谈时，你会觉得进展得并不顺利。我们会为你找机会练习怎么与新朋友交谈，怎么发展友谊。你可以与他人分享你的兴趣，像是你喜欢的运动或游戏，也可以换个工作，因为你现在的工作没有太多和别人互动的机会。

下面马特（Matt）、汉娜和阿琼（Arjun）的案例说明了如何在治疗之外扩展青少年的社交网络和练习社交技能。

20岁的马特在十八个月前开始上大学，但没在大学里交到新朋友。他还与高中的朋友失去了联系，尽管他们并没有特别亲密。当马特来接受治疗的时候，他在社交上可以说是处于孤立无援的状态，他对改善这个情况不抱什么希望。在第一次会谈期间，治疗师注意到马特言行鲁莽，看起来很不友好，很容易被理解为挑衅或是不礼貌。通过IPT-A中期阶段的社会技能练习活动，马特对社交线索的意识有所提高，并在与治疗师一起练习时找到了可以给人留下更友好的印象的方法。然而，他不知道如何把这个方法应用到生活中。他很认可治疗师提出的让他从与课程小组的人交谈开始的建议。他治疗外的练习任务是在辅导课期间或辅导课后与其他学生交谈。除了每周检查进展情况之外，他还运用所学的知识对这些技巧进行微调。最初，马特依赖治疗师帮助他明确开始和深化关系的具体步骤。在几次成功的互动后，他能够邀请其他学生一起去喝咖啡了，由于进展顺利，他又邀请他们一起去看电影。治疗师还建议马特考虑加入学生摄影协会，因为摄影是他的兴趣所在。这时，他的进步已经成为驱动他前进的动力，因为他终于明白：(1) 是什么阻碍了他与他人建立联系；(2) 如何通过不同的方式有效地与他人建立联系。治疗师还鼓励马特思考，有没有他想重建联系的朋友。在巩固阶段，马特与高中的两个朋友重建了友谊，并持续扩大他的大学朋友圈。

17 岁的汉娜在社交场合感到害羞和焦虑。她从不主动与不熟悉的人交谈。她社交的不活跃与她认为别人觉得自己无聊又无趣的信念有关。当和家人搬到一个新城市时，她觉得自己被独困在孤单之中。除了提高她的谈话技巧和自尊心之外，治疗师还建议她把现在的兼职（打烊后整理商店货架）换成能有更多社交互动的工作。当前的工作不能给她带来什么练习社交技巧的机会。这份工作只涉及与主管及周围几个同事进行最低限度的互动。她可以去当地影院找一份售卖电影票和零食的工作。这就需要和公众不断地互动。她对此感到畏惧，但她得到了一个也在电影院工作的家族朋友的鼓励。在做了几天新工作后，汉娜惊讶地发现，她在与顾客沟通的时候非常放松。这一快速变化是由几个因素促成的。新的角色要求汉娜用她过去回避的方式同别人互动。这样接触下来后，她知道自己不仅可以应对这样的情况，甚至能在她过去害怕的情境中应对自如。新角色明确的性质划分给了她信心。她很快就掌握了这份工作涉及的互动范围，而且，过去工作时摆脱不了的那份自我怀疑感也被从新工作中获得的自信心所取代。汉娜高兴地发现，几乎所有的顾客都一样，因为期待着自己的电影而表现得心情愉快。她注意到她喜欢影院的活动和这种让人稍稍兴奋的感觉，尤其是人们入场的时候。随着她的信心逐渐建立，她发现自己与顾客的互动比实际需要的更多。治疗师也鼓励她这么做，她们还一起练习了她可以在工作中使用的提问和评论，以提高她的谈话技巧。汉娜意识到，繁忙的时候会出现排队的情况，这时候应该要少与顾客闲聊，但在没那么忙的时候，就可以与顾客多聊两句。她工作中常会固定问到一些问题，如"你想看什么？""看哪个时间段的？""你需要来点零食吗？"治疗师帮着汉娜一起寻找另一些提问，让这些提问更像是从工作话题中自然而然产生的。比如"你今天过得怎么样？""外面天气怎么样？""离你的电影开场还有些时间，要我告诉你附近的咖啡馆吗？"

汉娜在电影院的做法获得了无数积极的回应。尽管她在这方面做得很好，但对于约会，甚至仅是对喜欢的人表现出兴趣这种事，依旧让她焦虑。治疗师建议她可以试着小小地赞美一下她的顾客，再逐步发展到她喜欢的人。在会谈中，她找到了一些自己能做到的、没有太大压力的赞美方式。比如"我喜欢你的T恤""这条项链真漂亮""你的太阳镜真酷"。在后一次会谈中，汉娜报告，工作中的赞美练习进展得很顺利，她已经准备好去挑战赞美更多人了。汉娜在课程中练习了一系列赞美的方法，包括"我喜欢你的发型""你的穿着真好看""你看起来一直在健身"。在治疗师提出让汉娜注意自己的身体语言后，她在赞美的练习中加入了一些眼神接触和微笑。电影院工作的角色让汉娜在练习社交技巧时有一些安全感，她觉得自己像是有权力变得友好一样，而在收到负面的回应时，她也能躲在这个角色后面。

治疗师提到，赞美的艺术还包括如何接受赞美。汉娜表示赞同，如果有人称赞她，她希望自己能亲切地回应，而不是像平时那样陷入尴尬和沉默。汉娜准备在工作中进行的另一个练习就是思考在工作中赞美别人这一行为是否合适。汉娜注意到，她需要在工作中给这种行为设定一些界限。她不希望让顾客或经理觉得她的行为不妥当，不过鉴于经理表扬了她的友善态度和待客方式，她认为自己可以更大胆一些。然而，生性谨慎的她并不愿意冒这个险。相反，她选择与在运动比赛上偶然遇到的人练习一些温和的调笑方式。这符合汉娜相对"安全"的标准，因为如果进行得不顺利，她以后也可以轻松地避开那个人。汉娜对这个练习很感兴趣，并且高兴地发现，她能进行一些过去从不敢想的互动。

在中期阶段快结束时，治疗师鼓励汉娜回想一下她是如何取得这么大的进步的。包括公开讨论"一小步、多次演示、不断修正"的公式（前文讨论过）。在巩固阶段重新审视这些内容以巩固收获，也为汉娜提供了应对未来社会挑战的策略。

15岁的阿琼的案例说明了他是如何通过运动的兴趣扩大社交网络的。阿琼的抑郁与多个问题领域共存有关。他的主要问题是复杂性哀伤，次要问题是人际隔阂。阿琼小时候曾是一名成功的运动员，但因健康原因，他减少了体育活动。当进入青春期时，他的体重长了很多，他因此觉得自己没有吸引力。他也很想念运动领域的成功给他带来的社会荣誉。治疗师假设阿琼的依恋类型是轻度焦虑回避型，但他也表现出一些安全依恋型的元素。缺乏自信，加上人际隔阂的问题，使他无法与他人发展友谊，这让他离开了家族就觉得被社会孤立。阿琼14岁的时候经历过几次重大丧失，包括丧亲。这些重大丧失严重影响了他的家庭，也影响了父母给予的支持与关心。

阿琼在IPT-A的中期阶段取得了相当大的进展，他处理了过去的那些重大丧失事件。包括学会如何与家人聊聊他的丧失经历，这也让他感到了更多与家人的联结和来自他们的支持。之后，治疗的重点转向了发展阿琼与同龄人的社交圈。目的是帮助他交到朋友，希望他在治疗结束时能学会如何从友谊中获得他人的支持，以及如何给予他人支持。

由于一项新的医疗技术，阿琼能够重新运动了，于是他最近对运动再次燃起了兴趣。他非常开心自己能重新开始慢跑，也开始练习举重。阿琼听取了治疗师让他利用对运动的兴趣来扩大社交圈的建议，但最初他并不知道应该怎么做。一番讨论后，他提到，他偶尔会看到一个邻居出去慢跑。他与这个邻居在上小学的时候相处得很好，但当他们上了不同的高中后，就渐渐失去了联系。治疗师准确地预测到，鉴于阿琼的依恋风格，他或许可以接受以基于某种活动的方式重新建立友谊的想法。阿琼练习了用不同方式邀请邻居一起慢跑。他不仅在治疗课中练习，在家里也会和姐姐一起练习。邻居很乐意接受他的邀请，现在他们定期一起跑步。阿琼立刻就觉得没那么孤独了。

在巩固阶段，扩大阿琼的社交圈的工作继续进行。邻居也是个比较害羞的人，但他有几个朋友，他把他们介绍给了阿琼。其中一个朋友有一个车库，里面设备齐全，可以进行举重训练，于是他们开始一起锻炼。这四个青少年间的互动主要围绕着锻炼和运动。开始时，这很适合阿琼。因为他不需要说太多话，就能感到自己是这个团体中的一部分，这让他松了一口气，并且，让他高兴的是，他只要出现，就能够感受到自己是他们中的一员。在最后两次会谈中，治疗师与阿琼简单地探讨了应该如何进一步与同龄人互动。阿琼开始与一个一起锻炼的朋友交谈，这个朋友最近也经历了丧亲之痛，他谈论了自己的家庭是如何应对这件事的。在巩固阶段结束时，阿琼认为姐姐是可以帮他进一步学习社交技能的合适人选，他说他很欣赏姐姐能与人轻松交谈、让他们打开心扉的能力。

对阿琼来说，IPT-A 中期阶段的大部分时间都是用来解决复杂性哀伤的。然而，在治疗结束前，治疗师也有机会帮阿琼解决人际隔阂的问题，并扩大了他的朋友圈。虽然没有时间解决他所有的沟通问题，但治疗取得的成果使他的自我意识从没有吸引力的、被同龄人孤立的形象变成了有朋友且可以亲近的形象。建立新的联系的体验会让他越来越自信和开放，还会进一步扩大和深化他的社交网络。就像对所有接受 IPT-A 疗法的来访者一样，阿琼的重点在于理解他的抑郁、问题领域和不断主动寻求联系的需要这三者之间的关联。

与重要他人合作

在青少年允许的情况下，重要他人的参与可以简化评估和治疗过程。父母、养育者、教师、祖父母、兄弟姐妹、朋友以及其他重要他人，他们很了解来访者，并能看到他们每天的表现。重要他人在识别人际隔阂、理解人际隔阂对社会功能的影响和决定如何最好地治疗人际隔阂等方面发挥着重要作用。除了提供有用的信息外，重要他人可以积极参与治疗过程，并帮助青少年在治疗之外练习技能。

重要他人的观点可以为青少年的劣势和优势提供丰富的信息，这可以帮助治疗师了解青少年的社交能力，并确定最有效的治疗方向。

在 IPT-A 的初始阶段，父母——有时是别人——可能会得到一些帮助他们了解青少年的困难以及治疗过程的信息。当有其他人参与中期阶段的治疗时，需要先简单地梳理一遍之前讨论过的内容。治疗师需要向他们说明治疗的原理和要素，并与他们达成一致。在有新的假设时也可以讨论并寻求他人的观点。这会帮助父母或他人了解后续工作的原因，促使他们支持治疗，也能让他们了解情况，协助青少年进行练习。与重要他人的沟通协商可以当着来访者的面进行，也可以单独或是在电话中进行。其他问题领域的章节已经讨论了他人参与的议题。在临床工具 10.5 中有一些治疗师提问的示例，以便向重要他人询问青少年的社交能力。

临床工具 10.5　向重要他人询问青少年的社交能力

一般性问题
- 你如何描述这个青少年与其他人互动的方式？
- 请告诉我你对这个青少年的沟通方式有什么顾虑？
- 你是否注意到他与别人相处时会反复出现的某种行为模式似乎给他带来了困扰？
- 你认为他和其他人交流过程中有哪些优点？
- 他拥有哪些人际关系方面的技巧？
- 你能举个你认为他与别人交流得很好的例子吗？
- 你是否能想到他在有效交流时遇到困难的例子？
- 你是否能想到他误会别人的情况？
- 你是否注意到，他给别人留下了并非他想留下的印象？能举个例子吗？
- 你是否观察到有什么因素似乎影响了他的人际关系？像是疲惫、烦躁或不安，可能与他人有关，也可能与环境有关。

具体社会能力
　你如何评价他的以下能力：
- 告诉别人他不开心的能力？
- 让别人了解他的感受的能力？
- 让别人了解他想要或是需要什么的能力？
- 以有趣的方式讲述故事的能力？
- 对别人表现出兴趣的能力？
- 理解他人需求的能力？
- 要求澄清的能力？
- 求助的能力？
- 在受到不公待遇时直言不讳的能力？
- 与人交谈时适当的眼神交流的能力？
- 向新朋友介绍自己的能力？
- 发起对话的能力？
- 加入谈话的能力？
- 赞美别人的能力？
- 接受赞美的能力？
- 回应负面反馈和批评的能力？
- 建设性地给出负面反馈和批评的能力？
- 准确感知他人情绪的能力？

一般性和开放性提问有助于从重要他人那里获得关于青少年的社交技能的广泛信息。询问优势和隔阂可能会有帮助。询问具体的例子可以让治疗师更明白如何解释获得的信息。

与所有问题清单一样，提问应该根据每个人的情况进行调整，并用来指导讨论，而不是把讨论变成审问。有的治疗师可能更倾向于给青少年的重要他人一份清单副本，把问题摆在他们面前，这可以让交流更加平等，让对方能够选择他想讨论的问题。这也能防止审问感。还可以把临床工具 10.5 改编成评分表，并交由他人填写。

父母或其他重要他人在青少年社交技能发展中的支持作用也应该得到评估。当他们具有适当的洞察力和敏感性时，他们也可以扮演共同治疗师的角色，来支持青少年在治疗课外的技能练习。即使是那些天生就很会支持他人的人，也能从如何做好这个角色的简短教育中受益。父母和其他重要他人可能会从上文提到的讲义材料中受益，这些材料包括技能大纲和实践报告。这里有几点建议：

- 提供教学、辅导和示范以强化治疗的特定工作
- 给予积极反馈
- 以鼓励的方式表达批评性的反馈

有时，青少年的人际隔阂会对家庭动力产生不利影响。在这种情况下，这些问题可以在治疗中直接与父母或其他重要他人解决。要做到这一点，最好是将重点放在发展青少年的社交技能上，而不是在具体问题上钻牛角尖。这样更能促成积极合作的讨论，因为具体问题可能是偏颇的，会让人陷入细枝末节、争吵和指责中。

总　　结

对于有人际隔阂的青少年来说，青春期可能是一连串失败的社交经

历。缺乏人际交往的成功经验常常对他们造成打击，而社交排斥、羞辱和被霸凌的经历又会加强他们的孤立感。

虽然对青少年的人际隔阂的治疗进展缓慢，但与成年人相比，青春期社交能力的不足往往更容易改变。鉴于 IPT-A 的时限性，用完整全面的评估来指导这个问题领域就尤为重要，这样才能事半功倍。令人鼓舞的是，对多数年轻人来说，即使社交技能只是略有提高，也足以改变他们生活的动力，从而有希望得到进一步改善。这往往足以缓解他们的症状。早期干预会有更好的效果，越早发现并填补隔阂，隔阂对年轻人生活轨迹的影响就越小，他们也能更早拥有健康的社会功能，面对未来的挑战时，也能表现出更强的韧性。

参考文献

Crosby, G. (2015). *Fight, flight freeze: Taming your reptilian brain and other practical approaches to self-improvement (2nd ed.)*. Seattle, WA: Crosby OD Publishing.

Del Prette, A., & Del Prette, Z. A. P. (2009). *Inventory Social Skills for Adolescents (IHSA-del-prette): Application manual, apuração e interpretação*. Brazil: Psychologist's House.

D'Zurilla, T., Nezu, A., & Maydeu-Olivares, T. (2002). *Social problem-solving inventory—Revised (SPSI-R): Technical manual*. North Tonawanda, NY: Multi-Health System.

D'Zurilla, T., Chang, E., Nottingham, E., & Faccini, L. (1998k). Social problem-solving deficits and hopelessness, depression, and suicidal risk in college students and psychiatric inpatients. *Journal of Clinical Psychology, 54*(8), 1091-1107.

Gresham, F., & Elliott, S. (2008). *Social skills improvement system: Rating scales*. Bloomington, MN: Pearson Assessments.

Kipling, R. (1900). *The elephant's child, Ladies Home Journal.*

Lasgaard, M., Goossens, L., & Elklit, A. (2011). Loneliness, depressive symptomatology, and suicide ideation in adolescence: cross-sectional and longitudinal analyses. *Journal Abnormal Child Psychology, 39*(1), 137-150.

Luft, J., & Ingham, H. (1955). The Johari window, a graphic model of interpersonal awareness. *Proceedings of the Western Training Laboratory in group development*. Los Angeles: University of California, Los Angeles.

McGinnis, E., Sprafkin, R., Gershaw, N., & Klein, P. (2011). *Skillstreaming the adolescent: A guide for teaching prosocial skills*. Research Press.

Mufson, L., Moreau, D., Weissman, M., & Klerman, G. (1993). *Interpersonal psychotherapy for depressed adolescents*. New York: The Guilford Press.

Mufson, L., Dorta, K., Moreau, D., & Weissman, M. (2004). *Interpersonal psychotherapy for depressed adolescents (2nd Edition)*. New York: The Guilford Press.

Riggio, R., & Carney, D. (2003). *Manual for the Social Skills Inventory (2nd ed.)*. Redwood City, CA: MindGarden.

Segrin, C. (2000). Social skills deficits associated with depression. *Clinical Psychology Review, 20*(3), 379-403.

Wallen, J. (1967). *The Interpersonal Gap*. Mimeographed paper, Portland, Oregon: Northwest Regional Educational Laboratory.

第四部分

IPT-A 的巩固阶段

第十一章
急性期治疗的总结

IPT-A 的巩固阶段

美国儿童和青少年精神病学学会（American Academy of Child and Adolescent Psychiatry, AACAP）于2007年发表了《儿童和青少年抑郁症评估和治疗的实践规范》（Birmaher et al., 2007）。该规范的第十条建议提出"为了巩固急性治疗的效果和避免再燃，治疗应持续六至十二个月"，以及"为了避免复发，有些抑郁的儿童和青少年保持在治疗中的时间应该更长"（Birmaher et al., 2007, pp.1517—1518）。临床实践和这些规范提示，IPT-A 应该被构建为两阶段治疗，急性治疗期的重点是解决当前的症状和痛苦，随后是延续和维持期（Continuation and Maintenance Phase），目的是防止再燃以及维持在人际关系功能上取得的成果。巩固阶段（Consolidation Phase）最初被称为终止阶段（Termination Phase; Mufson et al., 1993; Mufson et al., 2004），然而，治疗通常不会在这个重要时刻终止。虽然 IPT-A 仍然是一种有时限的治疗——这种"有一个终点"的概念理论上会驱使来访者和治疗师都致力于更迅速地解决症状和提高人际交往技能，但急性期的结束并不意味着治疗的结束。第四部分第十一章描述了急性治疗的结束阶段；第十二章概述了在决定未来的治疗之前需要考虑的因素，随后描述了在 IPT-A 框架下的延续和维持治疗。

在巩固阶段，治疗师有五个主要任务：

1. 退出过渡性依恋对象角色
2. 通过帮助年轻人内化和泛化目前在治疗过程中所制定的社会心理目标，促进其独立的功能运转
3. 为年轻人、父母或养育者做好准备，识别再燃或复发的早期预警信号，并制订应对计划，以防万一
4. 评估实施延续和维持治疗的需要
5. 在需要时实施延续和维持治疗

前四个任务会在第十一章中讨论；第五个任务将在第十二章中讨论。

急性治疗期结束阶段的四个主要任务

退出过渡性依恋对象角色

本书以及其他地方（如 Mallinckrodt and Jeong, 2015）都提到过，在对青少年的治疗中，治疗师扮演了过渡性依恋对象的角色。在巩固阶段，治疗师开始从这个角色中逐渐退出，并开始与青少年合作一起识别出他们生活中的重要他人，这些人，随着时间的推移，可以承担起一部分治疗师在干预期间所扮演的角色。换句话说，如果治疗师扮演了养育者或倾听者的角色，那么首先，在这个年轻人的亲密圈里，谁有可能起到这些角色的作用呢？其次，这个年轻人可以采取什么步骤来启动这个进程？

在下面的例子中，16 岁的埃琳（在第四章中介绍过）意识到治疗师扮演了倾听者和澄清者的角色。埃琳和治疗师一起探索了她的人际世界，试图找出其他可以承担至少一部分这些角色的人。

治疗师：埃琳，我们在一起工作的时候，你分享了一些非常私人

的事情，关于你发现自己是色盲后的想法和感受。我们的治疗已经接近尾声了，今天之后还剩3次，你也一直在告诉我你好多了。我想知道在我们相处的这段时间里，你觉得什么最有帮助。

埃 琳：我也不知道。也许某个人终于把我当回事了，也许是因为我将抑郁看作一个可以最终走出来的隧道。虽然一开始我并不相信你。（埃琳停顿了一会儿，而治疗师允许了这种沉默可以继续。）我也觉得就是能够好好谈谈，已经让我理清了一些事情。就像我告诉你的，我很孤单，这很糟糕；但我就是没有精力和别人说话，这两件事确实很矛盾。也许只是把这些说出来，就让我明白我不会永远孤单。

治 疗 师：让我们再看看你的亲密圈。现在既然你感觉好一点了，那你认为那里面有没有会认真对待你，也会和你好好谈事情的人呢？就像我们一直在做的这样？

埃 琳：有，当然了。达拉斯。加上妈妈，真的。

治 疗 师：当你第一次画圆圈的时候，妈妈在中心的圆圈里，达拉斯在紧邻中心的外面一圈里。你之前还告诉我，在你抑郁之前他们俩都在中心圈。过去几周有什么变化吗？

埃 琳：嗯，妈妈还在那里，我现在和她说话更多了。达拉斯也在朝这个方向发展。他快到那儿了，这已经可以想见。

治 疗 师：埃琳，我很高兴听你这么说。那让我们选择其中之一，然后想象一下你可能与达拉斯或妈妈会进行的对话，在对话中会发生这两件事：你被认真对待，你能够好好地谈些事情。

在上述对话中，通过"亲密圈"，焦点回到了埃琳的人际资源。她将母亲放在中心圈，提到她们又开始了有意义的谈话，还提到达拉斯正在回到她生活中的中心位置。埃琳还承认，达拉斯和她的母亲都开始认真对待她，可以和她好好谈事情了。这反映了在近期治疗中发生的一个重大转变。在巩固阶段，这些转变被有意识地标记，并整合到来访者的人际关系技能库中。与此同时，治疗师会有意地识别其他可以给来访者提供他在治疗中发现的、对他有用的东西的人。在埃琳的案例中，治疗师明确地从作为唯一一个认真对待她并与她好好谈事情的人的角色中逐渐退出，同时帮助埃琳争取到达拉斯和她的母亲来承担这些角色。

当这种角色转移发生时，埃琳与这些变化相关的感受也应该被认可和留意。在上面的对话中，最后一句话预示着治疗室将进行对话预演，在预演中埃琳将与达拉斯或她的妈妈进行角色扮演对话（或空椅）。其目标如下：

- 让埃琳更有信心去识别和表达她的依恋需求
- 让她熟悉在这个过程中可能产生的感觉
- 假设达拉斯和她的母亲在这个过程中可能体验的想法和感觉

治 疗 师：我们以前用过几次空椅。所以或许这次你可以想象你妈妈坐在椅子上。

埃　　琳：是的，她穿着上次来这里时穿的20世纪90年代的牛仔裤和红色上衣。她看起来比平时更没有条理。

治 疗 师：太棒了，埃琳。你正在成为一个空椅"专家"！你能换个椅子，做一下妈妈吗？（埃琳换椅子）

治 疗 师：（对扮演妈妈的埃琳）谢谢你能来，朱莉。埃琳现在比你上次来的时候好多了。

埃　　琳：（扮演妈妈）是时候了！我注意到了一些不同。现在她和我们一起吃饭的次数多了，也见了更多朋友。我觉得那很好。

治 疗 师：埃琳，你觉得妈妈现在是什么感受？

埃　　琳：主要是松了一口气，但可能有点担心这只是暂时的。

治 疗 师：你想对妈妈说什么？

埃　　琳：（换椅子）我希望你最终能明白我以前有多沮丧以及我当时不想再活下去了。

治 疗 师：那妈妈现在感觉怎么样？

埃　　琳：我会问她的。（换椅子）

埃　　琳：（扮演妈妈）天哪，埃琳，我不知道有那么糟糕！

治 疗 师：所以妈妈现在感觉怎么样？

埃　　琳：（从角色中出来）我想她一定很内疚没有早点意识到。她又哭了。我想她开始明白了。我为她感到难过。

治 疗 师：除了为她感到难过，还有吗？

埃　　琳：我想，知道她开始意识到事情曾有多糟糕，这感觉很好。

治 疗 师：好的，我们暂时先把椅子的事放到一边。这里有几件事。你能够告诉妈妈事情对你来说曾有多糟糕，以及你现在感觉好一点了。你觉得妈妈现在更理解你了，而被理解的感觉很好。你猜妈妈甚至可能会因为没早点意识到这些而感到内疚。你为妈妈感到难过。这些是我们过去几周一直在谈论的事情，这些事情能帮你感觉更好——被认真对待和好好谈事情。但这一次是和妈妈的谈话，而不是我。你怎么看？

这段对话清楚地表明，与母亲谈论她的抑郁症，和她与治疗师的谈话一样，都包含有助于她状况改善的成分。治疗师已经为退出铺平了道路，鼓励埃琳允许她的母亲承担一部分之前由治疗师所提供的依恋行为。

埃琳的依恋类型是安全的；而19岁的阿里（在第四章中介绍过）则表现出回避疏离型的特征，因此，如前所示，人际关系改变的节奏也被相应地做了调整。到了急性治疗期的结束阶段，阿里将两个朋友从她的外圈移到了中间圈。

治疗师：阿里，我们一起做了8次治疗，今天过后，在决定下一步做什么之前，还有3次治疗。所以我们是时候要更多地专注于把我们在治疗中一起做的事情放到治疗之外的日常实践中了。首先，你告诉我，你的抑郁症好一些了：你睡得更好了，你的情绪从10分中的2分改善到了6分，你也多见了些朋友。我想知道，从我们一起相处的时间里，你觉得什么最有帮助？

阿　　里：我想我已经学会了看证据，而不是一直全都依赖自己的感受。尤其是和朋友在一起的时候。我曾经认为他们都讨厌我，但当我仔细想想时，发现并没有理由让我相信他们都讨厌我。但这就像我的感受和想法之间的斗争。

治疗师：所以，探究那些"斗争"有帮助吗？

阿　　里：嗯，我以前从来没想过要去看看证据，所以，是的，这就像硬币的另一面。

治疗师：我记得我们有很多关于感受和想法的对话，我们通常称之为心与脑的两难抉择。我很高兴你发现这种思考事情的方式是有帮助的，并且我认为如果这样的对话继续下去，可能会很有帮助。

阿　　里：我也这么认为。

治疗师：记得几次治疗前，你曾惊讶地发现，在你让布里更融入你的生活之后，不只是她给你打了几次电话，而是你也觉得和她更亲近了，对吗？你和她的关系是否达到了可以谈论心与脑之间两难抉择的程度？

阿　　里：嗯，我们已经有点达到了，她真的理解，她很像我，甚至不仅如此。她思虑过多；她活在她的头脑里。我告诉她关于证据的事情，当她想太多的时候，我就告诉她，她在担心的事情。我们是通过电话开始的，但我们上周还喝了咖啡，聊了好几个小时。

治 疗 师：你觉得怎么样？

阿　　里：很好，真的。我想我帮她更现实地看待事情了。

治 疗 师：你说"很好"。你能帮我更明白一点这个词的意思吗？

阿　　里：嗯，这很简单。我们谈了一会儿。我很享受这次谈话，布里也觉得很有帮助。

治 疗 师：太好了，阿里。帮助是一条双向道。你帮助了她，而这让你感觉很好。这是双赢。你会再多见见布里吗？

阿　　里：我觉得会的。还有索菲（Sophie）。我也正在积攒勇气给马克打电话。

阿里已经开始用她的朋友来满足一些之前由她的治疗师一直在提供满足的依恋需求。在上面的对话中，治疗师意识到这一事实后，计划在每次治疗中继续留意阿里和她朋友们的进展，而他自己则有意识地逐渐退出履行这一角色。由于阿里的依恋行为是疏离回避的，这一阶段的治疗目标是承认她基本的自我依赖，同时也承认她的抑郁症与她人际世界的破裂有关。即使对最强迫性自我依赖的青少年来说，被朋友讨厌都可能是有害的。对阿里来说，从被朋友讨厌到帮助朋友的转变让她感觉"很好"，这标志着她的抑郁症状发生了转变。

治 疗 师：我们谈过很多情感上自给自足对你来说的重要性，我记得你的原话是你喜欢做一个独行旅人。然后我们也弄清了，即使做一个独行旅人对你来说很重要，但在你的生活中，有些时候有其他人在身边也很重要。

阿　　里：这似乎是矛盾的。但是，是的，有时候，即使是独行旅人也需要陪伴。

治 疗 师：我想我们都同意，你的抑郁症，始于你需要陪伴时但却没有。最近几周，你发现了两件事：第一，在你的生命中有些时候，有其他人在身边是非常重要的；第二，你发现了，或者你正在发现，如何实现它。

阿　　里：看看这圆圈，布里和索菲已经从这里移到了这里（阿里先指向三个亲密圈的最外圈，然后指向中间圈），然后，一旦马克从外面到了里面（阿里指了指所有圆圈之外的一点），那将会很不同。

急性治疗期结束阶段的第二个主要任务是促进独立的功能运转。

促进独立的功能运转

穆夫森等人（Mufson et al., 2004）确定了治疗师在他们称为"终止阶段"的这一时期首先要完成的几项任务，然后再评估延续和维持治疗的需要。这些任务的目标是帮助年轻人将治疗期间的心理社会性获益纳入他自己的行为技能库（内化）。治疗师将帮助年轻人在治疗室外的人际世界中遭遇心理社会性挑战时应用这些收获（泛化）。在完成这些任务的同时，仍始终关注在初始阶段所识别出的问题领域。

任务 1　引出青少年对结束治疗的感受

一般来说，在治疗的初始阶段和中期阶段，IPT-A 治疗每周进行（或尽可能接近一周 1 次），但在巩固阶段可视情况逐渐减少。例如，如果年轻人对治疗有反应并且抑郁症状明显减轻，在急性治疗期的结束阶段，治疗可以安排为两周 1 次，然后三周 1 次，每月 1 次，或在延续和维持期间隔更长时间。这有几个原因，但也许最重要的是，较长的时间框架给了来访者延展的机会，将更多心理社会技能纳入他自己的行为技能库中。此外，较长的治疗间隔减少了来访者对治疗师的依赖，为来访者更独立地发挥功能铺平道路。IPT-A是一种透明的干预方式，与此相一致的是，这一过程将与来访者进行讨论，治疗的时间间隔是共同制定的。作为这一过程的一部分，来访者对干预即将结束的感受也会被讨论。治疗师会提醒青少年，急性治疗期不久就要结束了，并询问来访者对此有何感受。

例如，16岁的伊桑（Ethan），他的治疗接近尾声。他是被他的父母带来接受治疗的，因为他看起来"比平时更孤僻"，并且他父母提到他有明显的抑郁症状。他的依恋行为显示为回避型，具有疏离和恐惧两方面的特征。他的问题领域很明显是人际冲突；在面对社交问题时，他通常会采取"退缩"的方式。

治疗师：伊桑，这是我们的第九次治疗，今天之后我们还有3次，然后我们决定下一步要做什么。我认为你在我们相处的这段时间里前进得很不错，但我们确实很快就要结束了。你对此感觉怎么样？

伊　桑：不知道。

治疗师：我好像记得，不愿意谈论自己的感受，这对你和同伴们之间的问题有很大的影响，对你的抑郁症也有很大影响。也许你今天离开这里时还想着自己有话要说但没说。

伊　桑：也许吧。

治疗师：我们讨论过，要留意你的感受，然后试着用语言表达出来。所以再花点时间想想，对于我们在一起的时光即将结束，你的感觉是什么？

伊　桑：不知道。（停顿）也许很高兴不用再来了……但也许有点担心这个新的状态行不通。

在这段对话中，治疗师了解到了两件事。一是，伊桑对结束治疗感到喜忧参半；二是，虽然伊桑倾向于回到他不沟通的"默认"状态，但他也已经发展出了一些能力，当他得到鼓励时，可以与自己的感觉状态产生联结并沟通。这两个议题都将成为剩下几周的干预焦点。

引出对治疗结束的感受，也会帮助治疗师从过渡性依恋对象的角色中退出。在像伊桑这种依恋风格是回避型的案例中，这一任务通常包括识别出其他有可能提供治疗师在治疗期间所提供给青少年的那种功能性帮助的人。对这些来访者来说，治疗师通常是关系信息的来源，通过直接的技术、示范和指导来协助年轻人学习人际关系策略，帮助他们实现关系成果。还有谁能提供至少其中一部分帮助？青少年如何争取让重要他人参与这个过程并取得他们的帮助？治疗的这一阶段将透明地处理这些问题。

对于焦虑型依恋风格的青少年，他们对于治疗接近尾声时所做探索的反应，往往表明他们正在发展出对治疗师（或对治疗过程）的依赖，对此必须更加果断地处理。与这样的青少年工作，此处关注的重点不再是他人可能提供帮助，而是找出能够提供他们在干预期间所体验到的那种情感支持的人，同时，治疗师有策略地从这一角色中撤退。为了完成这个退出的过程，治疗师回到第四章中描述的从属、包容和支配范式是有帮助的。重点将是：减少从属性，保持高包容性，以及应对支配维度下的权力互动，以便这些年轻的来访者在治疗师逐步但有意识地减少情感支持时，能够在他们的人际生活中建立起适当的权力，并让渡治疗联盟中的权力。

对于所有的来访者，无论依恋类型为何，治疗师都将密切留意年轻人对结束治疗的反应。治疗师应该承认这些想法和感受（如，忧虑、恐惧、悲伤、愤怒、高兴），并就来访者认为有效的和无效的方面向他们寻求反馈。治疗师需要向来访者解释，在临近急性治疗期结束时症状有时会重现，但这不一定是再燃的迹象。

任务2　回顾遗留的症状

抑郁症是青春期反复出现的现象。有些估算认为，如果不治疗，抑郁症在两年内有 45% 的概率复发，在五年内有 73% 的概率复发（Rey and Birmaher, 2009）。关于复发将在本章后面进行讨论。当前任务的目标是，回顾在干预期间没有减轻的、此次发作的迹象或症状，并将它们放在已有的改善的背景下。这将帮助青少年关注已取得的成果，同时提醒治疗师和青少年可能需要进一步的工作。

在接下来的例子中，14岁的凯莉在自杀未遂后被转介来接受治疗。她有明显的抑郁症状，这些症状与中度至重度的主观痛苦以及社会和认知功能损害相关。在一次车祸中失去两个朋友是她抑郁的导火索。凯莉的问题领域被确定为复杂性哀伤。她是安全型依恋。

治 疗 师：凯莉，你能试着回忆一下我们刚开始在一起时你的感受吗？我是说，你还记得你来这里接受治疗的原因吗？

凯　　莉：嗯，我吃了那些药片，一直在哭。

治 疗 师：对，那你还记得我们讨论过的其他症状吗？

凯　　莉：不睡觉，在学校表现糟糕，还有一些其他的事情。

治 疗 师：好的。我还记得你和你妈妈还有一些朋友有过不愉快的时光，你记得吗？

凯　　莉：是的。

治 疗 师：我们发现，在约翰尼（Johnny）和梅尔（Mel）死于那次车祸后，所有这些事情似乎都开始了，或者至少变得更糟了。我们发现你的抑郁症很大程度上与失去那些对你来说很重要的朋友有关。

凯　　莉：（沉默）

治 疗 师：那自从我们开始见面，对你来说情况发生了怎样的变化?

凯　　莉：（停顿）嗯，我现在可以想着约翰尼和梅尔时不再一直哭了。我对学校里的老师或者妈妈也不那么会发脾气了。但我睡得还不是很好——好一点了，但还不算很好。

治 疗 师：当时你大部分时间都很悲伤吗?

凯　　莉：我现在还是很悲伤，但不是一直了。

治 疗 师：所以随着时间的推移，你的一些抑郁症状似乎有所减轻。你不再总是那么悲伤，你睡得好一点了，你对老师也不会那么发脾气了。我想知道其他一些想法和感觉有没有什么变化。治疗的大多数时候，我都会问你关于自杀的想法，现在这些想法似乎不那么强烈了……上周我们谈到了你在集中精力做功课这件事上遇到了困难。现在怎么样了?

凯　　莉：我还是无法集中精神。尤其是在我的家庭作业上。还是有点像是我试图在迷雾中思考。

在这段对话中，治疗师开始识别已经改善的症状，然后探索仍然有问题的症状。在此之后，治疗师和年轻人会共同列一个表，确定哪些症状已经显著改善，哪些需要进一步治疗。这样做有双重目的，既向患者强调改善已经发生，但同时也承认仍有一段路要走。这项任务为剩下的治疗设定了一条对治疗师和年轻人都清晰的路径——但是在有改善标记的背景下：积极的变化已然发生。

任务 3　识别人际交往能力

接下来，识别与症状减轻有关的人际能力。治疗师要回顾：(1) 治疗的初始目标；(2) 所取得的进展和学到的策略，以期未来青少年能够独立应用这些策略。人际能力因来访者而异，并可能受到症状、问题领域、依恋类型和青少年社交网络的影响。

在下面的例子中，19岁的大学生蕾切尔（Rachel）（矛盾型依恋），在家庭破裂后被她的全科医生转介而来。蕾切尔是三个孩子中最大的，在父母离异之前，家里主要留给她自己来应对。除了做一些家务外，她的责任是在父母上班时照顾妹妹们。家庭破裂后，蕾切尔继续和母亲及妹妹们生活在一起，并继续额外承担了一些照看孩子的责任。她平均一个月去看望父亲2次，至少每周接一次父亲的电话。她出现了焦虑－抑郁的症状，她认为这是由于听父母双方都批评和贬低对方而且自己经常不得不充当他们之间的调解人或仲裁者所致。

治疗师：蕾切尔，我们在治疗初发现，与你焦虑和抑郁最密切相关的问题领域是角色转换。爸爸离家后不久，你就开始感到悲伤和焦虑，并且你突然发现自己在爸爸妈妈之间不得不像一个裁判一样。这对你来说是一份新工作，似乎是一份不可能完成的工作，也是一份你根本不喜欢的工作。我们都认为你的抑郁和焦虑与此有关，你还记得我们IPT-A的目标是什么吗？

蕾切尔：我记得，我们不得不想清楚，如何从爸爸妈妈在一起时的状态转变到能适应他们现在的状态，像一段旅程一样。

治疗师：是的，我们得想办法让你最好放弃一些以前的事情，比如所有的家人都在一个家里；然后学习一些能帮助你适应爸爸妈妈分开住这种新情况的方法。你能告诉我一些你尝试过的、对此有帮助的方法吗？

蕾切尔：嗯，我告诉过妈妈，我不想让她老是批评爸爸，我也这样对爸爸说过。现在好一点了。

治疗师：你是怎么告诉他们的？

蕾切尔：我就是对妈妈说，我希望她不要说有关爸爸的那些事。我想，她不再说了是因为她知道这会让我的情况变得更糟。爸爸也一样。

治疗师：所以直接和父母谈谈就会带来改变。太好了，蕾切尔。你能想到另一种情景吗——告诉别人什么对你来说难以承受，而这就会带来改变？

在这次交流中，治疗师对蕾切尔使用了他们在治疗中讨论过的策略予以了肯定；并且，通过询问这种策略是否也对其他情况有帮助，开始帮助蕾切尔识别如何在其他互动中使用这种技巧。在这个治疗阶段，治疗师首先尝试使新学会的行为策略成为来访者行为库的自然组成部分，也就是说，内化这些策略；其次，帮助年轻人探索这种策略可能也会起效的其他情况，即，泛化这些新学会的人际策略。随着蕾切尔不再害怕做一个破裂家庭的一员这一新角色，治疗师继续把在日常生活中使用这些技巧与蕾切尔焦虑和抑郁症状的减少联系起来。

另一个说明这一任务的例子是 16 岁的梅格（Meg），她的问题领域是人际隔阂。梅格的自我感觉很脆弱、很不稳定，尽管她渴望得到别人的关注，但她从来不确定是否能得到别人的关注。她的依恋风格是回避恐惧的。梅格越来越担心会被同龄人拒绝。我们发现，梅格建立关系并不困难，但这些关系往往不会持续太久，因为当别人不同意她的意见时，她会变得非常生气和好斗。因此，朋友和家人据说不再想和她在一起，有些人甚至主动避开她。在接受治疗之前，梅格并没有意识到她的这个特征，而这在她的人际世界中对其他人来说相当明显。虽然梅格可以建立关系，但维持关系却有着巨大困难。

在治疗过程中，梅格开始意识到，她的攻击性在把人们赶走。她的治疗师使用角色扮演和空椅技术来演示梅格的行为对其他人的影响，来演示更合适的反应，来教她策略帮助她及早发现自己的愤怒，然后选择一个更合适的反应。梅格被鼓励在治疗中演练这些新策略，留意并与治疗师讨论她的感受，然后在治疗间隙与"安全的他人"（通常是她的母亲和弟弟）练习这些反应。以下对话是在第九次治疗上进行的。

治疗师：在我们开始相处的时候，我们发现你的焦虑至少有一部分与别人不同意你的观点时你感觉到愤怒和有攻击性有关。在你开始治疗前的几个月里，你变得非常焦虑，因为你觉得没有人再喜欢你了。我们在前几次治疗中练习的一件事是，当有人不同意你的观点时，你要如何去做，如何不生气。你在如何保持冷静上学得很好。现在，我要你假装我是那个生气的人。我要你教我如何保持冷静。可以吗？

在角色互换之后，治疗师和梅格进行了一次对话，其中包括识别出梅格为了教治疗师如何保持冷静所采取的步骤。这些步骤都被列了出来，并打印出来让梅格带走。接下来的对话开始把注意力转向现实生活中的例子，在什么情况下梅格发现这种策略是有效的，以及什么情况下她用得不太成功。有效的例子被仔细研究，以识别出它们是如何以及为何成功；不那么有效的例子也被仔细研究，以发现哪里出了问题，以及可以采取哪些不同的做法来确保更理想的结果。对于不成功的和成功的例子，都使用空椅技术来帮助梅格探索她自己的和他人可能体验到的感受。在接下来的会谈中，梅格被鼓励去思考其他的人际互动情境，在这些情境中这一保持冷静的策略也可能会产生理想的结果。梅格惊讶地发现，她已经发展出了一种如此强大且可以灵活转移使用的人际交往能力。

任务 4　改善的标志

在急性治疗的早期阶段，治疗师会提醒年轻人寻找改善的标志。

治疗师：在我们在一起的这段时间里，我们会一直寻找你的抑郁症正在改善的迹象。你可能会注意到一些迹象，比如情绪改善、睡眠改善、能够更清晰地思考、与朋友和家人相处得更好，诸如此类。你会注意到一些事情，你父母会注意到一些事情，你朋友会注意到一些有关你的事情，我也会注意到一些事情。我们会特别注意这些。它们是变化的迹象。

关注改善的标志，将注意力从抑郁带来的消极生活体验，转移到"改变正在发生"这一事实上。通常小的变化很容易被忽略，但是对这些标志的持续关注会将它们聚集在一起。到了巩固阶段，应该已经有足够的标志清楚地向年轻人证明，他的抑郁症和相关的人际能力改善都在朝着可以进行独立功能运转的方向转变。巩固阶段提供了探讨和庆祝这些变化的机会；并且，如上所述，也提供了继续协助来访者内化和泛化这些人际能力的机会，以减少目前和未来与抑郁症状相关的痛苦和损害。①

识别复发的早期预警信号

在征得年轻人同意的情况下，在急性治疗的结束阶段，邀请父母或养育者参与一次或一次中部分时间的会谈会有所帮助。（出于相似的目的，在维持阶段将近结尾的时候也可以再安排一次类似的会谈。）这些会谈的目标是：第一，总结在症状减轻和人际交往能力方面的收获；第二，帮助年轻人及其父母或养育者警惕那些可能暗示着复发的变化，并制订应对计划，以防万一发生。这些会谈都会事先与年轻人进行讨论，因此他们不会感到意外或甚至被治疗师背叛——他们之前曾表示治疗会谈是保密的。

对症状减轻和人际能力提高的总结，将帮助年轻人强化这些改善，也能帮助父母或养育者理解和识别出已经发生的变化，以便他们在家里强化这些变化。此外，父母或养育者会更容易注意到抑郁行为的复现，一旦其发生的话。

"关爱图（Care Map）"的构建将协助年轻人和他们的父母密切关注那些提示抑郁症可能正在复发的变化，并制订如何应对的计划。这是一个年轻人与他们的父母相互合作的过程，治疗师的介入很少。治疗师可以通过以下方式介绍关爱图，来开启这个过程。

比尔（Bill），15岁，回避疏离型依恋。他的问题领域是人际冲突。对于比尔来说，压力的增加伴随着与他人冲突的增加。进而压力逐渐发展成为严重的抑郁发作。

治疗师：我们一直在谈论比尔过去几个月表现得有多好，我们都很期待这些能继续保持。不过，抑郁症确实会在一些青少年身上复发，我想制订一些计划，如果这种情况发生，我们应该做些什么。识别早期的预警信号是非常重要的，这样我们就不必等到情况变得像我们开始治疗之前一样糟糕。

我们将构建一个"关爱图"。关爱图有两个列表。在一个列表上，我想请你们三个写下你们能想到的所有早期预警信号：当比尔开始抑郁时，对他来说都会出现什么问题，包括任何你们意识到可能导致他抑郁加剧的诱因。然后在另一个列表上，列出任何你们能想到的、在过去有过帮助或在将来可能有帮助的事情。比尔和我曾经谈过很多他认为有帮助的事情，其中一些也将列在这个清单上。可以吗？那么，回想一下比尔生病的时候，你们认为是什么可能诱发了他的抑郁，以及，哪些变化你们首先注意到了？

比尔和他的父母通过对话，辨别出了诱因以及那些能够提醒他们比尔开始变得抑郁的行为变化。这些被记录在图11.1的左侧一栏中。

然后谈话转向了讨论如果抑郁的迹象和症状重新出现，做什么事情可能会有帮助。图 11.1 记录了早期预警信号和比尔与父母在治疗中所提出的有助益的事情。

早期预警信号	有帮助的事
• 难以入睡 • 多思多虑 • 与安吉拉（Angela）吵架 • 不想安吉拉碰我 • 与父母吵架 • 与老师吵架 • 不想参加足球训练 • 易怒 • 感觉一切都没有意义 • 比平时更讨厌学校 • 只想独处 • 感觉孤独，没有人关心 • 担心一切 • 厌倦一切	• 尽早发现我的消极想法，不要让它们继续下去 • 睡不着的时候听音乐 • 暂时离开安吉拉，但告诉她我还是想和她出去玩的 • 父母不要反击 • 告诉父母自己的情况不太好 • 请我的医生检查一下我的药物 • 请几天假不去学校 • 尽早觉察压力，去海滩 • 偶尔错过足球训练也没关系，没有必要感到内疚 • 重新去接受治疗

图 11.1　比尔的"关爱图"

值得注意的是，由于比尔的依恋类型是回避型，所以在"有帮助的事"一栏中的很多项目都是功能性的，而非关系性的。然而，他确实也辨别出了几个可能有帮助的关系性因素：与女友安吉拉短暂分开的重要性；请父母不要好争斗；在情况不太好时与父母交谈；以及重新接受治疗。这些策略对比尔来说是一个巨大的转变，朝着能够独立应用人际关系能力的方向发展，而这些在治疗之初显然是缺失的。

比尔和他的父母制作出了上述"关爱图"，并计划将其带回家放在抽屉中，不再拿出来。但是，如果比尔开始表现出任何持续数天以上的压力迹象，他和他的父母商定好就会将关爱图拿出来，看看它是否能提供任何有助于识别早期预警信号的帮助；如果是，则计划合适的应对行动。

书信

临床实践表明，在急性治疗期结束阶段的倒数第二次会谈（也就是说，在与父母或养育者会谈之后）时，治疗师要求来访者给治疗师写一封信，治疗师在最后一次治疗开始时朗读这封信，这一做法是有益的。治疗师要明确表示，这不是一封感谢信，而是这个年轻人自治疗开始以来注意到在自己身上所发生变化的一个记录。然后治疗师告诉这个年轻人，自己也会给他写一封信，记录下治疗师在这同一时期内注意到的变化。最后一次会谈开始时，先由年轻人大声朗读治疗师的信，随后治疗师读年轻人的信。这次会谈的剩余时间将讨论这些信件所引出的议题。通常情况下，这一活动也提供了另一个机会，使人际关系方面的收获具体化和可转移，同时强化了青少年的独立功能，来访者可以保留这两封信。

评估进一步治疗的需要

治疗师在急性治疗期结束阶段的最后一项任务，是与青少年一起规划未来的治疗，以巩固目前取得的成果并防止再燃。第十二章介绍了延续和维持治疗，并提出了一些可能对于做该决定有帮助的操作规范。治疗师和青少年将讨论一个新的治疗协议，以适合于这一最后阶段的治疗。

总　　结

急性治疗期结束阶段为治疗师提供了以下机会。
- 治疗师通过策略性地退出过渡性依恋对象的角色，来处理青少年可能发展出的任何对治疗师（或治疗）的依赖性。这是在保持治疗联盟的同时实现的，必要时可以重新起作用。
- 巩固青少年在治疗过程中发展形成的新的人际关系行为，以期实现独立的功能运转。
- 协助青少年和家长对可能提示再燃（或新发作）风险增加的变化保持警惕，并制订计划来应对这些可能性。
- 评估需要并计划治疗的延续和维持部分。对此，第十二章所讨论的反应、缓解和恢复标准可协助治疗师做判断。

注 释

①治疗师应努力在聚焦于积极关注点和承认抑郁症会带来衰弱之间取得正确的平衡。我们的目标是让年轻人永远不要因为我们过早、过度地强调所取得的进展，而觉得治疗师轻视或低估了他们与症状有关的痛苦。

参考文献

Birmaher, B., Brent, D., et al. (2007). Practice parameter for the assessment and treatment of children and adolescents with depressive disorders. *Journal of the American Academy of Child and Adolescent Psychiatry, 46*(11), 1503-1526.

Mallinckrodt, B., & Jeong, J. (2015). Meta-analysis of client attachment to therapist: Associations with working alliance and client pre-therapy attachment. *Psychotherapy, 52,* 34-139.

Mufson, L., Moreau, D., Weissman, M., & Klerman, G. (1993). *Interpersonal psychotherapy for depressed adolescents*. New York: Guilford Press.

Mufson, L., Dorta, K., Moreau, D., & Weissman, M. (2004). *Interpersonal psychotherapy for depressed adolescents (2nd Edition)*. New York: Guilford Press.

Rey, J. & Birmaher, B. (2009). *Treating child and adolescent depression*. New York: Wolters Kluwer.

第十二章

延续和维持治疗

延续治疗

越来越多的研究表明,延续和维持治疗可以显著减少青少年抑郁症的再燃。肯纳德等人分别在2016年(Kennard et al., 2016)和2008年(Kennard et al., 2008)报告了与药物干预比较的情况。如第十一章所述,美国儿童和青少年精神病学会(Birmaher et al., 2007)建议,儿童和青少年抑郁症的治疗应始终包括急性期和延续期,一些青少年可能还需要维持治疗。"急性期的主要目标是获得反应,并最终实现症状的完全缓解"(p.1509)。在这里回顾一下AACAP在这些规范条款中所使用的术语可能会有所帮助。

反应(response)。没有症状或抑郁症状明显减少至少两周。

缓解(remission)。至少两周但不到两个月的时间内,没有或很少出现抑郁症状。

恢复(recovery)。两个月以上没有明显的抑郁症状(即,不超过一到两个症状)。

再燃(relapse)。在缓解期内出现一次DSM定义的抑郁发作。

复发(recurrence)。在恢复期内出现抑郁症的症状(即,一次新的发作)。

AACAP建议所有抑郁的青少年都需要额外的治疗，以巩固在急性治疗阶段出现的对治疗的反应。尽管 IPT-A 的研究到目前为止还没有确切地证实，但 AACAP 规范所给出的推荐表明，在对治疗出现反应之后，治疗应该再继续进行六至十二个月。从 IPT-A 的角度来看，这些建议表明，在急性治疗期结束时（通常在 10～14 次治疗之后），应与青少年协商延续治疗，以适应 AACAP 所建议的时间框架。

在 IPT-A 中，治疗的初始和中期阶段通常要经过大约 8 次治疗，尽可能地接近每周一次。巩固阶段通常按照第十一章所述的间隔进行，所以这一阶段的 4～6 次治疗可能会持续两三个月。在计划延续治疗时，治疗师要考虑来访者是否已经达到反应、缓解或恢复的标准。如果已经达到反应或缓解标准，治疗师就会商讨延续治疗的时间——至少要持续到达到恢复标准为止。如果已经达到恢复标准，则延续治疗的时间将缩短，或者也许直接进入维持治疗。因此，延续治疗的时间框架将取决于青少年在急性治疗期结束后所遗留的症状。

在延续治疗期间，关注重点仍然是相同的问题领域，通常一个月 1 次，继续巩固年轻人的心理社会性改善，防止再燃。

关于从急性治疗期结束阶段到延续治疗的这一过渡，治疗师会与青少年及其父母或养育者明确进行讨论，并协商达成新的治疗协议。到这个时候，治疗师基本上已经从过渡性依恋对象的角色中退了出来，并继续协助青少年通过改善人际关系来满足自己的依恋需求。

维持治疗

延续治疗对于有症状残留的青少年来说非常重要，而维持治疗则对所有接受 IPT-A 干预的青少年、甚至已经实现症状完全缓解的青少年都非常重要。维持治疗的目标，是提供持续的支持，使在治疗的急性（和延续）期所取得的人际关系收获能够被青少年使用，以尽量减少缓解*或复发的可能性。

相比于急性期或延续期，IPT-A 的维持治疗的会面频率要低，强度通常也较低。这些会面是根据青少年的需要而安排的，但通常是大约每八至十二周进行 1 次。维持治疗的三个具体目标如下：

1. 最大限度地提高青少年的人际功能
2. 处理可预防性处理的新的心理社会问题
3. 提供持续的治疗关系，如果急性症状复发，可进行调整以适应新情况

最大限度地提高青少年的人际功能，需要继续完成这两个任务：协助青少年将在急性治疗阶段学到的人际交往策略加以内化和泛化。最初确定的问题领域仍然是关注的重点，而治疗通常会集中在重新审视进展顺利的人际关系事件，以强化这些策略。在治疗之外，这些成功大部分不会被那些对年轻人来说很重要的人注意到，所以，来访者重述这些故事给治疗师提供机会去庆祝这些成功，并分析成功的组成要素。

例如，前一章中与蕾切尔的对话会被进一步分析，以便她能够理解她与父母对话是如何起作用的，以减少她与角色转换有关的困难。

蕾 切 尔：我就是对妈妈说，我希望她不要说爸爸的那些事。我想，她不再说了是因为她知道那会让我的情况变得更糟。爸爸也一样。

治 疗 师：所以直接和父母谈谈就会带来改变。太好了，蕾切尔。那让我们想一想这是如何发生的。你还记得你对妈妈说了什么吗？

---

* 原文为"remission（缓解）"。根据上下文，此处应为"relapse（再燃）"更合理。——译者注

蕾切尔：我就说，"别那么说，妈妈！我就是希望你和爸爸不要老是一直批评对方。我需要和你们两个人生活，你知道，我讨厌这样。"我还多说了一点，但主要就是这些。

治疗师：那当你说这些时，你的感觉如何？

蕾切尔：嗯，我相当恼火——他们没完没了地这样。

治疗师：你觉得妈妈当时的感受如何？

蕾切尔：她沉默了，但后来好了一些。

治疗师：好的，所以你告诉了妈妈当她贬低爸爸时你的感受——你说你讨厌这样；以及，你说你希望她停止这样做。而这很有效。所以，这里有三个成分，你知道它们是什么吗？

蕾切尔：不知道。

治疗师：嗯，第一，你让妈妈知道你的感受（我讨厌这样）；第二，你让她知道她做了什么让你有这样的感受（总是批评爸爸）；第三，你让她知道如何改变这种情况（别那么说，妈妈）。你很清楚这三件事。我真为你感到骄傲，蕾切尔，这就是我们在治疗中一直在练习的事情，而且它对你很有效。所以再告诉我一遍这三个成分，我们把它们写下来。

上述对话展示了，与急性治疗结束阶段和延续治疗相比，维持治疗没有太大不同。重点略有转移，青少年会报告人际关系的成功，但现在更强调分析这些成功的构成要素。治疗师协助青少年进一步理解，这些新策略如何促成了所期待的人际关系结果得以实现。在蕾切尔的案例中，治疗师选择"标记一个时刻"，让蕾切尔写下构成她人际关系事件成功的三个关键要素。除此之外，治疗师继续将人际能力的提高与独立功能的改善和症状的减轻联系起来。

治疗师：你进展得非常好，蕾切尔。每次你使用这些新策略时，你都会做得更好。我只是希望你继续留意，当你弄明白如何帮助别人理解你身上发生的事时，你的焦虑和抑郁会有多大改善。

在维持阶段，青少年在日常生活中遭遇到全新心理社会问题的情况并不少见。大多数情况下，这些问题不需要紧急干预，而是提供了机会去强化已经发生的人际学习。这些新的事件为青少年提供了机会，将人际能力泛化到其他情况和其他人身上。例如，如果蕾切尔与她的同伴、男友、大学讲师或其他对她来说很重要的人之间出现问题，蕾切尔与她父母沟通时所展现出来的能力，就可以同样被恰当地应用。治疗师会与蕾切尔讨论，如何在问题出现的早期就使用这些新的能力，以有效防止人际关系问题中的正常困扰发展成异常的痛苦、甚至症状。

在维持阶段，特别是对于焦虑型依恋的来访者，青少年可能会遇到他们觉得没有能力处理的人际关系危机。在某些情况下，这些危机可能会加速症状的复现。为了有效地处理这些情况，可能有必要回到急性治疗，也可能需要处理另外的问题领域。如图 12.1 所示，IPT-A 可以成为一种模块化疗法。如果有必要回到中期阶段，治疗师将适当地调整治疗关系的性质，以反映出青少年在复发情况下的依恋需求。一份新的治疗协议将被合作拟定，以体现这一治疗上的迭代。

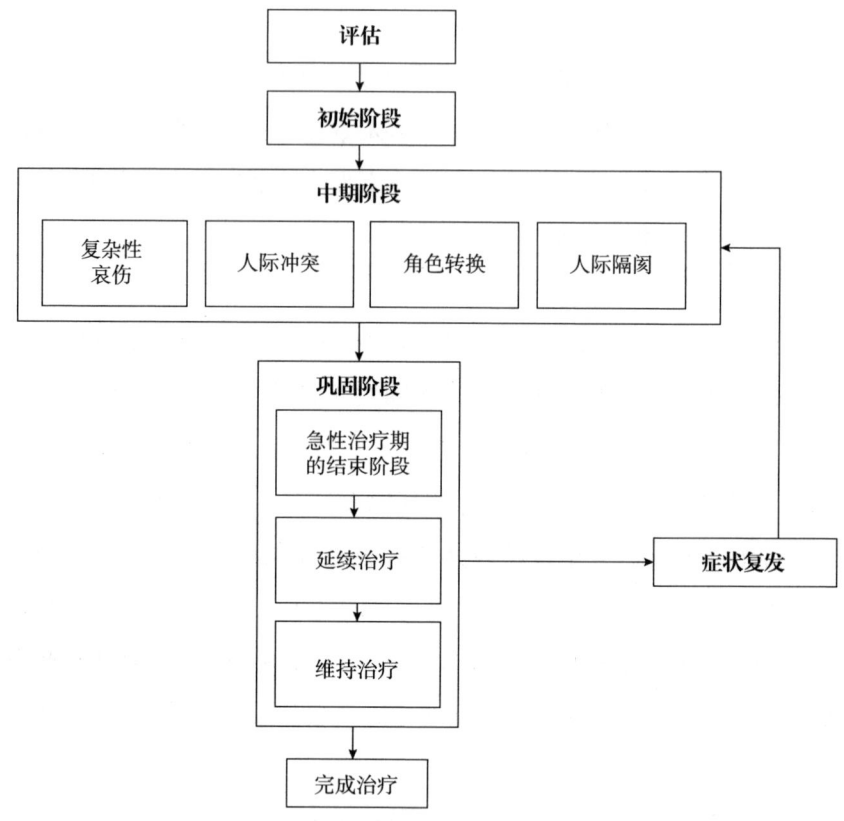

图 12.1　IPT-A 作为模块化治疗

在维持治疗结束时，如果青少年和治疗师对于症状缓解和独立人际功能的实现程度感到满意，治疗就结束。然而，正如第十一章中论述关爱图时所指出的那样，鼓励青少年对症状可能复现的征兆保持警惕；如果发生这种情况，应征询进一步治疗。如果出现新的发作，鼓励青少年回来接受进一步的治疗。

总　结

在延续和维持治疗中，治疗师持续从过渡性依恋对象的角色中退出，并与青少年合作，从他们的人际世界中找出其他有可能满足治疗师之前所担任角色功能的人。在实现这一目标的同时，治疗将持续关注已确定的问题领域。延续治疗将提供给已经达到反应或缓解标准的青少年；而维持治疗将提供给所有青少年。在治疗的这一阶段，青少年将发展出与症状减轻相关的新的人际能力。延续治疗和维持治疗的目标，是帮助青少年将这些新的能力内化，并将它们泛化，以便未来在独立功能运转时使用，由此降低未来出现症状的风险。如果青少年出现了新的症状，IPT-A 的模块性质使其很方便返回到急性治疗。一旦症状得到解决，治疗就结束。

参考文献

Birmaher, B., Brent, D., et al. (2007). Practice parameter for the assessment and treatment of children and adolescents with depressive disorders. *Journal of the American Academy of Child and Adolescent Psychiatry, 46*(11), 1503-1526.

Kennard, B. D., Emslie, G. J., et al. (2008). Cognitive-behavioural therapy to prevent relapse in paediatric responders to pharmacotherapy for major depressive disorder. *Journal of the American Academy of Child and Adolescent Psychiatry, 47*(12), 1395-1404.

Kennard, B., Hughes, J. & Foxwell, A. (2016). *CBT for depression in children and adolescents: A guide to relapse prevention.* New York: Guilford.

第五部分

结 语

第十三章

结束语

IPT-A 已经被证明是治疗青少年精神痛苦和症状的有效方法。在本结语中，我们探讨了三个对 IPT-A 来说非常重要、但在前面章节中没有涉及的领域：第一，将 IPT-A 的范围扩展到公共政策中；第二，反思基于实践的证据，作为另一种思考 IPT-A 的方式，它可能提示更多的临床应用建议；第三，传播 IPT-A 实践。

扩大 IPT-A 的范围

治疗不是在真空中进行的。它是一个双向的过程。来访者的世界影响着治疗，治疗影响着来访者的世界。

IPT-A 的目标，是通过提高重要关系中的沟通技巧，来减少精神痛苦的症状。在 IPT-A 中，这是通过帮助年轻人发展人际交往能力来实现的。随着这些能力的发展，依恋需求得到更有效地满足，症状减少，关系也会发生变化。年轻人的重要他人也将从这些积极变化中受益。因此，治疗的影响超越了个人，延伸到外面的世界。

本书引用的 IPT 研究和临床实践，为人际支持对年轻人心理健康和幸福感的重要作用提供了证据。治疗工作也得到了系统层面上的方法——解决关系议题——的支持。然而，相较于健康和幸福感的其他关键决定因素，如吸烟、饮酒、肥胖和缺乏锻炼，IPT-A 所强调的因素在健康和社会政策中却是被忽视的。精通人际支持领域知识的心理健康专业人士，可以为"人际心理治疗"在公共政策的制定中扮演更重要的角色做出贡献，以造福广大年轻人。这不仅仅是治疗师的责任。在位者如果能考虑到社会孤立的损失，影响政府和商业行为，并调整政策环境，以促进具有支持性人际关系的社区和工作环境，那么大众的心理健康都会得到改善。

基于实践的证据：临床意义

我们在 2013 年开始写这本书，由于各种原因延迟了完成时间。如果我们早点完成，这本书就不会以如今的样子呈现在大家面前。在这几年中，我们从来访者、临床工作以及我们所做的督导和培训中，从与其他 IPT 和 IPT-A 从业者的交谈中，以及从阅读其他人在 IPT-A 方面的工作中，了解到了更多关于 IPT-A 的信息。在完成这本书的过程中，我们几乎每天都会想起许多其他的例子，IPT-A 可以被用来帮助年轻人解决这个年龄阶段特有的压力和紧张。有两个例子可以说明这一点。

1. 复杂性创伤后应激障碍（Complex PTSD）

    目前的文献中，有三个方面可以表明 IPT-A 在帮助患有复杂性创伤后应激障碍的年轻人时所具有的潜在作用。

    a. 马科维茨和其他人（Bleiberg and Markowitz, 2005; Markowitz, 2016）已经证明了 IPT 对患有 PTSD 的成年人的有效性。

    b. 目前对患有复杂性 PTSD 的青少年的临床工作表明，意象重述（Imagery Rescripting, ImRs）对应对这种情况是有效的（Arntz et al., 2013）。

    c. ICD-11（Bottche et al., 2018）指出了构成复杂性 PTSD 的三个症状群：情感障碍、自我感觉障碍和关系功能障碍。

    综合来看，这些提示着一种组合的方法可能是富有成效的：ImRs 解决情感和自我感觉障碍；而 IPT-A 通过治疗联盟和问题领域来解决关系功能障碍。临床证据已经支持了这种方法的有效性，我们拭目以待研究人员在高质量的研究中是否也能证明这一点。

2. 非自杀性自伤（NSSI）

雅各布森和穆夫森（Jacobson and Mufson, 2012）报告了对自伤的年轻人使用 IPT-A 的情况。在人际关系方法的基础上，诺克和查（Nock and Cha, 2009）开发了一个概念化 NSSI 的模型，模型关注 NSSI 对年轻人所发挥的功能。他们的模型表明，NSSI 的功能，或者是心理内部的，例如，减少毒性的情绪（Wolff et al., 2019）和／或人际间的，比如，交流对获取帮助或理解的需求（Muehlenkamp et al., 2013; Victor et al., 2019）。对一个其自伤正在发挥着这两个功能的年轻人，针对问题情绪和问题核心信念（个体内部）的以认知和图示为焦点的治疗策略，可能在一个同时由 IPT-A 来处理功能失调的沟通模式（人际间）的整体框架内，能得到更有效地利用。

人际心理治疗起源于临床实践。许多干预措施，如精神分析、行为主义和认知疗法，都是从理论的发展开始，然后在这些理论的基础上进行临床实践。另一方面，IPT 的起源是克勒曼等人（Klerman et al., 1984）偶然发现的一种有效的临床干预方法，然后花了数年时间围绕它发展了一个理论框架。也就是说，实践先于理论。IPT 和 IPT-A 在以类似的方式发展着。从经常使用人际心理治疗的临床医生那里获得的基于实践的证据一致表明，人际框架可以很容易地容纳来自其他干预措施的心理技能和策略，只要重点仍然放在问题领域、以依恋为基础，并在有限的时间范围内进行治疗。这对有经验的临床医生来说是个好消息，因为他们现有的许多临床技能可以立即转移到人际框架中。上面的两个例子证明了这一点，IPT-A 的早期研究也证明了有经验的临床医生可以相对容易地学习 IPT-A（Mufson et al., 2004; Santor and Kusumakar, 2001）。IPT-A

的发展代表了青少年心理治疗发展的一个令人兴奋的阶段，因为它为临床医生提供了更大的空间，使其能够将临床专业知识与来访者的需求相匹配。治疗师使用 IPT-A 的结果表明，常见的和特殊的临床技能都可以转移到 IPT-A 的框架中，来为青少年来访者提供个体化的治疗。

所有好的心理治疗，都来自临床实践中的方法和作为其基础的以研究为支持的理论二者之间的有效转化。人际心理治疗在历史上以临床效果为起点。现在的挑战是，研究者要继续测试这些工作方式的功效和效果，以便在循证实践和基于实践的证据之间提供必要的平衡。

IPT-A 的传播

IPT-A 的培训和督导有多种形式。一些国家热衷于确保临床医生对基于证据的 IPT-A 模型的忠诚度，并制定了正式的认证指南。在世界其他地区，传播则更加非正式一些。

穆夫森等人（Mufson et al., 2004）的研究表明，有经验的临床医生比较容易学会 IPT-A。在澳大利亚和其他地方的培训表明，IPT-A 也受到经验不足的临床医生的重视，尤其是因为他们发现，具体、实用的技能可以直接应用于临床工作中。

我们的经验表明，为期两天的介绍性培训能够让参与者熟悉 IPT-A 的理论、框架和一些技术。再加上补充培训、临床医生指导手册和督导，通常就足以让临床医生开始对来访者使用 IPT-A。

个体、小组和同辈督导可以满足临床医生和机构的需要。指导下的同辈督导可以利用参与者现有的能力，并假定他们有能力将 IPT 框架应用于他们自己和他们的同事的案例，至少在某种程度上是这样。当发现问题超出了参与者的专业范围时，可以咨询 IPT 专家督导师。在工作人员团队中进行的小组同辈督导，也可以发挥重要的团队建设作用。虽然理想的督导是面对面的，但通过电话和视频督导也是可选的。

总　结

在本书中，我们概述了 IPT 在青少年和年轻成人中的应用，并扩大了能够有效地让年轻人参与这一过程的技术范围。我们确定了临床医生如何利用他们现有的技能并将其纳入 IPT-A，并强调了在研究产生的证据和临床实践的证据之间取得平衡的重要性。我们还提到了一些可以在治疗之外进行的社会干预，以补充和支持治疗师对青少年的直接工作。

与第六章中阐述的园艺比喻相呼应，IPT-A 可以说是提供了一个加速的温室氛围，年轻人在这里学会了更有效地交流他们的依恋需求，并加强了他们的社会支持网络。确保在这种安全环境中的成长能够在治疗之外的世界中存活下来，是治疗师、年轻人和他们家庭的一项重要任务。从宏观层面来看，帮助社会认识到年轻人对亲密和支持的需求，并以协调的方式做出回应，也将有助于治疗工作，并产生积极的预防性影响。

参考文献

Arntz, A., Soft, D., & van Breukelen, G. (2013). Imagery rescripting as treatment for complicated PTSD in refugees: A multiple baseline case series study. *Behaviour Research and Therapy, 51* (6), 274-283.

Bleiberg, K., & Markowitz, J. (2005). Interpersonal psychotherapy for posttraumatic stress disorder. *American Journal of Psychiatry, 162*, 181-183.

Bottche, M., Ehring, T., Kruger-Gottschalk., A., et al. (2018). Testing the ICD proposal for complex PTSD in trauma-exposed adults: Factor structure and symptom profiles. *European Journal of Psychotraumatology, 9*(1); Published online 2018, September 7.

Jacobson, C., & Mufson, L. (2012). Interpersonal psychotherapy for depressed adolescents adapted for self-injury (IPT-ASI): Rationale, overview, and case summary. *American Journal of Psychotherapy, 66*(4), 349-374.

Klerman, G., Weissman, M., Rounsaville, B., & Chevron, M. (1984). *Interpersonal psychotherapy for depression*. New York: Basic Books.

Markowitz, J. (2016). *Interpersonal psychotherapy for posttraumatic stress disorder*. New York: Oxford University Press.

Muehlenkamp, J., Brausch, A., Quigley, K., & Whitlock, J. (2013). Interpersonal features and functions of nonsuicidal self-injury. *Suicide and Life-Threatening Behavior 43*(1), 67-80.

Mufson, L., Dorta, K., Wickramaratne, P., Nomura, Y., Olfson, M., & Weissman, M. (2004). A randomized effectiveness trial of interpersonal psychotherapy for depressed adolescents. *Archives of General Psychiatry, 61*, 577-584.

Nock, M., & Cha, C. (2009). Psychological models of nonsuicidal self-injury. In M. K. Nock (Ed.), *Understanding nonsuicidal self-injury: Origins, assessment, and treatment* (pp. 65-77). Washington, DC: American Psychological Association.

Santor, D., & Kusumakar, V. (2001). Open trial of interpersonal therapy in adolescents with moderate to severe major depression: Effectiveness of novice IPT therapists. *Journal of the American Academy of Child and Adolescent Psychiatry, 40*(2), 236-240.

Victor, S., Hipwell, A., Stepp, S., & Scott, L. (2019). Parent and peer relationships as longitudinal predictors of adolescent non-suicidal self-injury onset. *Child and Adolescent Psychiatry and Mental Health, 13*(1), 2-13.

Wolff, J., Thompson, E., Thomas, S., Nesi, J., Bettis, A., Ransford, B., Scopelliti, K., Frazier, E., & Liu, R. (2019). Emotion dysregulation and non-suicidal self-injury: A systematic review and meta-analysis. *European Psychiatry, 59*, 25-36.